小島の春

最初期のハンセン病医、魂の手記

小川正子

河出書房新社

序

小川さんは完全な癩《らい》療養所の先生であると私は信じている。完全な者はそう幾人もない。小川さんは日本における稀有《けう》な存在である。

小川さんは心魂を献げ尽くして癩事業に精進《しょうじん》する。小川さんの「土佐の秋」や「小島の春」を読んで圧迫を感じない者はなかろう。

「誰にでも、一人でも多く、療養所を、癩を諒解して貰いたい心願に燃えて」小川さんは土佐の山奥や瀬戸の小島を心身を消耗させながら縦横無尽に歩き廻る。講演もする。説得もする、文章も書く、歌も作る。出来ない事は自転車に乗ることくらいらしい。その自転車へも荷物台へ身軽にまたがって山路を運んで貰うことを心得ている。

小川さんに欠けているのは健康だけである。否、その健康もかつては十分にあったのである。健康であったればこそ土佐の旅もその他僻地《へきち》の検診もできたのである。折角持っていた健康を自分でたたき潰《つぶ》すほどに猛烈に働こうとする意志と感情の激しさが小川さんの欠点なのである。

小川さんは働きぬいた、そして働きすぎた、だからしばらく休養せねばならぬ。小川さんを休ませるために私達は小川さんの活動手記を読んで、患家訪問記録の最高作品を味いたいと思う。小川さんが全心全身をもって書き上げた記述が、多くの人に読まれることは小川さんにとっても会心のことであろうし、これを読む者に向かっては癩事業の精髄を把握《はあく》させるに相違ないのである。

私は元来働く小川さんだけを知っていたが、数日前長島を訪《たず》ねて、傷《いた》める小川さんを見た。仕事着を脱いでいる小川さんの姿は淋《さび》しかったが、療養余暇にこの好著ができ上がっていると聞いて愉快にたえなかった。早く小川さんを働かせたい。小川さんの健康の一陽来復を切に祈って序にかえる。

昭和十年十月十九日朝十時十分黙禱の後

高野六郎

（予防医学者）

序

トラックのふちにつかまりすゝり上げ啜《すす》り上げ泣く四十の男
これやこの夫《つま》と妻子の一生の別れかと想へば我も泣かるる
夫と妻が親とその子が生き別る悲しき病世に無からしめ

日本には、まだ癩《らい》の患者が至るところに、医療の手当てにも恵まれずに散らかっている。欧米各国では患者の全部が隔離され収容され、それぞれに手当てをうけて余生を送っている。そうした患者が相ついで天命を終った時に、その国には癩が絶滅されるのである。日本ではまだ万余を数える伝染病毒を持つ不幸なる患者が野放しになっているのである。

愛生園《あいせいえん》の光田《みつだ》園長は限りある予算の中で、いやその予算の荷《にな》いきれないまで、あらゆる無理算段をかさねて患者の収容につとめつつあるが、その一片の閃《ひらめ》きがこの作品によりてここに写し出されている。

四国には遍路《へんろ》の旅の鉦《かね》の音がつづいている。八十八ケ所の寺から寺へ、寺の門に寺の境内《けいだい》のところどころに不幸なる患者の姿が見られる。寺々ばかりでない、四国では町々にも深山路《みやまじ》にも病める友はここそこに悲しき余命を送りつつある。光田園長の命により、そうした憐れなる病める人々を救い出すべく、幾度か四国や中国の山を越え河を渡り、言い知れぬ尊い精進をつづけた小《お》川正子《がわまさこ》女史の救癩記がこの一篇であり、その旅路によまれし数多い歌の中から、この文のはじめに三首だけ抜き出して見たのである。

僕の昭和九年の旧著「遍路」は四国路《しこくじ》の旅行記であり、その中には癩についてかなり筆にしてある。また沿道所在の講演にも癩につき言及した事が少なくない。著者の救癩記を読んで一入《ひとしお》感無量である。療養所、そんな恐ろしいところへはと首を振る患者、どうか引き取っていただきたいと嬉し涙にくるる患者。そうした患者たちと何んの懸念もなく手を握りあってる村人。そうした中に、さていよいよ療養所へ引き取られる生別離苦の痛々しい場面は、ただ空の想像しただけでも傷心のかぎりである。

土佐日記はいにしえ土佐の国府《こくふ》から都《みやこ》へと旅した紀貫之《きのつらゆき》の「土佐日記」もある。今土佐の山間《やまあい》に不幸なる患者への救いの手をのばす小川正子の「土佐の秋」もある。僕は短歌の方に足を踏み入れているからいうのでは無いが、この作品は著者の血と涙に滲《にじ》んでる筆先に、歌が彩《いろど》られている事により、得もいわれぬ暖かな懐《なつ》かしさ、或るなごやかな気分を味い得るは嬉しくもあり、ありがたい事と思う。

ここにたまたま十月の二十一日、東都神田《かんだ》にてM・T・Lが主催された「非常時下の救癩問題座談会」を終えて帰りし朝風荘の書斎に、内田守〔守人〕君の飛信をうけ、小川女史が光田園長救癩四十年の記念にと献げるこの書に、序文を筆にする事も奇しき因縁である。

終りに小川女史のこの尊い文献が永久の生命ある記念として上梓《じょうし》されし事を喜び、女史のこの上とも御健康のほどを心からいのりて。

昭和十三年十月二十一日

下村海南
（ジャーナリスト）

序

女医が癩救療に一地歩を築きたるは日本医学史に特筆すべき事実である。まず服部《はっとり》けさ子女史の草津聖バルナバ医院における。全生病院の西原蕾《にしはらつぼみ》、五十嵐正《いがらしまさ》の二女史、大島療養所の高橋竹代《たかはしたけよ》女史、星塚敬愛園の前田てい女史、新設国頭愛楽園の松田なみ女史、我が愛生園にはさきに大西《おおにし》富美子《ふみこ》女史、本篇の著者小川正子女史がある。皆一身をこの事業になげうって悔なきの決心を有し、両親親戚の勧告にも耳をもかさず、世人の批評に頓着なきの男まさりの徒である。彼女等の患者に接するや診療の親切なるに加うるに女性の綿密をもってする。患者等は女史等を見るに慈母の愛と姉妹の親しみを感ずる。かくして十年一日の如く容色の移るを顧みるに暇《いとま》あらず、けだし癩者に対する同情を禁ずる能《あた》わざるに出でしものにて、誠に救癩戦線に欠くべからざる存在というべきである。

小川医官は昭和四年東京女子医専を卒業するや、直ちに全生病院に就職を志願されたそうである。私は女史を記憶しないけれども、どの志願者にも言うごとく、親兄弟姉妹に相談して再考せられる事を勧告し、もしぜひ就職したいなら、二、三年大なる病院で内科でも外科でも実地を学び、市井《しせい》に開業しても医として間に合う腕前を養成してきなさいと断ったそうである。それかあらぬか、女史は大久保病院で細菌学及び内科を、賛育会《さんいくかい》で小児科を研究し、昭和七年再び手紙で就職を交渉せられたが医官満員で返事をしなかった。ところが西原、五十嵐の両先輩から長島に行って直接談判をしなければ駄目であると教えられ、行李《こうり》をまとめて長島にこられた。その時船越の桟橋から黒の袴《はかま》をはいて沈み勝ちに上陸した女性は、すっかり忘れておったが女史であった。無論患者は定員超過で困っていた時であったから、医局で歓迎した。女史は熱心に内科の診療に従事して、診断正確治療綿密をもって同僚及び患者から信頼せられた。

本篇は「つれづれの友となれ」という御歌の御心を畏《かしこ》みて診療の間を利用し土佐、徳島、岡山等各地の患家訪問の記録である。女史の臨床上にも一事をゆるがせにする事の出来ない特性は、家庭訪問の上にも到る処に発揮せられている。即ち××島の患家訪問の序《ついで》には附近の白砂、真釜島その他の癩の歴訪をも企《くわだ》て、瀬戸内海島々の浄化の端緒《たんしょ》を開き、作北国境の癩をたずねては僅かの手がかりから、頼まれもしない重症癩の住家に踏み込み、患者を死地より救い出し、土佐の癩をたずねては短時日の間に自転車の後ろに乗せてもらい、危険なる山坂を跋渉《ばっしょう》する等、顔を見ればやさしい女性であるが、やる事はやむにやまれぬ男まさりである。が、この男まさりの女史は、上記の如く救癩第一線に乗り出し、縦横無尽に活躍された。そして、その救癩戦線に投じた愛の爆弾は高知、徳島、岡山、東京等の各地において不発に終った事はない。或いはその地の有司を動かし、或いは地方の有力者を動かし、十坪住宅の運動乃至無癩県の運動を刺戟し、或いはそれをまき起している。女史から癩の話をきいた人々は、遺伝の迷信からさめ、伝染を如何に速《すみやか》に根絶すべきかを衷心《ちゅうしん》から考える。畢竟《ひっきょう》女史の熱誠から出《い》づる言々句々に対する感銘である。
女史は近来健康を損じて来た。癩からしばらく遠ざからねばならぬ事は死に勝《まさ》るつらい事であろうが、胸の病は暫時静養を強要した。この数月来、内田〔守〕医官が、病間にこの随筆の整理を切に勧告し、遂に出版を見るに至った。この書によりて女史の企図した瀬戸内海の島々の癩が一日も早く浄《きよ》められ、小島に麗わしき春のきたらん事は女史一人の願いではない。また、それと同時に、本書によって心動かさるる諸賢に、女史の再起を祈っていただきたく思う次第である。

昭和十三年十月二十一日

光田健輔識す
（病理学者）

小島の春

最初期のハンセン病医、魂の手記

◉

目次

装幀――ステラ装幀室
カバー写真――小川正子（前方左）

小島の春

最初期のハンセン病医、魂の手記

四十年の間癩者の慈夫として
その貴き生涯を献《ささ》げつくさせ給える
わが師光田先生にこの手記を献ぐ

小川正子

土佐の秋

一　英語の囁き

昭和九年の八月末に園長先生から「土佐の幡《は》多郡《たぐん》大正村《たいしょうむら》まで患者収容に山田書記と行くように、またその家族の健康状態をも視て来よ」とのお言葉があった。園長室の大きな机の上にひろげられた土佐の地図はまだ見ぬ国への憧れをそそり立てて、遂に「高岡郡の山間の癩《らい》を川に沿って少しでも視てきたい」と申し上げたところが、「それならば青山看護長にも行って貰い、ぜひとも映画を持っていき癩の伝染と予防思想を山の中に吹き込んで来るように」と御許しをいただいた。忽《ただ》ちに「愛生《あいせい》ニュース」二巻と「夢に見る母」、「愛生パンフレット」が数種そろえられた。各々リュックサックに分担。

　リュックサック重きを負ひて室のうち歩みてみたり旅立つ前夜

九月十日の早朝、長島N・A・C（ハイキング倶楽部）が「砕けて散れ」と唱《うた》うのに激励されて出発。

朝霧の淡くきらひてひそかなるみちしほの磯を船出でにけり
岡山の駅に汽車まつひと時をとなりの子供のポンチ絵のぞく
海水浴の宣伝ビラも取り去られ初秋はさびし岡山の駅

岡山――高松――阿波《あわ》池田

早島の駅の便所の塀に沿ふ松葉牡丹《まつばぼたん》のいろあざやけし
頭《づ》の上を下駄の音行くいま下りし人等陸橋《ブリッヂ》こゆるなりけり
牛一つ土手にあそべり河原はあしの穂ひたす水みちにつつ

高松――阿波までの車中

眼の下の深き渓間《たにま》に沿ふみちを媼《をうな》二人がかたり行くみゆ
白雲のとびてかげらふ阿波池田の宿をのぞみて汽車走るなり

池田には午後三時着、名に聞ゆる箸蔵寺《はしくらじ》も向山の山腹に隠見する。吉野川ゆるやかに流れ去り、山もまた高く美しい。

吉野川の流れて成りし谷あひの豁《ひろ》きに立てり阿波の池田は
聳《そび》え立つ山高くして秋の日の池田の宿に雲かけりとぶ
高き山ゆたけく流るる吉野川もてれば阿波の池田羨《とま》しも
阿波池田吉野の川の橋に立ち仰ぐ箸蔵寺順礼の鈴

池田より土佐大杉までの十里余りは、省線の連絡自動車、有名な大歩危《おおぼけ》、小歩危《こぼけ》の難所越え、吉野川は一昨日来の大雨で濁水《だくすい》満々たるを断崖の下に見つつ、切り割られた川沿いの道を曲り曲り走る。処々《ところどころ》に山が崩れて嵐の名残り、歩危でもあろうが乗っても危い。

夢中で、右また左と深い沢山《さわやま》の谷あいの水を集めて流れて行く吉野川の岸や水の姿にみとれたり、僅かな平地を拓《ひら》いては家を建てて住む里人の姿に興《きょう》を催《もよお》したりして、

阿波と土佐の国境なる高山の山蔭の家の爺と婆かな

旅なればこゝろも軽し道端の家に茶のめる人に笑《ゑ》みかく

先刻から青山さんがしきりに服を引っ張るが何事かさっぱりわからからない。どこから乗ったか三人連れの女の人がいる。きょとんとしていると「マイ　レフト　ウーメン　ハンド」と英語の辞書みたいなことを言う。

ハッとしてみると、なるほど子供を抱えた三十位の女の手の甲から袖口《そでぐち》に隠れて白い斑紋《はんもん》が大きい。

何だろう、癩性《らいせい》のものじゃあるまいか、「針で突いてみたいなあ」と思うと初めて旅の夢が醒《さ》めて緊張する。

高知に着いたのは八時半、歩危《ぼけ》で胆を冷やしたので、せめて頼む蔭と縁起を担いで行った旅館の延命軒では、リュックザックなんか背負っているので宿泊を断られてしまった。

やっと宿を取って、十時頃、今日第四回目の食事、お腹《なか》も空《す》いたが、疲れもした。

水の輪の宿の浴衣《ゆかた》に脱ぎ換へて旅の疲れの夜を寐《い》ねむとす

二　直接交渉

十一日、高知のお城ももやに煙る早朝を醒《さ》めて、まず県庁へ、課長さんはご病気の由で次席の方にお逢いしたが、どうも話がとんちんかんである。変だなと思っていると、一行の出発と講演視察の希望をのべ手配を頼んで、わざわざ五日も前に園長先生が出しておいてくださった手紙が、話の最中にやっと着いた。何でも嵐で神戸・高知間の船の欠航のため、遅れたのだそうだ。ともかくも万事解決、地図では一またぎもない岡山と高知も、実際は北海道よりかも遠そうだ。

それからは一瀉千里《いつしやせんり》だが、衛生課ではただ収容に来るとのみ思っておられたのに、宣伝映画を持って来て、「サアすぐやらせてくれ」と言うのには大分驚かされたらしかったが、「それでは東部でも一つやって貰えないか、田野《たの》辺りで、また西部では四万十川《しまんとがわ》の上流の癩の多い山間でどこどこがよかろう、しかし今からはじめる交渉では、いずれも漁村山村、今夜すぐというわけにも行かぬ」と言う。

それでは今日の中《うち》にどこか市内でやらせて貰われぬかというと「サアーそれは……」と難色がある。何でも高知市では、今年六月の予防週間のとき、市内で講演が行われる筈であったのが結局うやむやに葬られたのだということを聞いた。この高知で、癩者の憧《あこが》れ集まり来るこの土地で、またそれゆえにこそ最もどこよりかも癩に対する知識、正しい理解と処置を知っておらねばならぬ土佐の国の第一都市で、この事実は何を語るのであろうか？　遠慮もなしにびっくりした顔をして私は警部さんの顔をのぞきこんでしまった。講演旅行といっても山田、青山二氏がいる。自分はやれと言われてもやるまいと逡巡《しゅんじゅん》的決心をしていた心に「自分のような者でもこりゃこうしてはいられない」と飜然《ほんぜん》と回心したのは、実に県衛生課のインクの滾《こぼ》れたリノリュームの上であった。辞《じ》して真昼の暑さの中に過ぎる学校街、道をさしはさんで県立第一高女と中学とが門を並べている。私は立ち停って青山さんに言った、「校長さんにお目にかかってみよう、会って話をさせてくださいと頼んでみよう」、青山さんは「それならもしやってくれと言われたら先生がきっと話をなさるか」こういわれるとさすがに、「うん」と言えぬ弱さは、生れて初めての事だからというのではなく、まだ自分の信念の足りなさであった。山田さんは「県で折角手配をしてくれているのに出しぬくようで悪いから交渉の結果の返事をもうしばらく待ちましょう」と言う。これも一理、彼も一理、たまりかねた心にちょうど昼休みで門の近くにいた二、三人の女学生に近づいて聞けば市内に五つの女学校があり、東部安芸町《あきまち》にも県立女学校があると言う。安芸は田野に行く途中の町、考えながら歩いているうちに警察署の角に来た。山田さんが飛び込んで電話を借りて衛生課に安芸の件を交渉、同時に市内の女学校への交渉をも頼んだ。

今すぐといえば無理かも知れぬけれども、十六日までの間に都合のよい時間があるとならばどこから引き返してきてでも——という願いが胸一杯にひろがってきてしまった。安芸は高知より十里の東、交渉の結果もすぐにはもらわれぬ。明晩田野で話すのだから、今夜はともかく安芸町まで行き、そこの警察で返事を聞く事にして道端の飯屋に立ち寄り、食事をして夕方まで市の内外の病者を尋ねる。

三　丹地山

丹地山《たんちやま》のTという家を、坂を登ったり下ったり行き過ぎたりして、とある墓地の下の山蔭の一軒家に探し当てた。

「御免」と入口に立った時に、広い鶏舎の小屋境《こやざかい》の坂塀の蔭から裏に廻って隠れた人影をたしかにその人と想うけれども、「今留守でいつ帰るか分らぬ」と答える四十歳くらいの娘らしい人の眉も薄い。隠れた人に聞こえよと声を大きくして「私達は長島から来ました」と言い、話し初めると外出中の筈の老人が指の痛んだ手を裏の台所口の板の間に突いて上がってきた。大変に喜んでくれて知る限りの長島にある人の安否を問い、また自分達も鶏を飼い卵は健康な妻が町に持って行き売って生活はしているが、日に日に狭められる世間を想い、療養所に行かねばならぬ、行きたい、と思いつつも家の始末や健康な家族の処置や行末を案じたりして、なんど病友に誘われても行き損う事などを語る。定住する人達の無理からぬ歎きであり、愛着であろう。一時も早く機を得て娘さんも偕《とも》に来島をとすすめる。持ってきた長島音頭の絵葉書から眼を離さぬ娘の人もいとおしく想う。二人の結節癩《けっせつらい》と生卵――等と考えつつ坂を下る。第三十番札所《ふだしょ》の安楽寺の門前に病者を泊めるIなる家を尋ねる。また駐在所に聞いても分らぬ患家を山蔭に藪蔭に求めて「癩は遺伝で、決して伝染ではない」と頑張る病者にも逢った。しかしどこまでも頑張った末に「自分の病気は先祖には決してなかった」ととうとう伝染病説に兜《かぶと》を脱いだ。脱いで皆笑って別れたりした。この家で高知市にて癩講演の不可能なる理由なるものをうかがい得るかと考えらるる話をちょっときいた。或る結節癩の家には隣家の母親が幼児を引き具して遊びにきていて子供達が家の内で戯れている様は心もとなく想われた。遂に名の通りの鏡川河原《かがみがわかわら》に行く、ここには秋の陽のさやけき中に浮浪の健康者の天幕が幾つかある。その中に病者のがまじって二つ、一つは昨日来たばかりの四国巡礼中に足を痛めて行き悩む三十歳あまりの結節の伝染力も最高期の女、一人は相当に病気も永くなって足がはれて歩かれず、村役場が世話してここに住む結節癩、これは療養所に一日も早く安住せん事を願っていたが、女は夫も子も残して和泉より来た者「巡礼中に高かった結節もひいて神詣での験《しるし》があるからぜひもっと巡礼したい。そんな怖しい所に行かぬ」と頑張る。結んだ足の繃帯から浸み出てる膿《うみ》！　天幕の中にぎいすが鳴き、露草が咲いている。この間にもあたりの健康者の天幕から子供達が裸体でこの天幕に入り込む、去って振り返ると今の女がびっこひきひき河原に下りて水際に行く、その後から子供達が水泳にか後について行く。恐《は》らく同じ石を踏むであろう、怪我もしようと想うと、荷物を青山さんに託して健康者の天幕に馳せ帰り、癩の伝染と幼児の危険を棕梠箒《しゅろぼうき》を作っていた親達に、草の中にしゃがんで話をして別れた。

四　宿屋の映画会

夕陽が土佐の山の山襞《やまひだ》に深く射し入ってその各々の山が淡く濃く浮かび出て実に美しい。この美しい土地にちょっと訪ねてもかく多く隠れ住み、辿《たど》りきて住む病者を見る事よ。宿に帰って気附いた事は映写機用の電球の予備に持ってきた方が切れていた事、急いで出発前に市内を尋ねたが十六ミリ用の電球はない。かくて十六ミリ用の電球までがたった一つの掛け換えのない命を持ち緊張を持って安芸に夜行する。着いたのは十時過ぎ、署に飛び込んで当直の巡査氏より「安芸高女で明日午後一時より話してくれ」との伝言を受けとって感慨無量、東陽館というに泊って自分は明日の初陣《ういじん》に胸たかぶる眠りについたが、時折り目が醒めると壁を隔てて映写機の廻る音が久しく聞こえた。誰にでも、一人でも多く、療養所を、癩を諒解してもらいたい心願に燃えて、青山さんが宿の女中さんや宿泊の人達を集めて一時過ぎまで見せたのだそうな。

ところが朝になるとさあ大変！　昨夜遅くに宿の主人が帰ってきて活動を写しているというのできて見ると活動も活動、癩宣伝、長島愛生園の宣伝だ。「長島には私の親類の者で大変に力を入れてるのがあります」と言う。「その人は誰？」「長崎次郎、私はいとこ」「ヤー」「ヤー」と青山氏と主人とは固く手を握り合ったという。その中村氏が「安芸町にも癩は多い。この種の催しはぜひ必要だからこの町でもやってくれ、やってくれるなら会場も借りる、人も集める」と大変な力の入れよう。しかし如何《いかん》せんここには昼間電力がないから活動が写せぬ。夜は四里を隔てた田野《たの》に約束がある。そこを予定通り終えたとしても十時過ぎになるから無理だといっても、「それからでもいい」と言う。それならばともかく中村氏の熱意に惹《ひ》かれて、すみ次第にこの町に引き返すことにきめて署に出頭。昼まで町の西方の部落内に時折りひそみ込む癩があると聞いて行く。名簿に載っているのは二、三名、最近死亡していた。疥癬《かいせん》だらけの貧民窟にいた結節癩の父親と五歳の男児の神経の肥厚《ひこう》と疥癬がひどい、「子供は発病していないでしょうか」と聞く。転々五年の朝夕を起居をともにしていて尚かく案じるのも怒られぬ親の心か。

疥癬の手当て、療養所のありどを語り、保育所の事も告げて子供を連れてくるようにすすめて別れる。

そこからまた聞き出して、警察も知らぬ新患者を訪れたが、奈半利《なはり》へ行ったと言って逢わしてくれぬ。妻なる人もいつか姿を消した。家の横の砂利場に遊んでいた八歳と五歳の女児をつかまえて無断で診察を初める。

警官がついていてくれるので気が強い。家を離れて綺麗に独《ひと》り住む神経癩の老婆にも逢った。

五　初陣の弁

午後一時前に「県立安芸高女」と墨の色も古く落ち着いた門をくぐると、左手が講堂か、制服の少女達がずらりと腰掛けている。皆の眼が一斉にこっちに向けられてやがてヒソヒソ語り合っている。

我にもかつて在りし日、ありし姿と想えば、生徒さんの一人なしが懐しくほほえまれる。先生が行かれて静まり返った講堂にどのような額が掲げてあったかも眼にとまらないで、御紹介をいただいて五つ六つ項目を記した紙を机の上に置いたまま両手で机の縁を抑えて五十五分、青山さんの言うところによれば——真正面をむいて蒼白《まつさお》になって——がほんとの所、いつ十六ミリが撮《と》られたかも知らなかった。

皇太后陛下の御仁慈を、御歌に楓《かえで》の苗に偲《しの》びまつりて、また「かつて貴女方の祖母、曾祖母さん達が優しく病める巡礼をいたわりいつくしみなさったでありましょう。この土佐の国の貴女方は今それ以上の愛と、癩は伝染であるという理解に立って、癩は早く手当てをする事が大切です、他人に伝染させてはいけません。一日も早く療養所においでなさいとおすすめください。そして日本の癩の潔《きよ》まった朝の歌を合唱《うた》う日がくるように皆の力を協《あわ》せましょう」と結んだ時は身自ら涙に濡れた。窓の外には三、四人お家の方らしい人達も立っておられた。校長先生生徒さんの一人なしにお別れをして立つ。きっといつの日かあの方々も、必ず日本の癩を潔める隠れた力となって心を協せて下さる事を信じ、また祈っている。

田野町では小学校をどうしても校長さんが貸してくれぬと言う。癩病の話などもっての外というのかどうか。

須藤製糸工場で乾繭場を貸して下さったのでそこが今夜の会場、着いたのが五時、すぐに駐在所の方に連れられて近傍の患家を訪れる。名簿で訪ねた家には病者は既に亡く、老いて力なきその母は蚊帳《かや》からはい出てきて街外れに小屋を建ててそこに置いたと言い、また「そんなよい所があるとは知らず、息子にも可哀相な想いをさせました」とすすり泣く。ここには長島でこの早春を静かに天に還った一夫さんの家も在る。海岸の魚工場の中に母なる人を探して立つ。ちょうど漁のあった日で真っ白い透きとおるような小魚を浅い箱に入れては運んでくる。これを蒸して乾燥させるので大変に忙しい真最中。自分達のこの町に来た理由を告げ、一夫さんの島の朝夕を語り行く程に、母親は段々涙繁くなり「病気が悪いと知らせを受けても行かれざった。どうしつろうと思うてもこのような家業を持っていると捨てても行かれず」と病ゆえに離した子ゆえに、我子いとしさは一層増したであろう女親の、歎きと悲しみの涙を包まずに前掛けの端に拭うのだった。自分達は泣かせに来たのを悔いたが、気を取りなおして、納骨堂の話、また東本願寺の裏方《うらかた》のこられて御焼香をしてくださった事など語って一夫さんの魂は安らかに島に眠っていますと告げると、母親は顔を挙げて「今日まではこうしていても離して死なした子の事が心に掛らぬ日とて無かったのに、今は胸がはれて嬉しくなりました。ほんとによく来てくれました。今夜の活動には私も行かせてもらいましょ、お帰りならばこの魚も上げたい、子供が世話になった人達に言《こと》伝《づて》もしたい」と立ち上がるのであった。兄なる人も病が長いと聞くけれども岸伝いに漁に行っていつ帰るか分からぬのでここで別れた。

また海岸伝いに結節中等度の指も曲らぬ屈強の人の家を訪れた。漁のある時に手伝いをして僅かばかりの金を貰っては生活を立てているほどだのに、一週間分が十円あまりの癩病薬を服用している。身内の人達をせびっては貰ってくるのですと巡査さんが言う。

この間高知の薬売りがきて、一年三拾何円かの薬を一年間服《の》めば治る事請合いだと言ったから、これがなくなったらそれを買うのだと言っている。土地のゆえか土佐の病者は少しもいじけていない。この人の父も癩で死亡し、病人には二人の子供があった。遊びに行ってるのを呼んできたので診《み》た。十歳の児に神経の肥厚がある。保育所の話をしたり、療養所の事を説明したり、売薬の事を巡査さんに託す。幾度か妻が家出してはそのたびごとに悲劇が起るのだとも聞いた。それも道理だと思う。療養所の中にどのようによい設備があり、治療の方法が講じられてあっても、この僻地《へきち》には沢山の何も知らない病者の人達のある事を想うと、今度の旅の忙しすぎることを残念に想った。しかしこのようなことが一度くらいで徹底する筈がない。警察も土地の人も、誰も彼も心を協《あわ》せてせねばならぬ事だと想う時、今夜の映画が少しでも多く土地の人の心に染みてくれるようにと願われる。最近病気で自殺した人の家を訪《おとな》う。その父と二十一歳になる弟と脚気《かつけ》だという足の麻痺を診《み》る。別に心臓が大きくもなっておらず初期症状がしばしば脚気と誤られる事を想って一所懸命診たけれど、そのほかに異状はなかった。

母親が喜んで海辺《うみべ》にいた幼い弟妹を呼んできて診てくれという。この人等にはまったく変化なし、訳を言ってくれぐれも数年の注意をすすめて別れた。

映画には定刻になっても人が集まらない。「六時半と言ってもこの辺では八時でなけりゃ」と巡査さんが言う。

七時半になって段々人がき初めた。すぐに板の間が一杯になる。優に五百人を越えたであろう。今夜は山田書記が講演の番。終ると愛生園から電報が安芸署に届いているとしらせがあったので、青山さんを残して出発。塀の外の暗闇《くらやみ》に男の人が立っていて、愛生園の事をしきりに尋ねる。山田さんと二人で一生懸命に問に答えた。その人はまた映写の光の中にはいっていった。

車に乗って少し楽になった心に気遣われるのは、園からの電報が公用か私用か、その何《いず》れともあれ、悪い事しか考えられない。心細い夜道をガタガタのハイヤーが目茶苦茶に走ってくれる。

自動車のヘッドライトの届かざる闇をみつめて落ち着かぬ心。

終《つい》には口も利《き》けなくなった二人を乗せた車が安芸署に着いて、受け取った電報は、「カイケイケンサアリ『ヤマダショキカヘレ』ヨツヤ」尻餅をつきたいような安心したような妙な一瞬間。

ともかくと引き返した宿に中村さんが飛び出してきて、少しどもりながらもう七時から学校で皆が待っていますと言う。七時から待つなんて事はこちらの責任ではないようなものの、気の毒になって学校に行ってみると、忠と孝の石刷の額《がく》を掲げた大教室に、子供も大人も一杯、窓外にも待ちあぐんでいる。とても寒い晩だった。子供達は前の方で大分討死している。それでも帰ろうとしない。退屈した男の子達がこよりを作り、眠ってる子の鼻に通しては眼を覚まさせたり、寝返りをうたせて喜んでいる。十時には遅くも青山さんが帰る予定で山田さんが話をする。女学校の人達も制服の人が四、五人来ている。皆おとなしく熱心に聞いてくれる。

話が終ってもまだこない。十時半！　秋風の寒い中を子供を呼んで帰りかける母らしき人、兄らしき人達、討死の子供達は悠々《ゆうゆう》たるものなれども、私達にとっては大人一人は五十人の小児にもまさるよき理解者と頼んでいるのだけれども――けれどもだ――。

やっと青山さんが着いて無言で教室に飛び込む。皆起き上がったが先刻帰っていった人の姿が目に浮かぶ。全部終えたのは一時に近かった。咽喉《のど》を涸《か》らして、青山氏の説明は講演を兼《か》ねて素晴らしいスピードを出していく。こうして遠く島を出てきて見る「愛生ニュース」には、また新たなる感慨が自分達の胸にもわきせまるものがあった。途中故障、案じていた通りに心急《せ》く人の乗った車が酔漢を跳ね飛ばしたのだそうな、幸いに水の上に落ちた事と署の人が同乗された事とで穏便《おんびん》にすんで走り続けられたけれども、その瞬間に青山氏はもうこれで今夜は駄目だと眼をつむられたと言う。長時間をお世話くださった学校の先生方にお礼を申して再び高知市まで夜中十里の強行軍、そうしなければ召電の山田氏が明日中に長島に帰り着けない、この間の宿を起したのが三時、ここで山田氏と別れた。

六　曼珠沙華の花

眠るともなく醒《さ》めるともなしに土佐の雨に覚《さ》めた朝を、超時代的な客車が二輛貨物列車に連結されているのに乗って西部に出発、雨は酷《ひど》く冷たい。疲れ切ってリュックザックによりまた窓にもたれて眠ろうとしても、汽車の動揺毎に手が滑り顎《あご》が滑り落ちてなかなか眠られない。山田さんがいなくなって荷物が一倍半になった。雨中を終点駅須崎《すさき》に降りる。赤帽どころか駅長さんが切符を売りそうな駅、青山氏が懸命に雨中を駆けて車を見つけて下さって署に行く。ここより県の衛生課の武田氏が同行して下さる事になり、白雲のわき流れる山の中に車を進める。下半山《しもはやま》村まで三里あまり深い谷と高い山とが中途に作るわずかばかりの平地に、田もあり、道もあり、人家も散見する。雨はただしきりに降る。二時近く目的地に着く。駐在所の方がこられたのにご迷惑を頼み、外套を被って出掛ける。すぐそこという谷間が初めてのゆえかかなり遠い――のちに解ったことだけれども、土佐の山中の隣は十町は愚《おろ》か一里も二里もあるのだとの事――。雨量に恵まれた土佐の山に伸び育つ樹々の枝差し交す中に、自ら歩み作られたありのままの細道をどこまでもお巡りさんのサーベルの音に随《つ》いて行く。あっちに一軒こっちに一軒谷蔭に家が建っている。去年死んだ病者の家では、妹達は最近高知の町に出ていて検診すべき人はいなかった。五十歳あまりの母なる人は納屋でしきりと楮《こうぞ》の皮をむいていた。これはこの山間《やまあい》の仕事の一つ、土佐紙の原料である。山峡《やまかい》の一軒家の藁屋根から落ちてくる雨は分けてひそけくわびしい。「それは御親切のことでございます。娘は四年わずろうて死にました。今病人はありませぬ。しかし人間の事ゆえいつまたどんな事になるか判りません。そうなったらまた厄介になりましょう」と下を向いて言いつつ楮むく手に暇《いとま》はない。土佐の山の中なる一軒家の小母《おば》さんがこのような言葉をこのような調子で語るまでには、どのようにか娘の病気で苦労をした事であろうかと思えば「小母さんも苦労をしましたねえ」と腰掛けて話してもいきたい心持ち。名簿に記入してあったもう一人の病者も既に亡き数に入り、現在は反対の渓《たに》を越えたずっとずっと奥の一里あまりも行った所の山の中に一人いる、雨で女の足ではとうてい行けまいと言う。三時だが厄介ついでにぜひにと頼んで連れて行って貰う。長い吊り橋の目の廻るようなのを渡って一つの渓に分け入り、右へ右へとまたその谷に合流する細谷に入り入り、段々と奥に行く。行き逢う人もなく追い越えていく人もない。潺湲《せんかん》と流れる水の綺麗な谷間に僅かな平地をひらいては稲田、桑畑、水のある限りはどの様な山の奥にも分け入り、住みついた太古の民を想いつつ行く。巡査さんも無言、私も無言、話をしてたらすべり落ちそうな山道、疲れはててしまいそうな登り道。

　土佐の国半《は》山《やま》の村の山深み雨降りつぐに濡れつゝぞ行く
　檜の香《か》しるけき山の秋雨に曼珠沙華《まんじゆさげ》赤く咲き濡れて居り

ちょうど一時間歩いてこんな山の中のどこに家があるのかと思うのに、まだまだこの先四里も奥に住んでいる人もあると言う。こんな谷間が下半山村だけでも二十に近くあると聞く、そこに住む人もまたこのような広い範囲の監督におかれた巡査さん達の労苦は実に想像以上の物であろう。ひょっくりと山の出鼻を曲ると納屋が少し高い所に在って、その軒に沢山の玉蜀黍《とうもろこし》の黄色く吊って干してある一軒家、ちょっと石段を上って雨の夕暮のわけて薄暗い軒下に立つ、土間の炉《ろ》の傍《そば》に母と妹といて人の気配に振り向いたのは三十歳くらいの結節型の男の人。家の中は真っ暗でとても診察が出来ないので、雨の吹き込む縁側まで出て貰う。五十五歳になる母親は健康とされているが左右の小指が曲って左手左足に知覚麻痺がある。大変にむごいトラホーム性結膜炎であわてると眼の方も癩性と診《み》てしまいそうである。神経の肥厚のある妹は外観異常はないが、左正中《せいちゅう》神経が特に腫《は》れて固い。病人は不自由な手で、わざわざ絆纏《はんてん》を着て軒下に出てくれた。少しも治療してない結節のうず高い顔、手も足も痛んでいる。療養所がどんな所か、ましてや行こうなどと夢にも想わぬと言う。しかしそれも私が言い出した事で青年はただ軒の柱をつかまえて立って首をたてよこに振るだけの人馴れぬしかし素直な山の人である。寄る人もくる人もない谷間、三人して、畑を耕し、刈り取った羊歯《しだ》を村まで下りて売ってくるのは妹の役、その妹が少しでも兄を嫌う素振りでも見せると、非常に妹に乱暴をするという。しばらくの間話して別れた。かえりみる人とてもない母妹、三人の運命をあれこれと想いつつ帰ってくる山峡《やまかい》の道。

秋雨の音なく降れる山峡を帰る心は泣き居たりけり

すぐに小学校に行く。須崎の署長さんも雨中を来られて、して下さる挨拶が振るっている。「下半山村はよい校長先生がいらっしゃるので、郡でも有名な行儀のよい学校で、今夜のこれからの話ももちろんよく聞いて下さるでありましょう事を前以て感謝致します」こう言われては、子供達も騒ごうにも騒がれない。しかしほんとうによい学校であるそうだ。この仕事に永年たずさわっておられる青山氏が、このようなおとなしい夜の講演会は初めてだと後に感歎された。山の中ゆえ伝染はうつる、遺伝は血筋と平らかに話さねばと思いつつ、つい施設だの隔離だの統計だのと言ってしまう。随分大人も沢山見えてて嬉しかった。早くから初めたのでニュースも全部写す事が出来たし、「夢に見る母」は観衆が一緒になって泣いたり笑ったりして、多美子の我儘《わがまま》には「それまた口を尖《とが》らした」「いい気味だ」「可哀想な絹江」、最後には「まあよかった」と惜しみなく間投詞がはいるので、ネット裏ならぬ幕の後ろにいる自分までほほえまれる。青山さんの説明は、完全に観衆を惹《ひ》きつけていったし、またニュースを通して見知らぬ療養所も大分解ったらしかった。雨の中を集まった人達はまた小さな電灯をつけて同じ谷間の人達が三々五々あつまって、互いに呼び交わしながらそれぞれの方向に帰って行く。そんな事も私には限りなく心の惹かれる事だった。疲れて眠る瞼の裏に今日の山奥の人達が想われる。とうてい山を降りて夜を来られぬ所と思いつつ、かの人達にこそ見せてやりたい、見て貰いたい写真であり、ニュースであると思い続ける。宿の内儀《かみ》さんの話では、あそこの家の娘が羊歯《しだ》を売りに来るけれども、その束だけは家の中に入れず、軒先の石の上に置かせると言い、家の子供をよくあやしてくれますが、あの娘には決して近寄せるなと子守に言いつけておきますけれども、ほんとに怖《こわ》くて怖くてと言う。病《や》んで家にある人は知らずとも、その人を養おうとして苦しむ母や妹は、こうして目に見えまた見えぬ迫害と隔てとを受けなければならぬ。

七　辞職坂

十四日、まだ雨もよいする空、谷々は雲か霧か真っ白にたちこめている。署長さんも患家訪問に同行されるとの事、行程は上半山村と東津野村、朝早く下半山村から一里程下った所の最近死亡した病人の家族が警察のすすめで検診を受けに来た。このような形式で診療をしたり訪問したりする事はあまりに自分が生意気で非常につらい想いがする。むしろ草鞋《わらじ》を履《は》いて手拭いを被《かぶ》ってそれとなしに一人一人訪ねて行き得たらと思った。しかし警察の手がなかったとしたら、この見知らぬ山の中で、谷の下の家一つだって尋ね出す事は難かしかったに違いない。患家には驚きを、署の方々には手数をお掛けしてほんとにすまなかった。

上半山村字《あざ》赤木に入り桑の段々畑を登って行くと、背戸《せと》でしきりに五十歳あまりの結節癩の肥《ふと》った小母さんが行水《ぎょうずい》をしていた。「病院の人が診《み》に来ると昨日知らせがあったので汚い身体を洗っていたのです」と言う。五歳になる孫が生活をともにしている。この子をすぐに親の許《もと》に帰すようにすすめていると、山から二十年来同居しているという五十歳くらいの男の人が戻ってきた、「俺は何でもない」というのを裸にしてみると左手が曲って前膊《ぜんはく》半分に知覚がない。「療養所へ行っては先祖や亡夫の位牌《いはい》にすまぬ」と懸命に頑張っていた。また草を分けて行く。そこの四十歳の女の人は二、三年前に斑紋《はんもん》が出て四国巡りをしたがお大師様《だいしさま》の力ですっかり癒って跡方もない、麻痺《しび》れてるところもない、眉毛も一度薄くなったがまた生えてどこもなんともないから名簿から除いてくれと絶叫する。あまり神経の肥厚もなく、どこを調べても知覚の異常も見当たらぬ。こうなると少しまごまごする心の眼の前に、平素怠《なま》けているからという自責の下に、園長先生の顔が大写しになって浮かび出てくる。ちっともお叱りにならないだけに、それだけにすまなさも大きい事をしみじみと旅にいて想う。やっと顎《あご》の処に痛覚のない所を見つけ出す、傍《そば》に可愛い男の児が二人いるのをあやしながら診てみるとよその児であった。その女の二人の児も変った所は今のところなかった。この女の人のこの後の経過がどうなるかと思う。同じ峡《たに》を深くはいる、空は時々バラバラと雨を落す。綺麗に石垣を積んだ昔は宅地であったかと思われる広い畑の下に出た、上がると間口奥行五間に二間程の家を二つに仕切って片方に五十歳あまりの神経癩の重症の男の人、一方の仕切りの中には四十歳くらいの女の人が坐っていた。仕切りの壁を貼った紙の中に明治三十何年かの馬匹《ばひつ》改良品評会の賞状や奨励資金の交付状等が在りし日の面影ばかりにすすけて狭い床の間に仏像とともに磁製《じせい》のずん胴の大きい花筒に、何やら山の樹の枝が枯れかけたまま挿し込んであるのをしみじみとした心で眺めつつ話した。昔は村で一と言って二とは下らぬ金持ちであったのに心臓病で死んだ先妻のためと自分の病にかくは費《つか》い果たしてしまったのだそうな。療養所から来た事を話すと大変に喜んでいたけれども行かぬかと言えば「この年になって先祖の土地を離れるような因果な自分等は……」と言い出して、麻痺した両眼から流れるように涙をこぼしつつ曲った手で拭《と》こうとするのであった。二人の女児は家にいなかった。今の妻は十年前に癩とは少しも知らずに嫁いできたのだそうな。今は子供の愛にひかされてどうすることもできず、互いに生活を分けて子供や自分の物は食器洗いからたらいまで別にして気をつけていると、なかなかしっかりと気を配っている様子であった。保育所の事等青山氏が雨のバラバラ落ちる軒先で話しておられる。帰りの桑畑道で緒の切れた下駄を吊るしてきた女児に逢う。先刻の病者の児と判ったのですぐに道端で診せて貰った。母の心遣いのゆえか異常はなかった。おとなしくおじぎをして帰って行く八歳の女児の後ろ姿にも負い切れぬ重荷がある事を想う。

緒の切れし下駄を吊るして学校の児が帰り来る山峡《やまかい》の道

昨夜《よべ》の雨に落ちたる毬栗《いが》のこゝだある山みち帰る子は裸足なり
病む父を持てればか此の児幼くて物のわかりのよろしき児なり

津野村にはいるには高い高い山に蜿蜒《えんえん》として曲りくねって附けられた自動車道を更《さら》に三里である。山は女郎花《おみなえし》の花盛り、ここからは山が急に深くなってこの奥では真夏でも火を焚いてあたるような事もあると聞く。冬は雪四、五尺、学校の先生や駐在所の方達がこの奥の村にやられる時はこの峠《とうげ》の上に立って泣かずにはいられぬという——こんな奥山に行くよりはいっそ辞職をしてしまおうか——とそれで辞職坂とも言いますと県の武田さんが教えて下さった。

八　土佐の山中

今来た道が右に左に眼の下に順次に見えては消えて段々と雲の中にはいって行く。船戸という部落にはいって一つの谷にはいる。ここは癩の少なからぬ所、海抜千四百尺の鳥形山が聳《そび》え立つ。あちこちの山にもう色づき初めた樹々が見える。道は割合に広い、杉の鬱蒼と茂った郷社《ごうしゃ》の蔭から病家に行く。結節の三十歳あまりの治療せぬ顔が紅々と腫《は》れて光っている。療養所の事、長島の事はこの先から行っている一木さんの家から聞いて知っていると言う。「今行くとならば打ち合わせをして同行してもよいから」と言ったけれども、すぐに決心は着きかねたようだ。私達自身も超満員の長島を出て来ているし、また時間をも少しずつ使わねばならぬ性質の旅であったので、一日坐ってよく療養所の話をし十分に理解をさせて病者を同行したという山田さんの例にならう訳にも行かず残念であった。早く沢山に家が建てられ、増員がどしどしと行われ、皆が手分けをして「サァ行きましょう隊」を組織し、この山間《やまあい》を巡る事が誰かによってなされる時が来なければ、とてもこの山奥の重症者を連れて行く事は困難であろう。この山中に十年、二十年と病み住めば男とはいえどうしてたやすく山が下れよう。ましてや家には淳朴一徹《じゅんぼくいってつ》な無智善良な肉親と周囲があって、伝染という事さえ知らずに同じ炉を囲んで暮らす朝夕！　そうして悲劇はいつの日までも果てしなく続けられていく。島に来ている女の人、一木さんの決心を偉いと想う山の中である。庭先の柿の葉に山の雨が降り出してくると、よそから飛んで帰ってきた手拭い被《かぶ》りの兄嫁さんなる人を振り仰いだ一瞬間、私はいきなりその頬めがけて立ち上がった。「小母《おば》さんこれはどうしたの？」ときくと「ずっと前からハタケがでておりましてこんなになりました」と言う。手掌《てのひら》程の紅色の縁《ふち》のやや高い粗造《そぞう》面《めん》は、その人が袖口をまくれば腕に、裾《すそ》をあげれば下腿《かたい》にも足《あし》背《のせ》にも沢山ある。どれもこれも知覚のない斑紋！　七年前に第二児出生の頃よりの発病らしい。結婚して十五年というから山を越え谷を渡って嫁いできたのであろうこの女の人が、健康であった以上は、その頃すでに発病していたという義弟からの伝染でなくて何であろうか、またそれさえ知らずにあるこの朝夕！　この家ではまったく同じようにともに生活をしているのであった。母により添って立っていた十一歳という女の児《み》、それはまったく眉匂《まゆにお》やかにつぶらな眼のまたとなく愛くるしい顔、縁側で裸になって貰って診る背中の二銭銅貨大の痛みのない紅い部分、右の頸《くび》の皮下神経の軽度ながらの肥厚とあまつさえ背中にある白い痕《あと》は、おできができたのだと母が言うけれど、それが膿《うみ》を持たずにふくれては水が出、ふくれては水が出るのだと聞けば水泡を疑うのは非か？　先刻の赤木の例といいまた今度といい、目を円くしておられた署長さんも県の方も石段を下りていってしまわれた。七つの男の児をあやしつつ、いぶかしいと思う所を突いてみると痛くない。ここもどこも痛くないと言う。病者外に二人もこのような症状の出ている家――ましてこれは幼少の危険な男の児と思って可哀想な事も忘れてここかしこ調べても痛くない痛くないの連発、その中《うち》に「ワアー」っと泣き出したので、未来の軍人をもって任ずる小国民の我慢であったかと診察を中止する。この二十年近い月日を病む弟をいたわってきたであろう兄と、危険なる未知数である男の児の外は、病人の外に二人とも異状がある訳になった。私は言い出す術《すべ》を知らなかった。胸のせまる顔に強《し》いて微笑んで別れてはきたけれども、ああ、この家には総《すべ》てが「手遅れ《ツー・レート》」であった。しかしもっと遅過ぎるより遅い事はない、昨日の山の家といい今日のこの杉の森蔭の家といい、先刻の赤木の家といい、もう一度も二度も誰かがこの山の中に癩の伝染の怖ろしさを、繰り返し繰り返し説いて訴えて歩かなければ――と切に想う。そうして病者をまたその周囲を肉親を救い潔《きよ》めて行かねばならない。でなければこの片山蔭の歎きは永遠に日本のどこかの果てに続けられるであろう。可愛らしい女の児、我に笑《え》みなつきたりし子とその母とを、私は病気と診断すべくきてしまったのだ。

　その母も児も亦病むと我は診《み》たり診つゝ歎かふかく来つること
　病む人を持てる家族の状況《さま》見むと此の山中に来は来つれども
　津野の山杉の木立のかげ深きほとりに歎く母と子を憶《おも》ふ

九　署長さんの感想

再び川に沿《そ》って深くはいる。土塀の門構えの相当な家、名簿には載っているがどこが病気か分からない、誰も病気らしい所を診《み》た事もないのだと途々《みちみち》お巡りさんが言う。診断は京都帝大から役場に直接の届け出があったのだそうな。これは大変なと思いつつ門をくぐる。二十五、六歳の女の人がその人。ほんとに元気も顔色もまったく健康人らしい、母親は「どうしてそんな事になっているのか分かりかねます、帝大へ行ったのはずっと昔の事、父親が連れて行ったのだが、その父は今旅に出て不在、その頃額《ひたい》の所に変色部があった」と言う。指ざされた額にもまったく異状がない、帝大でそれだけの診断を下したのならばどこかに変化があろう。或いはその診断の唯一の箇所であったかも知れぬ額部の所見も跡かたなく消えてしまったのかも知れない。もしそうならばもう一度光田先生に診断をし直していただいた方がよいのだと言いつつ神経を触れ着物を脱がして最後に診た臂部《ひじぶ》に手掌《てのひら》大を超える白斑紋《はんもん》、知覚がない、こうしてこの家族の検診も初められた。雨霽《は》れの秋の陽《ひ》に、署長さんが汗びっしょりになって水を所望《しょもう》しておられる。半巾《ハンカチ》も真っ黒になっている、実にご足労をおかけしてすまなく思う。帰りの路に一木さんの家が近かったので案内して貰った、母と一木さんの独りの児が住む家は田圃の種々の草に花の咲いてる畔道《あぜみち》を行きつめて桑畑になった所、鳳仙花《ほうせんか》やフロックスが咲いていた。

　草分けて訪《おとな》ふ家はひそかにて裏の山辺に羊歯《しだ》刈る音す

来合わせた近所の人に頼んでこれから休む所にきて貰う事にする。

　堪へ難き寂しさもあらむ病める子を遠く離《さか》りて孫と住む家

食事をしている所に訪ねてきた一木さんの児は十二歳になる可愛い子、「伝染してはいないでしょうか」と祖母はしきりに案じている。母の病症の最もはげしい頃を二、三年ともに棲んでいたというが、母入園後は祖母の手に素直に育てられている。どうか母の涙を、犠牲の心を、神よ憐みてこの児を守り給えと祈りつつも、まだこの数年は充分に注意しなければならぬと、祖母なる人に告げて三時に船戸を出た。これより三里の山奥烏出川《からすでがわ》には一家に三人の病者があると聞いているが、今夜の上半山《かみはやま》の仕事を残してあるので切りつめた旅に望みは果たし得なかった。

三人の病み人住むと聞く谷に心惹かれつつ山を下りにき

ほんとにこのような山の奥に一番初めて来た人はもしかしたら病者ではなかったろうか。山の奥に分け入る人は大抵は炭を焼く人である。そうして土佐の山奥に住んで癩になってる人に炭を焼いてる人の多いのも実際である。辞職坂のてっぺんに立って山の美しさをややしばし眺める。

雨霽れの朝入りて来し津野の山いま夕映《ば》えに下りて行くやま

か許《ばか》りの幾重の山の奥分けて何時《いつ》の日誰か住みつきにけむ

神代ながらの姿に立てる山に対《むか》ひ雲よりも動く心歎かふ

久しくを待ちて悩みし事さへや雲と霽れゆく土佐のやまなか

坂の下りは早い、自動車の中で昨夜の「愛生ニュース」の感想を署長さんから聞いた。「あの写真を見て青年団を見、運動会や花見の様子が、各県のあの山この町の不幸な病者達が集まってなっている愛生園のほんとの生活の姿だとはどうしても想われぬ。あの快活な明るい生き方はどうだ、どうもどこからか人を借りてきて撮ったか、またはよそのものを使用しているのではあるまいか、この間大島療養所の写真を見たが、それは病室の内部や診察室の様子や大風子油《だいふうしゆ》を注射している所であった。あんなのならば病院の光景だと思うけれども」と言われるのであった。私は聞いてちょっと憤慨したけれどもすぐに微笑した、――あの山この谷の人たちが集まった愛生園、納屋《なや》の隅に何年も放って置かれた病者、放浪の苦患に悩み続けた病者が救われ辿《たど》り着いて住んでいる愛生園、この世の中で一番暗い不幸なところと誰もが想っている療養所が、またそこに住む人達が健康社会人からうそではないか、夢ではないかと疑われるまでに健康人と同じように、否、それ以上に生活し、働きまた楽しんでいるということは――。勝利だ、勝利だ、療養所の、そしてまた病者の勝利だ、喜びだ。そしてこの療養所こそ、この山この谷の病友の最上の隠れ家でなくて、安らぎ所でなくて、何であろう。青山さんも一所懸命に話された。「そうですかよく解りました、そんな事とは知りませんでした、私もこれから一つ力を入れてその中《うち》に患家の人達を集めて、療養所の話をしてやりましょう」と最後に署長さんが言われた。

十　夜の鶴

山の道にすれ違う人達は右に左に車を避ける、署長さんはその様子を見ては、この村は交通整理がよく届いているとかいないとか、しきりに県の方と話しておられる。私はこの数日来の出来事に刺激されて歩いてる人たちの手や足や眉毛の形許《ばか》りを車の中から眺めている。人各々がそれぞれの立場における物象の観方《みかた》、一種の偏見かも知れぬが、それが無数に集まって一つの円満な社会の姿を見出し得るだろうなんて、生意気な事も考えてみる。やがて上半山村に着いて役場で一休みしている間をしきりに警官が往《ゆ》き来する。変だなと思っていると、この村で一、二番という家の子が癩らしいけれども療養所から人が来た話をしたら、もっての外の事だといって断わられた。役場の方ではかかる階級の病者が割合にゆるやかに置かれて、下層の人達の癩者を厳重に扱うという非難も受けがちなこの頃のこととて、ぜひ診察して貰いたいし、また療養所にもああいう階級の人達が行ってくれたら、他の人達をすすめる場合にもどんなに都合がよいか分からぬという考え方であった。結局女の人だけならばということになり、皆を残して峡《はざま》に下り、渡してある板に大きな穴のあいてる長いゆらゆらと揺れる吊橋を渡り、山に登って一つの家に通される。十三歳ばかりの男の児、蚕《かいこ》飼う家の夕暮れのうす暗さ、脚にあったという斑紋も今はなく麻痺も殆んどないと言う。須崎の病院で一年手当てをしたそうで、神経は左手首と尺骨《しゃっこつ》神経が相当に触れる、これは一時の軽快期と思われるからくれぐれも注意をするように、また早く療養所にきて治療をするようにすすめて辞する。たった一人の男の児の由、何を言ってもお父さんの返事が全くの独逸《ドイツ》語「ヤー、ヤー」である。ちょっとびっくりした。それから問題の家に赴《おもむ》く。なるほど大樹の茂った家だ、小径《こみち》を隔てて綺麗な小さな新しい家があって、それが病児の住んでいる所との事であったけれどもそこに待つことしばし、子供は父母に連れられて母屋の方から出て来た。形ばかりの隔離ではあるまいか、結節型の相当に浸潤のある顔、手にも足にも水泡の痕がいっぱい。兄弟は皆他郷に出て十二歳のこの児ばかり。「この児はここで十分に消毒して手当てをしています。療養所で出来るくらいのことは私の家でもできます」と言う。そう言うお父さんは、隔離室の、いわば愛生園の伝染区域の中に坐っていて、私にも上がってくれと言われる。我一言彼一言、父親は全く療養所に強制的に連行されるものと思い込んで必死の顔色と言葉であった。焼野の雉子《きぎす》が翼の下に雛《ひな》をかばうというのもこのようであろうかと憐れ深い。「親御《おやご》さんのお苦しいお心は十分にお察しできます、幼いから手離せぬとおっしゃいますが、長島にはもっと小さい子供が沢山に治療に来ています。誰も涙を呑んで親達が手離された人達です」と言えば「そのような可哀想な想いをしてまで、何故子供を手離すのでしょう」と言う。私は言った「それは癩が遺伝でなくて伝染病だからです」と、父親は更に言う、「初めの頃はかくかくの症状で、今はご覧の通りですが、これは一体快方に向いてるのでしょうか」と。それはたしかによくなっている、高知で一年治療を受けたと言う。私は答えた。「顔の腫れがひいただけでも初めの時より善くなっておりましょう、しかし黴菌《ばいきん》は皆死んでしまったのではありません、体の中で次の憎悪の準備をしていましょう、このままで治り切る事は、医者にかける事の不便なここではとうてい難しいでしょう」。しかしお父さんは言った、「今度また来て下さる時にはもっともっとよく治して全快だと言われるようにしておきます。それがためには全財産をなげうっても惜しみませぬ」と。今夜の映画はぜひ見にきて下さいと言い終えて、父が歎きの程も判らずそばにつくねんとしている男の子にも別れた。想わず話に手間取って戻る山かげの道はもうかなり暗かった。

　病む児持つ父が歎きに胸うたれとぼ〳〵かへる上半山みち
　宵闇《よひやみ》のせまりて来つる吊橋を渡りて淡き月見出でたり

もう時間がきている。青山さん方は先に準備に赴《おもむ》かれた。もう一軒の疑わしい病者を診《み》てこの夜は服も更《か》える暇もなく会場に出た。千人近くも集まったろうか、随分の人であった。終えて今夜も電球の無事なりしを喜び、車で四里須崎まで出て夜中の二時近く宿に着く。明十五日は久礼《くれ》町《まち》の八幡祭で高知以西のハイヤーは皆久礼に集まってしまうほどな大変なお祭りだそう、それで明日は山中を巡ってくれるようなハイヤーはとても頼まれそうもないと言うのである。それで夜中行軍を決した訳、地図で見た土佐の高岡の山中は大したことはなかった、名簿でしるしをしておいた病家も僅か二分か三分の隔《へだた》りを持った村々でしかなかった。川に沿って自動車も通ろう、山越えもできようと予想してきたのであったが、東津野から大野見《おおのみ》の渓谷にはいることはまったく不可能な事実であったので、十五日の行程にはまったく行き詰った。大野見の山中の訪問と講演に一行全部が赴《おもむ》くと、十六日にはとても幡多《はた》郡大正村まで行かれなくなる。ここまできて収容する病家のさまや土地を知らず、訪ねずに帰る事はあまりにみっともなく口惜《くや》しい。夜中の計画で三人が別行動をとることに定《き》まった。

須の崎の宿屋古りたれあかつきの光りに蚊帳の色褪せて見ゆ

十一　掘立小屋

十五日の早朝をさめて三人久礼までの車に乗る。洋々渺々《びょうびょう》たる黒潮の土佐の海を左にみて、岸に沿い山を抜けては走る南土佐の海岸街道！　草履《ぞうり》、尻端折《しりはしょ》りで、この村から、かしこの峡《はさま》からの八幡様への信心の老若男女の群れを、追い越し追い越しして走り続ける。まったく土佐の大自然は、病に傷つき肉親に破れた可受想な魂をいたわるに十分であったろう、十分であったればこそ何百年の間病者はこの地を巡礼しては魂のいこいの場所ともしたのだ。間もなく久礼に着く、押し返し突きかえす群衆を分けて八幡様の境内へ行く、これは数日来なにかとお手配に預かった署長さんがこの祭礼に列席されているので、お別れの御挨拶をするのと、もしか病者が来ておれば療養所の所在を知らせるパンフレットなりと配ろうと思ったからであった。数年前までは、この祭礼には附き物のように沢山の病者が見えたそうだけれど、警察が喧《やかま》しくなりすぐ追い立てられるので、この頃は殆んど跡を絶ったという、まったく見つからなかった。来なくなった病者はどこへ行ってしまったのだろう。久礼の海は小石の浜で水が実に綺麗に澄んでいる。八幡様は海岸から真っ直の近い所、お詣《まい》りする人達はまずこの海岸に出て、磯に立ててある竹の柄《え》のとても長い柄杓《ひしゃく》で寄せてくる潮水を汲み、手を洗い口をすすいでから八幡様に赴《おもむ》くのである。如何《いか》にも地方色の出ているこの光景を眺めていたが、とうとう私も柄杓を引き抜いて真似た。署長さんは大野見行きをしきりにすすめて下さった。青山氏と衛生課の武田さんは大野見の渓谷行の乗合に、自分は警官が運転手にくれぐれも窪川署の前で降ろしてくれるように頼んで下さった別の乗合にのって、各々右と左の山中に分け入ることになった。窪川までの道は有名な久礼坂という大変に急峻な山坂を曲り曲っている、ちょうど日光の中禅寺湖への道をもっと険しくしたようなのを登って行くのだ。麓で仰いでみた峰々が眼下になり、久礼の海が遥かに小さく見下ろされるようになった所が、これからの村々の平地に当たるのである。

初めは山にみとれていたが、いつか疲れて眠ってしまった。一時間あまりを走った車が署の前に停ってくれたが客が降りない。運転手が振り返って見ると眠っている。声をかけようにも名も知らぬ客であった。そこでブーブーと喇叭《ラッパ》を鳴らし続けて「窪川署までの方、ここですよ」、何だか人声がするので目が醒めるとこの有り様、あわてて降りながら目をこすると、前も前、署の真正面、暑い日であったので開け放された署の入口から皆がこちらを見ていた。リュックサックを担ぎ込んで名刺を出す、五分刈りの署長さんはとてもよい方のようだ。衛生課の山本巡査がこられてすぐに田野野行《たのの》の乗合がでるからとて案内して下さる、袋を背負ったストンレンジャーを山の町の人達が門口に立って眺めている。北川という所に降りたのは一時過ぎ、ここの駐在の方は明日の収容の人の家に赴かれて不在、ともかく昼食にと出てみると飯屋は久礼の祭に行き戸を締めている。やっと遠い川端の家で頼むようにして鮎のカラカラに乾したのに醤油をかけたのや、鰻《うなぎ》をぶつぎりにして焼いたのにしょうがが一分厚さに漬物の代りをしている珍らしい食膳につく。いつ帰られるか解らぬので山本氏が弘瀬まで案内して下さると言う。河原まででたら駐在所の浜田氏と行き逢った、弘瀬の森脇という明日の収容の人が急に昨夜から行かぬと言い出したのをやっとなだめてきた所だと言われる。そのまま引き返して同行して下さる。彼は今度の中でも最も貧しくその日その日にも困る家庭、彼がいるゆえに子は学校を追われ妻は人に隔てられて家計は日に日に逼迫《ひっぱく》しているとのこと、行きさえすれば後は村で少しは見好《よ》く小屋も建て直し、子供も近い方の学校に移すように取り計らってやる心算《つもり》、また今の小屋は出立の後に焼き払うと駐在の方が言われる。すぐ近いと聞いた弘瀬がなかなかに遠い、雨がバラバラと落ちてきてまたカアッと照りつける河原みち、私のために二人とも常用の自転車を預けてこられての歩行は、足弱の私にも負けるくらいだ。土佐の山中はまったく自転車なしには仕事ができない、私も自転車に乗れたらかくまで大勢の方達に迷惑をお掛けすることを減じ得たかとも思う、また烏出川《からすでがわ》の山奥まで行くこともできたろうに——。

葛《くず》の葉にしるし許《ばか》りの露おきて山峡《やまかひ》の雨すぎ行かむとす
石塊《いしくれ》を蹴りつゝ歩みて物言はず北川河原秋陽《あきび》あつきに
葛の花咲き初む秋を山峡のみち分け〳〵つ病友《とも》を尋ぬる

柿の木の沢山ある所が目じるしかそこより水際《みずぎわ》に下りてゆく、水は真っ青に澄み、浅そうでとても深い。いかにも鮎が居っつろう（居たであろう――土佐の方言）と思われる川である。岸に、船が一つ結んである。これをはずして山本氏が竹竿《たけざお》をついて舟を出す、これはまったく私有の物らしく、この船が反対側にある時には対岸にはまったく人家がないゆえ、そちらの河原でいつまで待っていても渡られぬ時がありそうに想われる。この川には田野野まで全く橋を見なかった、往来の比較的多い所には県営の渡しがおかれてあった。すぐ眼の前に向うの山に登る道のあるくさむらを見つつ船はずんずん上流に向かって漕《こ》がれた。かなり上ってから瀬の中に入り、竿を放すと流されて下ってくるのをよいようにあしらいながら、途《みち》に近づいた所で岸に着く。「お前船頭はうまいもののう」と一人が褒《ほ》めれば「土佐の川で渡れぬ川なし」なんて言っている。路はやっと山蔭になり涼しくなった、元気になった三人が癩菌の大きさや結核菌とどう違うか等に答えつ問われつしてどこまでも行く。やっときた所は鏡川《かがみがわ》の天幕よりも酷《ひど》い掘立小屋であった。この中に妻子四人の朝夕が幾年続けられた事であろう。高松から自転車で乗り通して帰った昔もあったというのに、迎えに来たと告ぐるに非常に喜んで明日はきっと行きますと言う。「わしはなあ去年大島の療養所に行けと無理に言われて一暴《ひとあば》れ暴れました。何《な》んぼ警察の先生方でも籍のある所から人間をそうてんりょやすう（てがるに――方言）移すことはできないと言ってやった」と土佐弁で言う。山畑にいた子達がよばれて来た、石油缶の蔭の赤土の上に拇指《おやゆび》くらいの太さの長芋の五、六寸のが二本おいてある。「もうそんなになったか」と警官が言えば「もううまくなりましたよ」と——故郷の土の味にも別れる一夜である。神経癩の中等症の元気のよい人、「島に行っても働けるから」と言ったら「働くと言ったって野菜作りくらいのままごとでしょう」と澄《す》ましている。「私の年の者は不運であった。大勢の中から三人甲種合格で取られたうち一人は気狂いになり、一人は結核で除隊後すぐに死に、残った私はこのありさま」と歎く。全く道理な歎きである。子供を診てる間に横の畔道《あぜみち》を通りかかった村の人に「明日療養所にこの先生に連れて行ってくる」と告げている。子供は下の児がとても酷《ひど》い湿疹《しっしん》の汚い泣き虫の児。「先生癒《なお》れば帰ってこられるのでしょう」と幾度も言う。「ええ帰れますよ」と幾度も答える、彼は偽らぬ心の願い、我はそのような日の早くくる事を祈りつつ答えるのだった。この山蔭のただ四分板《しぶいた》を一枚ずつ押しあてて住む四畳にも足らぬ小屋の、どこが離れ難く、何に惹《ひ》かれてたじろぐ心ぞと想う事を止めよう。この山の土に河原に妻に子に粗野ながらも純真な人間の一途《いちず》な熱情がひきかかっているのであろうものを。明日を約して帰る途もまた暑かった。岩蔭の手を入れると泥が立つ水を汲んで飲まねば去られぬ程疲れてしまった。派出所に休みつつ聞けば弘瀬まで一里は十分にあるという。祭のため乗合の時間まで狂っていつくるか分からない。やっと材木運びのトラックの運転台に乗せて貰って二十分。打井川《うついがわ》に行く背嚢《はいのう》はトラックに託して田野野の宿に届けて貰い、自分はただ診察の道具を持って下りた。この辺《あた》りの山間では警察も民衆も非常に親しい。ここには県営の渡しがあって爺さんに渡して貰った。ほんの五六町行って一つの谷を越えた所に、家を建てて住んでいるお婆さんは色白のよい人であった。亡くなった癩の夫を看病した数年の間に感染発病した不幸な人、神経型で六十歳、愛生園に行くのをとても喜んでいるそうで、もうとっくに近所の人達との別れのお茶もすみ収容の日を待つばかりであったという。土佐の山間《やまあい》に愛生園知己有矣《ちきあり》という所か。孫に当たる五歳程の男の児の頬のたむし様の白い部分を突く時は他部よりも気のせいか瞬《また》きが少い、例によって痛くないの一点張りの小国民、神経の肥厚はないが家人に注意を告げて別れる。

十二　夕月の峡

再び渡しを越えて路の傍《かたわら》の木材工場を経営している家の玄関に休ませて貰う。番茶と蠅が真っ黒にたかった煎餅《せんべい》の菓子皿とを出してくれる。乗合を待つ間をこの工場の若い人達を対手《あいて》の癩講演会、これは一般の講演よりか面白い。先方が種々の事を問うてくるので話しよいし判りも早い。映画が見たいと言われたがここはまだランプの村である。電灯がくるようになったらばまたこようと約束、かなりにしゃべり疲れて見るともう六時半、一時間あまり待ってもトラック一台来はしない。最終の田野野行の乗合はもうとっくに来ねばならぬ時間、常日ならば田野野の山林に通う貨物自動車も沢山通る時刻だというのに今日は久礼の祭で皆休業なそうな。定期も当てにはならぬという。ここより久礼までは十数里を隔てているのにこの次第、八幡様は最後まで今日の行程に祟《たた》りまた最後まで恵み給うたのであった。勝手を知らぬ私は落ち着いているけれど、案内役の山本巡査は田野野まで三里の道の遥けさを知っておられるので気が気でない。その中《うち》に田野野の方から一台の車が走ってきたのを、山本氏は急停車を命じて調べられると、客はないけれども郵便物を満載した定期乗合であった。これさえなければ無理にでも引き返させるのだがと残念がる。誰かがリヤカーに乗せて曳《ひ》いてってあげたらと言う。そのリヤカーもこの村落にはない。残るは自転車の後部に乗っかって行くことだけ。もうかなりに暮れかかってきた街道、夕月が昨夜よりも高く空に懸っている。自転車の後に女が乗るなんてあまりみっともよい恰好でもないし、第一危くって仕方のない気がする。しかし皆が心配してくれて乗って見よと言う。そこで診察道具を入れた風呂敷包みを腰に結びつけて、地面から直接には乗れぬので道の端に置かれた材木の所まで車を持って行って貰い、その上から後部の荷を置く所に腰を下した。誰かが座布団を持ってきて敷いてくれた。工場の人、近所の人達が皆集まってとっぷりと暮れた街道、横に腰をかけ、前に乗ってる人の腰掛けの下のバネを両手でつかまえるや否や、材木屋の若者の自転車はそのまま真っ直ぐに走り出してしまった。すぐに皆から離れた、振りかえると山本氏が別の自転車を借りて追いかけてくる。自分は北川の清流に向かって腰を掛けた。山の上の夕月が次第に光を増しつつ波に砕けて映っている。思ったほど怖くもなければ危くもない。段々話ができる。この若者は東海岸生まれでここに働いている人、村にいた頃修養会の先生から大島の長田穂波さんの話を聞いたという。

「私達は青年だからそれ相当の野心煩悶がある、しかし身癩に犯されて、なお神を愛し一日一日を精神向上して行く人の話を聞いた時に私はほんとに恥しかった。健康な身体をもって働けるという事以上の幸福がどこにあろうか」――と、「またその幸福な自分達の精神向上の足りなさを想う」「立派な人達がいるんですねえ」と言った。亡き黒川眸さんや渡辺桂、藤村さん達の在りし日の姿、また現に生きて皆の心を動かして行く病友の有り様を次ぎ次きに語る。「そうですか、そうですか、そういう人達の信仰こそ、真実の物なのでしょうねえ」としみじみと言う。こんなに話している間に幾つの山裾《やますそ》を廻り廻った事であろう。川波に砕くる月の夜道は大きな樹が川沿いに茂っている所では真っ暗になってしまう。しかし夢中で話をしている三人はなかなか元気であった。警官も無灯で制服で走っているのだ。話はこうして遂に、皇太后陛下の御いつくしみに及び、御歌の事、御内帑《ごないど》金《きん》御節約の事、楓《かえで》の苗や患者さんの歌、そうしていただいた楓の苗の伸びた大きさまで話してしまった。こうして安芸の女学校以上の長講演が潺湲《せんかん》として流れる四万十《しまんと》川《がわ》の中流の流れゆるやかな土佐の山中の夕月の夜に自転車の上で果された。道が段々悪くなって自転車のわだちの跡にはいり込むとヒヤッとする程体が飛び上がったりズドンと落ちたりする。その度毎に名講演が空中でジャンプしてはふるえた声が山の樹の中に消えてしまう。いつか谷間のあちこちに灯が見えてやっと田野野の村に入った、若者はいつか降りて私のために車をひいてくれていた。宿が近くなった所で若者は名も告げずに「私も元気で働きます」と言って帰って行ってしまった。街道に向いてる家々の軒を漏れて道に射してくる光はランプであった。谷中に珍らしい程さっぱりした宿屋もランプであった。夕月も向うの谷に落ちて暗い夜を寝る。

灯をつけぬ自転車二つ夕月の光ひそけき田野野の峡《かひ》行く

大御母の御愛に生きの楽しよと歌ふ病友ありと告げたり

自転車上に語りつつ越えし土佐の国の夕月の夜を我忘れめや

街道《みち》に向ふ家よりあかり洩れ来るに覗き見たればランプなりけり
知る人の一人もあらぬ土佐の国田野野の宿のランプの光
幼き日我家に点きて居し事もありけるランプに照らされて居る
ランプの芯《しん》少し細めて我が寝たる田野野の宿の霧深き夜
炉を持ちてランプをつけて住みて居るこの山村の人やさしかり

十三　秋風の曲

ここはもう伊予境に近く、去年の春井上書記、大西医官は伊予から病者を探しつつこの隣りの昭和村までこられている。讃岐《さぬき》阿波《あわ》は井上、佐藤氏外大勢の方が度々こられた。今夜こうして愛生園の病家訪問は不十分ながらに四国一周のタブレットが固く渡された事になったのだ。

翌《あ》くる朝五時を霧の中に目覚める、どこが山やら家やら分からぬ雲霧の中から鶏が鳴いている。雨かと思う心遣いもいつかはれて陽《ひ》が照ってきた。朝食前を山本氏と連行で患家に行く。土間を除けば二畳に八畳程の室があるだけの入口の方に、もう行李が用意されて浸潤癩の青年が坐っている。妹、母を検診して裏から廻って長屋境の隣は、彼の従弟の家で結節型の少年が支度して待っていた。その弟に些少の不安を持っただけで他は無事のようだ。この少年の父が病気であったのだそうだがその結果がいま肉親二人の罹病《りびょう》となり、徐々に拡大されて行く所だ。ここより三十里の高知市までなんとかして乗用車をと警察でも尽力して下さったけれど、最近土佐では伝染病者を乗せてはならぬ法令が出た事と、またおぼろ気ながら伝染だという事が判りかけてきてからは、昔のように容易《たやす》く引き受けてくれなくなったのでトラックが用意されてあった。

急いで引き返し朝食を終えて車を連れて迎えに行く。昨夜見て通った鎮守の森蔭にでも人目に立たぬように待っているように言いおいたけれども、家の前からでもちっともかまわぬと言うので家に近い所に停める。行李を近所の人が担いで来て「早く癒ってこいよ、癒りさえすれば帰れるけんのう」と口々に言う。皆畑に山に働きに出掛ける姿のまま、トラックの周りに一杯に立ったりつかまったりしている。送って行ってくれる運転手さんもこの村の人で患者さんとは幼な友達であった。これがどうして療養所へ行く時の光景であろうか！　こんな事は流石《さすが》に予想してこなかった。サヨナラサヨナラと言って別れる。流石に二人は行李の上につかまったまま頭を挙げずに泣いていた。残された両親も涙声に立ちつくしている。曲った道はすぐに二つ三つ山の出鼻を廻って、愛着の故郷も雲の中に残された。朝陽は峡《はさま》の上に照り、車の道は露に濡《ぬ》れて朝のひそけさにいる。昨夜自転車越えの道かと想うとなつかしかった。トラックで行っても材木屋まで三里の道はとても長かった。ここに打井川《うついがわ》の老母が川を越えて出てきている。新しい藍絞《あいしぼ》りの着物を着たお婆さんをだき抱《かか》えて別れる。梅檀《せんだん》（あうち）の樹が茂り並んだ川添いの道に立つ息子、娘、嫁、孫、近所の人達、「お婆さん大切にしてや、これが一生という事じゃなし、癒ったら帰ってもこられるのだから」と別れの言葉、それから昨夜の材木屋の人達も皆立ちつくして見送っているのに、心なしのトラックは荷物が軽いのでガタガタ揺れつつ走って行く。見送っていた人達はどんなに心配だった事だろう。人影が豆のようにならぬ先にまた道はまた曲って名残りの姿を消してしまった。北川では駐在所の前に昨日の浜田巡査が見送って下さる。「たびたび御世話になりました」と御礼を言ったかどうかも憶えておらぬ。乗り馴れず、ましてや七曲り十八曲りの坂道にお婆さんがすっかり嘔吐《おうと》を始めてしまった。蛇も毛虫も自転車も怖い物の数にはいらぬ私にも、ただ一つの苦手は嘔吐で、姉が赤ん坊のおむつを換えるのを見ても嘔吐を起しては叱られたほどのこれだけは過敏症の私は、お婆さんを揺れさすまいと抱えたまますっかり閉口してしまった。後何里と容易《たやす》く数えられるどころか三十里の行程がいま始まったばかり、青山氏がきておられる筈の窪川までもまだ三里あるのに、それも平らな道路ならまだよい、蜿蜒《えんえん》と曲りくねっては流れる川に添ってつけられた山裾のこの街道のトラックは始終お尻を振るよりほか走りようがないのだ。車がまた山に段々高く登り始めた所に昨日の弘瀬の山の家族が待っていた。さっぱりとした着物と下駄とは役場の心づくしか、兄なる人の思いやりか、手に一つの新聞包みを持っているばかり。トラックの上と峠《とうげ》の草の中に立つ妻子との別れの言葉が交《かわ》される。誰一人見送ってくる人もなく、ほんとの身内だけの別れであった。「よくなあ、おっ母ぁの言う事を聞いて世話を焼かせるのではないぞよ」と言えば上の男の子がうなずきつつすすりあげる、六歳の子をそばにこいと呼んだけれども、トラックの上と道端の幼児とはとても大変な距《へだた》りで、撫でようとする手が届かばこそ、身をのり出して一言二言「お父っちゃんは病院に行くけんのう、仲よく兄ちゃんとするのだよ」と山本巡査の方を向いて「先生この児の腫物《はれもの》をどうかお頼み致します」と言う。物心づく上の児の泣き声の高まるにつれて弟もまた顔中の湿疹《しっしん》を歪《ゆが》めて泣き出した。堪《たま》りかねた父親は懐《ふところ》からなけなしの小遣《こづか》いを取り出して子供に渡そうとする。持って行けと髪もくしけずらぬ妻の手が下からこれを支える。そしてついには新聞包みまで渡してしまった。地下足袋《じかたび》だと言う。「それだけは持って行く方がいい、すぐに入用のものだから」と言うに、やっと己の手に戻して懐に捻じ込む。つきぬ名残り！　「確かに預りましたから心配しないでね」と言うより外に私には言葉がない。「後の事は心配するな、おめえはただ身体《からだ》の事だけ心配したらええ」と途中まで見送って乗って行く兄なる人も後から励ます。いつを限りとも果てしない事なので、車はそのまま走り出して次のまた一つの山裾を廻って出鼻に出ようとする所で今別れた峠がずっと上の方に仰がれる。その峠の道を矢のように駆け下りてくるのは九つのあの男の児「あれ先生、追いかけてきます」と父親が泣き出す。私も貰い泣きの涙ながらに振り返り振りかえる、車は一つ大きく揺れて出鼻を廻ってしまった。女郎花《おみなえし》黄色に咲き、紅萩咲き盛りて道に垂れ敷く峠路の人知られぬ哀別離苦の歎き。

　トラックのふちにつかまりすゝり上げ啜《すす》り上げ泣く四十の男
　これやこの夫《つま》と妻子の一生の別れかと想へば我も泣かるる
　親と子が泣き別れつる峠路は秋さかりなる花野なりけり
　夫《せ》と妻が親とその子が生き別る悲しき病世に無からしめ

　乾かぬ涙を秋風に吹かせて走る車は、ひょっと止められた、山畑から駆け下りてきた女の人は脛《はぎ》もあらわに駆け寄って「病院に行くのだって……、早く治って帰るように……、これはほんの少しじゃが」と新聞紙にちょこんとまるめた餞別《せんべつ》のお金をトラックの縁《ふち》に伸び上がるようにして置くのだった。かくして兄なる人にも別れた。すれ違う人達の中にはこの一本道の街道村の事とて知人もあるらしい、その度毎にトラックの上に立ち上がっては「オーイ俺はこれから療養所へ行くけんのう……」と声を掛ける。その声が聞えてか、聞えずてか、自転車を降りて振りかえり、ぽかんと見送っている人もあれば、やたらに頭を下げている人もある。生れて三十年、四十年の朝夕を送った村を、振りかえり振りかえり立ち出でる悲しき旅のこの人達を見ては、車に酔ってただ吐くばかりのお婆さんの方がかえってしあわせではあるまいかと思われるのだった。

やっと窪川に着いて青山氏も乗り込まれて一安心、久礼坂の峠の上に近い仁井田村《にいだむら》で六十四歳の結節の元気な老人が道端に待っていた。隣に小さい製糸工場があってそこに働いている娘さん達が、エプロン姿で出て来て「お大事に、元気でなあ」と見送っている。これで予定の人は全部乗った。久礼坂の二百曲りの下りがまた難物、飲ませた薬も吐いてしまうお婆さんと一緒に蒼くなっているばかり、途中でお婆さんだけハイヤーでもと苦心しても交渉不調、暑い陽に照りつけられたり、またパラパラと落ちる雨に心配したり、道行く人の目をそばだてさせたりして、一行はヘトヘトになって三時過ぎに高知市の救護所に着いた。預けて帰って一晩あの峠の父親が逃げて帰りはすまいかと案じたが、みんな「きっと好《よ》い所に違いない」と語り合っていたそうな。こんなに単純に素直に自分達を信じて頼ってくれた事は、苦しかった収容のうちにも実に嬉しい事だった。青山氏の心づくしの夕飯が寂しい離郷《りきよう》の心をいたわってやってくれた事も嬉しい事だった。十六日に早く町に着いたら——との種々の願いも望みも捨てて、ぐっすりと眠った。

明ければといっても、三時にはもう鏡川河原の病者も一人加えられて、六人の病者を伴って出発。婆さんだけは特に白衣を着せてハイヤーの隅に乗せて自分が抱いた、同じ車に乗りこまれた県の衛生課の方にはご迷惑であったろうけれども……。

闇を衝《つ》いて出るトラックとハイヤーの灯が、届く限りの暗さを照らして走る走る未明の冷気の中、時折り雨も落ちてくる真っ暗な道を十里程走って吉野川の渓谷に入ってから夜が明けた。池田に着いたのが七時半、一番列車には一時間の余裕があると喜んだのはつかの間、聞いて見ると、患者列車は十時発のに連結の事と公報が出ていると言う。県衛生課と駅との交渉の行き違い！さあ困った、ここで四時間待つのは堪え難い事だった。たしかに昨夜も八時発にきまったと聞いた事だのに。公報に載せられた事柄は駅長さんでもめったに変更する事は出来ないのではあろうけれども「事情はかくかく」と青山さんが言っておられる後について自分も懸命に駅長さんに御辞儀をした。やっと取り計らって貰えた。池田駅では最近癩患者を貨物車に乗せたとかで多少の非難も新聞に載ったように聞いていたけれども、今日は半分のボギー車が附けられて一行十人はゆっくりと乗り得た。老婆を除いては皆割合に元気で各自の荷物も自分で運ぶ事ができたので、高松の連絡でも汽車の乗り換えでも、私達二人だけの手伝いで困難のなかったのは実に幸いだった。駅毎に、昇降の度毎に人から眺められるので病者が「すまぬすまぬ、私達のためにこんなつらい想いをさせて」と言う。「何の、何の、私達は一緒に苦労をして行く者だもの、心ないことをする人達をにらめ返すくらいの元気はあるんだから」と言えばニッコリする。宇野駅では既に列車が特別に着けて用意されていて、なにかと駅長さんは心配してくれるのであった。四国からそう度々公けの収容はないけれども、駅も船も比較的に親切であったのは嬉しかった。

岡山の駅に愛生園の人が白衣で三人も迎えにきていてくれたので、私達も嬉しかった。けれども一番に喜んだのは病者だ。「この方達は私達を迎えにきてくれたのですか」と目を輝かしている。「そう、これから朝夕貴方《あなた》達の世話をしてくれる人達ですよ」と言えば帽子を取って歩み寄り「よろしゅうお願い致します」と言う。夕方近く園長、事務官、諸先生や看護婦さん、病友達みんなに迎えられて二日の強行軍を病友は収容所にくつろいだのだった。

それから二週間、「どうしてどうして、聞きしに勝《まさ》る結構な所です」と久礼坂上の老人。「家にいるよりどのくらい気の晴れる事やら」と嘔気も疲れもすっかり快復した婆さんは言う。「先生すっかりここがよくなりました。明日は浪花節があるそうですねえ」と峠の涙の父がわびしさを忘れて言えば、途中の船の中で逃げ帰るのだとまで洩らした青年も、元気に優しく眼科病室の附き添いとして、重症者の世話をしてくれている、青年団服に身を固めて島の中堅になる日も近かろう。足を痛めて病室にいる鏡川河原の子も、土佐から持ってきた疥癬《かいせん》で隔離室で治療をしている児の顔も、日に日に明るい。

美しき山辺も越えぬ優しさの人にも遭ひぬ土佐を旅して

（昭和九・一〇・一五）

再び土佐へ

一　阿波の池田

　昭和十年の秋になって愛生園の収容力は、もうまったく行き詰ってしまった。収容また収容、ついに定員超過二百五十名に及《およ》んだ。高知県よりの新規申し込み二十余名は、新設の星塚敬愛園が引き受けることに定《き》まった。しかしそれも沖縄の病者二百余名を一時に収容したことによって不可能になった。事ここに至って敬愛園では困った、高知県当局は尚更に困惑した。事情を訴えられた愛生園では、園長先生が「そりゃ高知が気の毒だ、長島でできるだけ収容してやろうではないか」とおっしゃられた。年末の押しつまった日に、急にまだどこかに収容余力があるかと、受附も分館も医局も頭を抱えて、病室、病舎はもとより、山を越えた農作地の作業舎まで探し廻った。

　年末からひき込んだ風邪のままで新年の拝賀式に出た。式後園長先生がいきなり「高知の患者収容に行ってくるように」とおっしゃった。さあ大変なことになったと、官舎の年賀をすませるとあわててアスピリンを服《の》んで就床、三日間ひたすら喉頭《こうとう》まできている風邪を追い出しにかかった。

四日の御用始めの事務所では、もうさっさと高知出張の時日まで決定されていた。「八日出発、患者は十日朝高知市において受け継ぎ、男女十一名、定められた範囲で行動する事」と古溝書記に次いで、宮川書記が「今度の収容土佐行きは九日が一日空いていますから、ぜひ土井《つちい》晩翠《ばんすい》夫人〔八枝〕の母校県立第一高女で話をしてきて下さい」とおっしゃる。これは困った事になった、女学校は九日あたりは授業初め、加えてこの寒い時で大変な迷惑をかける事になりはせぬかと園長室のドアを叩く。助船を頼みに上がった心算《つもり》なのに「うん、それはいい、こちらから衛生課長宛てに添書を書きましょう」と先生はずんずん巻紙を伸べられる——由来高知市は如何《いか》なる事情か癩に関する講演はまったく不可能な地とせられ——と書き上げられたお手紙は「これは郵便の方が早い、出して置きます、あらゆる機会を捉えなければ癩問題はとても進行解決するものではありません」との仰《おお》せを「ハイ」とお受けしつつも、この旅いかになり行くことぞと……。

どんな重症があるかも分からないのに私一人の出張は不安でもあった。六日に青山看護長同行のお許しが出た。青山氏が愛生園のニュース映画の選定をしておられる時になっても、私の方は何かと重症の多い病室に手間どって、日が一日一日すぎていく。風邪はすっかり癒っても心の準備はなかなかであった。

でき切らない心の支度の中に、八日の朝明け六つの恵みの鐘を聞いて枕に祈って支度《したく》、七時

「行って参ります」と申し上げに園長官舎の坂を走って登ると、真紅の太陽がいま淡路の沖に横雲をおし開いて射しでる所だった。園長官舎の応接間のガラス窓がまっかに染まっている。うちむかう自分の顔も真紅に燃えていた事だろう。

　わだつみの雲おし開きさしいづる朝日の如き旅をして来む

はっと心にわいた想いに救われてもう大丈夫だった。備前《びぜん》の冬の朝の汽車は寒い。中学生が四、五人固まって宿題の代数の答を合わせっこをしている。荒涼とした冬の野、畑がつづく、汽車を宇野で捨てて連絡船に移る。

風の荒い日だった。船の上も寒かった。

　これより先は二等とかゝれし連絡の甲板にゐて海を見てをり

さして行く四国の山脈《やまなみ》は吹雪しているのであろうか、照りかげる冬の陽《ひ》の下に雲立っておぼろに空を限っている。綺麗な白い雲が雲裏に陽を受けて、縁《ふち》だけが輝いて陽の前を横切って行くと、蒼《あお》い果てしない海の上に雲の影が暗く落ちてはげしく移り動いていく。やや難航の船が吐く真っ黒の煙は皆海面に吹きつけられ、波の上をはってはずっと先に行ってボーッとひろがって上昇する。その煙の上を高く九州へ行くのだという水上飛行機が飛んでいく。患者の空中輸送なんてことを考えながらいつまでも見送っている。高松に入港のボーを合図にあっちこっちから種々の物が海に投げ込まれる。新聞紙、蜜柑の皮、弁当殻をみんなのみつくして冬の海はますます蒼い。

いよいよ高知直通の列車に乗り込む。この前と違ってもう土佐に着いたも同様の安心をもってする汽車の旅はのどかだ。讃岐平野の風も荒い。窓をすかして見ている街道、田畑には赤、薄紅の山茶花《さざんか》の花と黄に枝もたわわな柑子《こうじ》蜜柑《みかん》の実が目に立ってあざやかであった。

冬風の荒らゝに吹ける街道の白き埃《ほこり》に児等の遊べる

小学生を満載したるトラックが汽車と競へる讃岐街道

この辺りからあっちこっち駅で万歳万歳で客が乗り込む、高知の四十四聯隊に明後日の入営を控えて送り送らるる人達の群れだ。汽車が既に讃岐の高い山脈を越えつくして阿波の池田に急勾《きゆうこう》配《ばい》で下りかけようとする頃に、もう行く手に真っ白な雪の山を仰ぐ。雪だ、雪だ、雪もまれな島に住む子がたまさかの旅の日にみる雪、とりわけて御用の旅路にみる雪は心にひびくものがある。

病友《とも》よびに土佐にと越ゆる山なみの雪にむかひつこゝろしまるも

この前に通った時にはさわやかな初秋の雲が飛んでいた阿波の池田、あの時はたった六名の収容ではあったけれども、汽車の手配に行き違いができて、夜を徹してトラックで走り続けたのに、朝の列車に乗せることができないと言われて弱りきった池田の駅だ。あの時の駅の人達が今もいるかどうか。

この前の収容の時苦労したる駅となつかし阿波の池田は

かの時に計らひ呉れし駅長の姿あるかと覗きてみるも

手にくみて病女に水をのませゐるさま人等みて嗤《わら》ひたりしかな

林ユク婆さんが自動車で酔いつづけて池田にやっとつき、水を飲ませて薬をやろうとしても備え附けのコップでのませる訳にはいかぬ、両手を洗って掌《てのひら》の凹《くぼ》みに水を受けてきてお婆さんの口に流し込んでやっているのを、駅の人や乗客が垣のようにとり囲んでわらって見ていた往年の古戦場の池田駅よ。

二　御詠歌

池田を出た汽車はまた土佐へ脊梁山脈を吉野川の渓谷に沿ってくぐり抜けようと登りになる。これより大杉までが昨年新たに開通した箇所で私達も初乗りである。対岸の高い山の中腹に隠見する街道はこの前、夜中に越えた難所の思い出の道、それを今渓谷の午後の陽《ひ》を車窓に受けつつ眺めながらゆっくりと汽車で越えているのだ。吉野川は冬涸《ふゆが》れで水量は少ないが紺碧《こんぺき》の色に澄んで岩は白い。青々とした若藪、一斉に蒼空《あおぞら》に向いて茂り立つ杉の群立《むらだ》ち、藁家《わらや》の散在する静かな山村に消え残っている雪。展開する渓谷の美、うちひらかれた谷間《たにあい》には新しいコンクリートの大きな橋がかかり、昔からあるらしい吊橋も揺れていた。

　大歩危《おおぼけ》小歩危《こぼけ》は難所ぢゃけんど祖母谷《いや》にゃかつらの橋がある

と阿波踊りのその祖母渓《いやだに》も越えて行く。

風雨の後の日の崖道を跳ね上げられそうに動揺する乗合で、濁流の吉野川を見下して心おびえつつ越えたこの前の時には想いも及ばなかった吉野渓谷の美を満喫しつつ越えた。あれあれという間もなく汽車は右岸に、また左岸に移っては出鼻を曲り、山のお腹を突き抜けて、行く手にまた後に、まったく瞬時に、しかも筆紙に尽くせぬ美しい景色を現わしたかと思うと、また隧道《トンネル》だ、曲りだ。それで初めは写真機を持ってまごまごしてみたけれども、すぐに諦めて大喜びで越えて行った。

岩白く水紺青の色に澄む阿波の祖谷渓いま越ゆるなり
うち仰ぐ杉の群ら立ち雪の山越ゆる渓々陽の照りくもり
斯く許《ばか》り美しき旅路を如何ならむ報いをもちて我がすることぞ
報いならず報いに非ず天地《あめつち》の果てなき慈悲と車窓に額《ぬか》づく

すぐ手にも触れられそうに、汽車に近い家の屋根に三寸は積んでいる雪、落ちかけたまま凍りついた滝の水が陽にむかって冷たく光る。

大杉から二駅くらいか、走り続けて一つのトンネルを出た時、夕陽に煙って重畳《ちょうじょう》するはるかな山脈《やまなみ》が南に消えるところに、土佐湾の灘《なだ》が陽に輝いて見えるさまはとても大きな姿であった。これからは汽車は快よい速力を加えて平原に下る。

なみよろふ高山脈《たかやまなみ》のはろに見えつ夕陽《ゆうひ》かゞよふ土佐の大灘

夕陽の土佐のやや広々となってきた山間《やまあい》の小村のあちこち、杉のこんもりとした部落の中に、ちょうど運動会でもあるかのように、一つの家を囲んで中央の竿高く日の丸が掲げられ、その竿から四方に万国旗の張りめぐらされた家が目にたつ。瓦屋根の大きな家も貧しげな藁家の上にも同じように旗は夕陽にあかるく揺れていた。隣りの土地の人に聞けば、今度入営する男児のある家のしるしだそうな。そうだとすればさっきの部落などほんの四、五十戸と見えたのに、五つか六つ同じように旗がめぐらされていたけれど——と今さらに振り返ってみた事だった。この状景は市に入るまで平原のあちこちに見られた。流石《さすが》に土佐は長曾我部《ちょうそかべ》氏《し》の昔は知らず、数百年来の山内侯の藩領として、薩長土肥と並び称されては維新の雄であった土地柄、その永年の身心の勝れたる伝統と、天恵の風土とを併せ恵まれて、新しい時代においてもまた優秀であるのだと想わせられた。

高知駅には五時半着。いま汽車が越え抜けてきた東北の山塊《さんかい》は、重畳として既に暮れかかっている上に、もう大きな月が光を帯びて昇ってきていた。

遥ろばろに高山脈は越え来ぬとみさくる方に月照れるかも

内野衛生課長のわざわざのお迎えを受けて旧知の城東館に車を走らせていただく。種々と明日の行動についての打ち合せをしていただきながら夕食をすます。何分途中たべそこなって昼と夕と一緒になった空腹には、土佐の名物のかまぼこでなくてもおいしかった。

県当局が本気に力を入れておられるご様子は伺っていても嬉しかった。今まで何十年となく県のお役人さんを見た事もないという土佐の最北の山間、大川村という辺りまで検診の手が伸ばされて、そこに一人の癩者が見出されたという。熊笹分けて十八里も無人に等しい荒山路を行かねばならない所だそうな。自分も明日は一所懸命にならねばならぬと心をしめつつ伺っている室《へや》の中に、聞こえてくるのは鈴の音《ね》、御詠歌《ごえいか》だ。会釈《えしやく》して廊下に出てみる。向う側の何やら大きな樹の下を巡礼の人達が町を曲ろうとしている。ああいう人達の群れの中にも沢山の病者もいると聞いていているものを――。切々とひびく哀調。冬の夜の町に冴《さ》え冴えと鈴の音を残して消えて行く人達の群れ。

土佐に来し夜をゆくりなく街に聞く順礼のうたその鈴の音

吾も知れる御詠歌の節声あはせうたひてわれも行きたくなりぬ

立ちつくしなみだして聞く冬の夜の高知の街に消ゆる御詠歌

第一高女での話は九日午後一時四十五分よりと約束しておいて下さったとの事であった。この前の土佐行よりすればその半分も疲れていない旅の夜を自室に退く。着換えの浴衣《ゆかた》が一昨年の時と同じ水の輪のがらであった。

水の輪の宿の浴衣に脱ぎ換へて旅の疲れの夜をいねむとす

一昨年のこの歌の上に今度はただこの上に再びと言えばよかったのだった、何もかも旧知の安らかさに明日の御用を祈りつつ眠る。

ふと覚めし高知の街の真夜中を物音もなし月冴《さ》えにつゝ

三　暁の鐘

九日の朝を五時にさめてなかなか高知の夜明けは遅いと思いつづけた事だった、夜が明けたばかりの町に出る。

灯をつけて朝の電車の走り居る町に癩者等を訪《と》ふと出でたつ

県衛生課から案内していただくのは九時の約束、それまでに自分達の心憶えにある病者を訪ねようとする。井口のドンドン橋を渡って山裾に一昨年のT氏の家を訪《おとな》う。T氏は自分の男の児もまた病んで長い間大島療養所で加療していられるので、この前伝染と遺伝で激戦を交わしたY氏とともに昨年大島に赴《おもむ》かれた事は知っていたが、まだ後に娘さんが病んで残されている。長島に来たいとの希望も知っていた。一軒家の石段を下りると猛犬がはげしく吠えて飛びついてくる。

土佐の郊外に隠れ住む病者の家には必ずこわいような犬が飼ってある。出発前に手紙を出して同行するようにすすめておいたのだが、いざとなると親子三人の病者が別々に住む事になる悩みと、沢山の鶏を飼っていて、雛《ひな》をついこの間沢山に買ったのを育てねばならぬというような事情で、すぐに出発する訳にも行かないらしかった。この家でこの近所に少年の病者があって長島へ行きたがっているが、父親が手離しかねている、「そのために娘や兄は家を出てしまっている」との話を聞いて、早速にT氏の妻君（健康者）に案内して貰って仕事に出かけぬ中《うち》にと田圃や藪や墓地をくぐって行ってみたが、もう親子とも働きに出た後であった。この附近の部落には時々癩者が来て住むそうである。「誰さん達は長島へ行くまであそこの家にいましたよ」等と何軒もの家を示された。かつて高知市に野村という癩の治療院と称する病院があった頃は、病者は多くこの方面に居《きよ》を構えて通《かよ》ったものだという。その頃に移り住んできた人達が今もなおそのまま定住して、陰に陽《ひ》に、大に小に、附近に癩菌を撒布《さんぷ》しているのだ。高知市の屠殺場に働く人達にも癩者が加わっている事があるそうである。どの程度の病状かは知らないけれども、市民の牛や馬の肉を作る仕事にも癩者が働いているといわれる高知の町を憂えずにいられようか。

やむなく小母《おば》さんに伝言やパンフレットを託してぜひ明日一緒に行くように、止宿のところ書きも添えて残してきた。また一つの川の橋のたもとに出る。ここに家の隅に道路に沿って外部から六分板の打ち附けられた小さな物置とも小屋ともつかぬ物をもった家がある。この中に病少年があり、家は野菜を商い、親戚には相当の地位の人もあるとかで極秘されているという話を、四国を巡ってきた大勢の人から聞いているのを尋ねる、名刺を出すのもなかなかに辛い仕事である。

「かくかくの人から聞いて見舞いに上がりました」と言った時にびっくりされたようであったが、直《す》ぐにさあらぬ態にて「家にはそのようなものはなく、またそのような名前の知人の心当りもない」と答えられた。

言い難き事を言い出し、答え難き答を得ようとする初対面、もしも病者なき家ならば、こんな失礼な事はないが、天井をじっと見つめ続けている噂の病児のお父さんよ、私達は決して傷手をいたずらにあばきに来たのではない、長い長い年月を親も児も負い続けて悩む不幸な苦悩から、できるならば救ってあげたい。名誉を想うのも遺伝の思想からだ、家の名も、親戚の名も知らさずに療養所は不幸な児を受け容れようとしている。同じ人と生れながら全《まった》く不幸な病に冒されて救いなき上に、なおその生涯を物置の中に閉じ込めて終らせる二重の不幸から、お父さん、療養所で淋しいけれども明るい病者の自由の天地に解き放って、せめて病児にも少年の日を与えてやろうとは思われないのか。子供が病院で心も体も一路軽快治癒の道を辿ることができ、家のその後の発病の危険を防ぎ得たならば、一年三百六十五日一日として安き心なく暮れる一家の上にも明朗に春の陽がさすでしょう、早くそうなるようにどうか考えて下さい、また来ます、きっとお尋ねします、その時には手を取り合って泣けるように私もなりたい、お父さんも心を開いて下さいと、心に言いつつ失礼を詫びて出で立つ。第三十番札所の安楽寺〔善楽寺奥の院〕の前には巡礼を泊める木賃宿《きちんやど》がある。主人は既に癩で死に、その児が発病してると聞いているが、一昨年第一回訪問は不成功に終った。三年目のもう一遍を再び尋ねて、涙ぐむその宿の女主人から十七歳の娘の病気を知る事ができたが、この頃は田舎に預けてしまった由、家にはたしかにいるらしく見えなかった。病気の様子、手当ての事、療養所の様子など互いに問いつ答えつするのは、ぐっと遠慮なしにはいり込んだ人影のない台所の隅である。ああ一昨年は空しく戻った家に、今その親から「お頼みするかもしれませぬ」と話されている。あの板塀の児も再びきて訪ね得る事もあろう。このような仕事、長い時日のかかる仕事も、順々に皆が引き受け引き継いで力を協《あわ》せてどこまでも行くならば、日本の潔《きよ》められる日も近づいてくるのだと勇気を出して安楽寺に至り、旅の日を祈り、また四国の癩の潔まるる事を祈って出ると、一丁程先を松葉杖の順礼が行く、追いかけた追いかけた、夢中で追いかけた。人の通らぬ道端の空地でパンフレットを渡したり病を尋ねたり、また四国めぐりの途中に逢う人達にも伝言を託したりして別れた。

朝食後は青山氏は衛生課長さんと一緒に空いてる時間をできるだけ有効に使用するために、処処に交渉に赴かれ、自分は県の方の案内を受けて防疫医の方々とともに患家を訪《おとな》いに再び出る。十日に同行する患者さん達は、主として土佐の西南地方の人達で、この人達が高知市に集まるのは十日の早朝の予定だそうな。今頃は窪川《くぼかわ》署が活動を開始されて、高知市より約四十里も南方の宿毛《すくも》町《まち》から収容自動車が動いている。途中で処々の警察署に集められている人を乗せながら明朝市に着くので、ちょうどこの前自分達がした事を今度は県がして下さるのである。それで今日九日は、自分達は高知市内外の患家訪問や救癩の話をするのに全部使うことができるのであるから、できるならば咽喉《のど》がつまってもかれても叫ばねばならなかったし、また叫びたかった。がしかし、突然に高知にきて、さあ本日只今《ただいま》時間を下さいとお願いしても、どこでもそうやすやすと時間を割いて貰えるものでは決してないのである。それはわきまえていながらも、この少ない時間を利用して、何か高知に呼びかけたい願いは棄てることができなかった。ここまでくると島にいてはいつも想っているように「自分など女のくせに――」という考えは皆忘れて唯々、皇太后陛下が癩者のために御親《おんみずか》ら立たせ給うてお撞《つ》きになっていらせらるる救癩の暁鐘《ぎょうしょう》が鳴っているのをひとりなしに告げたい、今、やまとしまねに鳴りひびいている、その鐘の音に心を留めていただきたい、聞いていただきたい想いだけに充たされるのであった。

案内されて第一番に行ったのは郊外の鴨田村《かもだむら》、自動車から降りてからも山の裾を一里は歩いたであろう、或る丘の中腹の一つの家、豚を一匹飼って畳も半分は敷いてない二間ばかりの家の庭先に、まだ少しも治療したことのない顔の光っている重症の結節癩の三十歳ほどの男の人、おとなしく立っているけれども「療養所へなぞ行く考えはない、妻の父が俺の眼の黒い間は世話してやるけにと言うておる」と答える。体のどこからでも沢山の癩菌を容易に撒布《さんぷ》し得るほどのこの重症で、現在も高知市まで仕事に出かけて行くそうだ。「子供もあるし、また他人に伝染してもいけぬ、このままでは病気のためにならぬ。子供を置いて行くのが困るなら、未患児童として預るから」と島の話をぽつりぽつりすると「私も伝染してはいけぬと、このように妻や子と隔離しています」と彼が私に示したのは、四尺程の破れた二枚折りの袖屏風《そでびょうぶ》である。「これよりこっちが私の住居、この半分が子供と家内の分です」と言ういじらしさ。また来ん日をこの人にも約し、大風子《だいふうし》の丸薬など送る事にして別れる。子供は学校に行って不在であったが、病父までが「ぜひ診《み》てやってくれ、物に怯《おび》える子ゆえ陰に呼んで隠れて診てくれよ」と、もう崖道を下りて来た一行に大声で呼びかける。これ程の親心は持ちながら愛着の断ち切れぬ迷いは、もうその児をも不幸にしているかも判らぬ。学校へは廻り道をしても寄って行く考えだったが、時間が遅れていて、後の予定の二軒も捨てる事ができず、県の末次医師に託してその後検診していただいた結果は、まだ十歳にしかならぬその女児の頸部皮下神経はもう著明な、殊《こと》に右側に強度の肥厚が診られたという。この報告を手にしてああやはり私達が想像したように、病父が思いわずらいも空しくその児にはもう疑問な、否、むしろ癩の初期症状というべきものがあるのだ。

　私は土佐の人に向かって叫びたい。ここにも手遅れの一組の癩者があると——。この二人を中心に知らず識らずのうちに、長い年月のかげに隠れつつひろまっていく癩の伝染を想えと。山裾の家の親と子よ、救わねばならぬ、救わねばならない。

　市内に入り、或るうどん屋の路地奥の母一人子一人で住むらしい家に、三十歳くらいになる青年が威丈高《いたけだか》になって怒っていた。最近某博士により癩の診断を下され、職を失いかけている。死を賭してもその医師と戦うのだと昂奮している、ほんとに一見してこれが？　と思えるくらい頑丈な成年人である。しかし左眼の顔面神経麻痺と両側殊《こと》に左側の数珠《じゅず》状の神経肥厚とは、この青年の歎きも怒りもすべて空しい事を証明しようとしている。言うべきか、言うべからざるか、今不幸の烙印《らくいん》を頭上に捺《お》されんとして悶えている若人の怒りは胸を打った。不幸な偶然から選ばれて、この重荷を負わされようとしている青年のその最初の「ショック」の中に、のたうち廻っている歎きの姿は、私達にはあまりに辛い姿であった。面と対《むか》ってご病気なのですよとは、どうしても言われぬ弱い心は、一昨年の東津野でのと同じように、その人の裏《うち》からわくものを祈ろう。不幸な人達のために叫ぼう、不幸な人達のために、このような不幸がまだ年に何十人何百人かを新たに襲いつつある日本の現状については、叫ばねばならないのだ。この不幸は青年の歎きの一つをも自分達は無駄にしてはならないのだ。

もう一軒は隠れ住む六十歳くらいの老女、大分吸収はされているが、失われた手指の欠損はかえす術《すべ》がない、「そんな結構な所へひょっとしたら行かして貰うかも知れません。こうしていても日々気兼ねばかりが多くて――」と泣くのであった。

四　夜明けは遠し

午砲《ドン》はとっくに鳴った。宿に着くと青山氏が「十六ミリ」を持って玄関に立っている。女子師範と第二高女合併で正午からの時間を割《さ》いて待っていて下さるという話。そのまま靴下だけを失礼のないように取り換えて駆けつけた、けれども遅着の罪は償い得なかった。「何分急な話で新学期の授業始めではあり、困った事と思いましたが、外ならぬ事ゆえ、学期始めに意義もある事と思って御願い致しましたわけで」と校長におっしゃられて、ほんとに申し訳のないすまなさとまた新しい嬉しさとがわいてきた。生徒さんが皆とても明るかったのが嬉しくて、不十分な不安は持ちつつも一時間あまり話させていただいた。その後すぐに上級の方達にだけ愛生園の患者の生活状態の「ニュース」二、三巻をお目にかけた。大層細かい点まで注意して見て下さった話を、後に青山氏より聞いたが、自分はすぐに第一高女に駆けて再び順次遅着の罪を最先におわびして話させていただいた。第一高女は彼《か》の救癩運動の隠れたる真実な援助者理解者であられた、若き故土井英一氏の母上の母校で、癩問題についても相当に深い理解を持たれておられる事を伺っていたので、親しく想わせられた。もう午後の三時過ぎの頃に講堂の敷物の上にじっと一時間あまりも坐り続けて下さった事、夢中でお話したとは申しながら相すまない事であった。皆さん静かに堪えて聞いて下さったのに。その上のすまなさは「十六ミリ」が時間の都合で上映できなかったことである。

忘れもしない一昨年の秋、この女学校の門前で幾度かためらった自分であったが、あの時は空しく去った校門を今日は晴れてくぐらせていただいた。この次は今度の違約を詫びて沢山に「ニュース」を持ってきてお目にかけ、患者さんの生活や療養所を諒解していただき、一人なしの生徒さんが各々癩の隠れたる理解者となって救癩事業に拍車をかける援助者となっていただくべく、三度目の門をくぐらせていただきたいと思っている。

長島から紹介状を持ってきた土佐中学は、折悪しく翌日よりの野外軍事教練の準備に忙殺《ぼうさつ》されていて、映画も話も叶わず、ここでもし時間が与えられたら癩の感染が世界のどこにおいても男三対女一という公率であることを挙げて、大いに覚醒していただこうと思っていたのに長蛇を逸してしまった。高知市には巡査講習所がある。この人達は直接に警察の立場から、患者や患家に直面される方達なので、映画でなりと療養所の状況も患者の生活状態も知っていただいておく事は大切な事であるので、多少話したいと思ったけれど、いまは講習期を過ぎて一人も生徒さんがいなかった。

今度聞いた話に、市内の某小学校で或る有力者の子で疑わしい症状のあるのを、校長が校医に診察を求めたら、校医はその児を「診断するよりはむしろ辞職する」と言う。実に非立憲的、非科学的な問題が起きているそうな。実に高知市の癩問題の黎明は程遠いことを想わせられる。しかし一人の病児は可哀想ではあるけれども、健康な何百人かの感染しやすい幼年期の生徒を託されている校長さんの責任感と苦悩とは、皆が理解し援助してあげねばならぬと思う。幸いに県当局は熱心に活動されている。この問題もまたその他幾多の難関とともに切り拓《ひら》かれて、必ずや心ある市の人達の反省を得て、遠からぬ将来に、高知市において、一般市民に大声で「癩を救え」と「健康人を癩より守れ」と呼びかける事ができるだろうと、その日をのみ今より待つ者である。

宿に帰ると留守中に尋ねてきた人があるという。今朝行って見た家の児かと、また来ると言って帰ったというその人の再びくるまでの時間は長かった。夜の八時頃であったか、呼ばれて表に出てみると十七歳くらいの少年が塀にぴたりと寄っていていきなり「お願いします」と言う。嬉しかった、ほんとうに嬉しかった。帽子を取らせてみると眉毛も無く浸潤《しんじゆんけい》型の結節癩の相当に症状のひどい子、「お父さんもいいって言うの」と聞けば大きくうなずく。「荷物は何にもいらない、明日朝六時までに必ず高知駅に来るように、汽車は七時の上り」と約して、青山氏はなおも父親の安心するようにと、名刺の裏に言葉を記して持たせて帰した。

宿の帳場の所で土佐の名物だの絵葉書だのをのぞいていると、若い女の人が「失礼ですが長島愛生園の方ですか」と訊く。「愛生園の事はよく存じております、後藤先生の希望社におりましたので……患者を連れにいらっしゃったのですか、御苦労さまでございますね」と言う。宿の娘さんで二、三日前東京から料理の研究を終えてきたばかりだとの事であった。嬉しくてお話をした。先刻までは少しも知らなかった人と。映画をも見せてあげたかったが、宿は明日の入営の人達でごった返していて、女中さん達にも閑がなかった。

五　小羊は迷えるか

明朝早いからと荷物を纏《まと》めて床についたものの窓に射す月影に、街を走る自動車の音に今宵この冬の寒空の下を、夜を徹して自動車で高知市に向けて走り続けている患者さん達の事を想うと眠られるものではなかった。朝五時には駅着の予定と課長さんがおっしゃった。この徹宵護送《てつしょうごそう》の任務を宿毛《すくも》、中村両署の人達は辞退された。今は命令によるより外になくなった時、窪川署の一巡査が特志護送を申し出られたそうな。そのためにその方は窪川から宿毛署まで二十里の道を西下し、再び宿毛からの病者を伴《つ》れてくるべく、既に八日以来昼夜兼行で活動されているとの事であった。窪川署管内の方々には一昨年秋にも大変にお世話になり、難しい収容に際して尽力して下さった事は今も有難く思っている。宿毛からここまでは四十里に近い。川を渡り、海に沿い、山を縫い、峠を越える長い長い難路の護送の任を、進んで引き受けられたという人は誰であろうか。途中の署に集められている人々を順次に乗せて、町にはいってくる自動車の中で、この前のように、酔ったり嘔《は》いたりする人はないか、鎮吐散《はきどめ》一つ持っていないで困りはしないかと思うと眼が冴《さ》えて眠られない。

四時にはとうとう起き出して闇の町を抜けて駅に着くと五時、入口をはいろうとしてポケットに財布のないのに気が附いた。しきりに考えた末、昨夜土井先生の夫人にお便りを書いた時に財布から切手を出した事までの記憶がある。駅前の自動電話で青山さんが問い合わせて下さっているのを待っていて、ふっと横を見ると電灯の灯のうす暗い駅前の広場の隅に大型の乗合が一つ止っている。入営の人達でも遠くからこんなに早くきたのかと一瞬間思ったが、車の先の方に大小沢山の行李《こうり》や何か結びつけられたのが、ぼんやり照らされて見える。

患者さんだ、患者さんの車だと、「十四円六拾銭程はいっているのだそうです」と話の最中であった青山さんを「そんな事、もうどうでもいい」と電話室から引っ張って駆けて行ってみると、淡い車内の灯の下にうつ向いている姿は間違いのない病友であった。護送の宗崎氏に挨拶をしているのを内部でも見つけて「看護婦さんかいなあ」と囁《ささや》いているのが聞こえてくる、車の入口に上がって覗き込みつつ「大変だったでしょう、よく来られたのね」と言えば壮健の人に声をかけられたのが嬉しいと言って泣き出すのには私も泣かされる。一昨年船戸で尋ねた病者の一人が今度の収容に加わっている事は昨日衛生課の方から伺っていたので、「この中に船戸から来た人はいませんか」と訊くと、隅の方で「私です、先生」と大きな声をして帽子を脱ぐのは、たしかにあの杉の森の裏の悲劇の主であるが、どうやら眼が見えなくなってしまったらしい、「いつからそんなに悪くなったの」と問えば、「昨年からどんどん悪くなり、長島へ早くやって欲しいと警察に頼んだけれど満員で駄目であった。去年の秋になって、鹿児島に今度できた病院へやってやるから支度《したく》せよと警察の話、私はもうどちらでも結構だからと用意して待っていたのに、またそれも駄目になったからしばらく待てと言われてがっかりしていた。ところが急に先日になって療養所へ行けるからすぐ支度せよ、という駐在所よりの達しで、大喜びで支度して出てきたけれども、今の今まで九州へ行くものと思っていました。いま、聞き憶《おぼ》えのある長島の先生の声を聞いて初めて長島へやって貰えるのだと分かって嬉しい」という。また反対の席から鵜来島《うぐるしま》といって土佐の南西の海上、船で九州へ乗りつけた方がずっと近いような島からきた二人の人もまったく九州へ行くものと思って、八日の朝鹿児島の療養所へ行くと言って島を出てきたのだそうだ。「ですから、家では九州へ行ったものと思っております」と言う。この二人は一番熱心な入園希望者であった。伊予境の何分にも海上三海里もある所、冬の海荒れを恐れて八日にはもう朝十時に鵜来島を自分の持舟で出、柏島という港まで十里を漕《こ》いで渡った。その夜は入江に舟の中で一泊し、九日の午後二時から約十五時間ぶっ通しで自動車に乗り切りです、と元気で話すのも嬉しい。続いて「私は」「私は」と皆が急に長い時間を、昼は人目をはばかり、夜は寒さに固く閉ざしていた心を押し開いて種々《いろいろ》と話をしてくれる。檮原《ゆすはら》から来た青年があった、この人は九日午後二時に「トラック」のしかも貨物の上に乗せられた。船戸からは更に盲目さんをも乗せて、あの急坂を駆け下りてきたのだそうな。可哀想にどのように二人とも必死につかまっていた事か、聞けば去年あの下りで署の衛生主任の方が揺り落とされて墜死《ついし》したとかいうに。

火の気のない自動車の中にぎっちりとつめて、お互いはまだろくに口も利き合わなかったけれども、お互いに身と身を以って支え合ってきた一夜は、そろそろ明けかけようとしているが、寒いので車にはいったまま出発を待つ事にする。県から送致の人は一名やむなき故障で欠け、途中駅から乗り込む筈の一名を除いて九名は全部揃っているが、昨夜宿に訪ねてきた子が六時が過ぎてもまだ見えぬ。駅前の舗道に現われる人影は一人なし凝視してみたけれども、近づくと皆違った人ばかり、自動電話の裏側にも横町の見える通りにも出て行っても見えない。時間がどんどん過ぎていく、課長さんがきて下さった時間になってもこのたった一人の少年はこなかった。ひょっとしたら昨夜「これで何かお父さんの好きな物でも買ってあげて、しばらくお父さんと別れを惜しむように」と僅か渡したものが、別れのお茶が少年の感傷を呼んで「行きたくない」「やりともない」というようなことになったのか、時間を聞き違えたのか、それとも何か突発的な出来事でもと、種々の事が想像されてくるのだった。六時三十分だ、まだ間に合う。「青山さん、行って見てきます」と駆けつけた駅前のタクシーは、まだ寝ていた人がやっと起きてきて、運転台に乗ったこころもとなさ、動き出してから丹地山の辺は知らぬという。困ったと思ったけれども井口の橋を知っているというので、高知に二度しかきたことのない自分が、それから後は「右へ、川沿いに」などと指図して五分、十分、やっと着いたのはTさんの家へ行く道だ。城山の少年の家に行くにはもっと近いまたわかりよい道もあるに違いない。しかし私にとってはこの道は唯一無二の道であった。時間は迫ってくるばかり、真っ白の霜を踏んで崖の上から見えるTさんの家、誰も起きている気配《けはい》はない。犬が吠えながらも馴れて近寄ってくる。城山への道は昨日ここの小《お》母《ば》さんに連れてって貰った道、憶えているとは思うけれども、もしもあの竹藪辺りでいま迷ったら大変な事になる。崖の上から「小母さん――、Tさんのお母さん、――昨夜行くっていってきた城山の児が約束の時間に見えないのです。今見に来ましたけれども時間がないから、もしも道を間違えたら困りますから、すみませんがついてきて下さい」と声をかけて走り出す。水田の中の畔道《あぜみち》の霜柱は二寸からある。ザクリザクリと崩れつつ靴がめりこむ。犬が一緒に駆けていく、振り返るとTさんの家の裏から誰かが駆け出してくる様子に力を得て、一散に駆けて行く。南側の田の水は澄んで静か、夜明けの明星《みようじよう》が未だ光っている水田にも映っている。指していくのは朝《あさ》靄《もや》のかかっている左手の丘、右手の遠い山脈《やまなみ》の上の空は濃い橙紅色《だいだいいろ》に染まって日の出にはまだ間がある。美しい朝だ、高知のこの町の中に、このような閑寂な田園風景豊かな所があろうとは思われない程の美しさも、いまは心を惹かない。息を切って走っていくのを駆け抜けた犬が三間くらい先に立ちどまってはこちらを見て待っている。私はこの犬の名を知らなかったが、幼き日の故郷の家の犬の名をそのままに「ペスや、お前はいつだってどんな時にだって余裕《ゆとり》があるんだねえ」「ペスや、駆けなきゃいけないんだよ、いま大変なんだから」と、犬とまた一緒に、板橋を渡り墓地をくぐり藪も丘もかけぬけて、昨朝連れてきて貰った所に来得た。今は躊躇することなしに裏口をドンドンドン、「ご免なさい、お早う」木戸を押したり引いたりして入ってみる家の中は淡く電灯が照らして、お布団が敷きっぱなしになっている。「いない、いない、誰もいない」と駆けつけてくれた小母さんに言う。薄暗い土間に自転車が二台置いてあるのを見ると仕事に行ったのでもないらしい。たいてい駅へ行き違いになったのだろうと思うけれども、そうでなくてももう仕方がない、小母さんは崖下の隣家に声をかけて尋ねてて下さる。「ありがとう、小母さん、ここまで来て逢えず、また一緒に行かれなくとももう仕方がありません、もし夕方家の人達が帰ってこられたら、私がきたと伝えて下さい。また折りもありましょうから」と言って犬が真っ先になって引き返す。小母さんが追いかけてきていう事には、昨日あれから小母さんは風邪をひいて寝てしまった。しかし約束のものは夕方までにどうでも届けねばならぬと風邪をおして昨夜届けて下さったそうである。「その時は行くとも行かぬとも言いよりませんでしたが、よく決心がつきました事なあ、尤《もっと》も子供の方は前から行きたい行きたいと言いよりましたけんど」と――。

心配ゆえ、駅まで様子を見に行くと一緒に車に乗った小母さんは、ここからは一宮《いちのみや》駅の方が近いので、ひょっと間違えぬ限りもないと急ストップで一宮駅へ駆けつけて下され、私は高知駅へ走らせた。着くと、嬉しや今さき来たとの事、ああよかった、ほんとうによかった。風邪をおかして小母さんが届けてくれた長島案内は、今相当に重症な一人の少年の病者を療養所へ快く同行する絆《きずな》となる事ができた。「小母さんありがとう、貴女の娘さんはまだ軽い、どっちかといえばこんなに酷《ひど》い子が町の中に仕事に行っているということ、その方がどんなに危険が多いか分からない、かくも危険な重症の子をこんなに容易にまた気持ちよく同行することのできるのも、小母さん、病む児を持つ貴女《あなた》も同じ親の一人で、自ら通じ合う二つの家の心持ちが溶け合って理解しやすくあったことから、こんなよい具合になったのですよ、小母さん」と今も想う。すぐに汽車がくる。荷物の持てる人は運び、足の悪い老婆や盲目さんの手をひいて、貨物の出入り口より構内に入って特別列車に乗る。見送って下さる内野課長さんと末次氏とに皆窓からお礼を述べている。「早く治療してよくお癒りなさいよ」と課長さんは優しくおっしゃって沢山な蜜柑《みかん》の籠を入れて下さった。

六　御国のために

どこからか万才の声がする。この列車で須崎方面からの高知聯隊への入営者が降りたのであるらしい。あの人達は健康な社会人として立派な国民としての義務を果たすべく、入営の朝なのだ。

その一月十日、この朝、時を同じゅうして高知よりの救癩列車は不幸なる救癩戦線の闘士十一名を乗せて、一路療養所に向けて出発するのだ。

しかもそれはまったく療養所を知らず、治療の術《すべ》を知らず、十年、二十年、まったく顧みらるることなしに土佐の山村の一隅に、或いは孤島に放置されたまま、病はただ重《おも》るばかりの長い年月を泣いて来た人達ばかり、このような重症では、よし療養所の在り所が判っていても、とても単独で出かけてゆくことはできなかったのだ。こんな重症であればあるほど、家の奥、山の蔭にただ隠れ住むより術のない人達の上には、県当局の人達の力が加えられなくて、どうしてこれほどの重症者を、かく多数に集めて送る事が誰にできるだろう、小さな十五歳の少年、その顔は鬼のような獅子癩《ししらい》の重症、三十年手当ての届かない五十二歳の老婆も県警察の力に救い出されたのだ。

そうしていま、その十一名は身をもって祖国を潔《きよ》める救癩戦線の勇ましい闘士として、新らしき地に、われらの唯一の戦場であり、また楽土である療養所に向けて出発する希望の朝だ。私達の列車も出征なのだ。誰も万歳をしてくれる者はなかった、よそながら見送ってくれる近所の人もなかったけれども、私達は十分であった。私達はみんな嬉しかった。

汽車が駅を出ると、右手の窓からさっと射し込む陽の光、いま、たったいま、土佐の高山脈《たかやまなみ》の上に昇ったばかりの爛々《らんらん》たる朝日の光だ、紅い赫《あか》い朝の太陽を目がけて汽車は、ただ光の中を、大霜の土佐平原の野を越え、丘を過ぎて、まっしぐらに走り続けた。

日の出だ、日の出だ！　土佐の救癩の夜も明けようとしている。県はよき働き手をもっている。汽車は貫通した、今だ、今からだ、人を得、地の利を得て、土佐の癩者は救われようとしている。

土佐は浄化されようとしている。窓を開けて陽《ひ》に対《むか》って叫んでいる顔を、吹く風が冷たければ冷たい程、いい知れぬ涙が流れてくるのだった。

南受けて土佐ぬくとけれど汝《なれ》を吹く風荒からむいざ行かな病友《とも》よ

土佐大津駅の短い停車の間に、家人ではあろうけれども、まるで荷物を放り込むように一人の重症の女を置いて行った。声をかける間もなかった。昨日になって急に行かぬと言い出したのだという。この女は足も腰も立たない、青山さんが腰掛けを外《はず》して来て急製の広い「ベッド」を作って下さったのに寝かせる。脈に触ってみても疾走の汽車中でよく判らない、そっと覗いて見ると着せてあげた外套の襟を何かはっている。虱《しらみ》だ、病気のため殆んど脱けて僅かしか残っていない頭の髪の毛の間に大きなのが沢山いるのであった。可哀想に、自宅にいるとは名ばかりで、長い年月を、陽の目もみずに暮らしたのかも判らないこの女の人は、誰もかまってくれなかったのだろう。でも、もう大丈夫だ、長島に着きさえすれば、すぐに看護婦さんがお湯へも入れてくれる、虱も綺麗に取って貰える、もう少しの辛抱だと思うものの、昨夜になって行きたくなくなったという心の憂鬱も手伝ったのであろうか、長い間打ちふさったまま答えもなくてどうする事もできなかった。

とにもかくにも十一名皆揃って一安心の車中に急に寒さを覚える。「スチーム」が通っていなかった。特別連結なので駅でうっかりしたのらしい。天坪《あまつぼ》という駅まで我慢して貰って、ここでやっと冷遇停止。華族の冷遇停止は知らず、救癩戦線に出動の闘士を乗せた汽車が、この寒い朝に受けた冷遇停止ほど嬉しいものはなかった。みんな足袋《たび》のまま、下駄《げた》を脱いだり、靴を脱いだりして「スチーム」の上に足を載せて喜んだ。いただいた蜜柑《みかん》を皆に頒《わ》けた。あまり初めの人達に沢山分けすぎて、あとの人に足りなくなったので一つずつ返して貰いに歩かねばならなくなった。こんな失敗をして、すっかり皆と仲良しになった。

温くなったので皆の中心に土佐の地図をひろげてどの辺からきたか訊いては地名にしるしをして行く。伊予境の和田村からきた三十二歳の重症の結節型の女のひと、十五歳の少年は三崎という西南の海辺の村から、お父さんに連れられて八日の正午に家を出、夜中の十二時まで歩き通しでやっと中村署に着き、その晩は署に泊められた。早くから病がでたので学校もほんの一、二年しか行っていない。「長島へ行ったら、学校へ入って、家へ手紙が出せるように勉強するんだよ」と言うといじらしくうなずくだけだ、子供心にも憂き長い年月はこの児から笑い顔を奪っている。この外に土佐湾の南西沿岸の漁村から男女二名、いずれも相当の重症で治療などした事のないもの、老婆は四万十川の上流大野見《おおのみ》の渓《たに》の人、一昨年の秋、あの渓でも病院の女先生が来ると言って、この婆さん初め病者も病家も待ちあぐんでいたのに、きてくれなかったと今恨まれている。あの渓谷は地図で見ると容易に上半山《かみはやま》、船戸方面から行かれると思ったのがあやまりで、どうしても短い収容の旅でははいって行かれなかったのであったが、あの時自分が行かれずに心残りして振り返り振り返り降りてきた山の中の三人兄弟はその後半年して皆長島に入園したが、同じように「待っていたのに」と恨んでいた。今も尚待っている病者のいる筈の、その山の中またその家族の検診の約束も果たさずにいる事を想うとたまらない気がする。檮原村《ゆすはらむら》というのはこの渓よりもずっと奥で、昔より癩の多い所、そこの人達がこの老婆に向かって「お前が療養所へ行って治ったら、檮原の癩者は皆行くよ」と言ったそうだ。三十年も放置してあったこの重症の老人の治癒を檮原の癩浄化の動機にしようとするだけ、檮原の人達はまだ分からないのだ。何十年も捨て置いた病人を「療養所へ行っても治らぬではないか」と言っていたのでは、檮原の癩はいつまでも取り残される。しかしこの老婆も半年もたてば見違えるように軽快する。その写真を持って大野見の渓を分け登って行く日もあるかも知れない。

温い車内に連日の疲れでいただいた蜜柑を持ったまま皆うたたねだ。大野見の老婆は急に心臓が苦しくなってうなり出した。強心剤の注射で軽快するとまたすやすや眠る。眠らないのは鵜来《うぐる》島《しま》からきた二人、雪の少しも降らぬ南の孤島、生れて初めて見る雪の積もった山、大きな吉野川の渓、山の天辺《てっぺん》の村落等、ただただ珍らしいばかりで少しも目を外さない。途中駅の女の人も次第に頭をもたげてきたが腰も足も立たなくて、御不浄に連れてってかがむ事ができないと言うので、まったく困ってしまった。やっと池田駅に着いた、青山さんが駅長さんに頼んで駅洗面所にそなえつけのたった一つしかない「ブリキ」の洗面器をゆずって貰うことができて、どうやら難問題が解決できて安心した。一行十五人のお昼の食事とお茶を買うのにまごついて、売子が持っている大の土瓶ではお茶の数が足りない。やっと駆けて茶瓶を持ってきたと思うと、今度は湯が足りないと駆けて行ってしまう。発車してはいけぬからあるだけあげますと他の売子が窓から入れてくれるやら、やっぱり池田はあわただしかった。

ここからはもうすぐ、箸蔵寺《はしくらじ》に、琴平山《ことひらやま》に向かって車窓から一所懸命に真言《しんごん》を唱え出すつつましさ、山の人達は皆純朴であった。高松栈橋にはもう大島療養所の援助に依って大島丸が廻されてあった。皆が手伝いにきて下さって乗船、案じた波も立たず、高知より送って下さった警察の方々には、ここでお別れして一時半に一路長島に向かった。夕陽に内海の船の帆が白く輝く頃に長島に着いた。迎えにきた愛生丸に乗り移り板が渡されると、附添《つきそい》さん、看護婦さん達で荷物が下ろされ、老母や盲目さんが移され、足の立たぬ人は青山さんがそのまま背負って渡った。園長先生も外の先生方も皆迎えて下さった。園長先生は順次に降ろされてくる土佐の山の中に少しも治療される事なしに、長い間放って置かれた重症の人達をじっと御覧になったまま、涙をいっぱいためていらっしゃった。「ただ今戻りました」と先生の前に立とうとしてこの涙を見たときに、私はほんとうに生きていたくなった。生きてもっともっと働きたくなった。

七　いのちの初夜明けて

皆湯に入り消毒も終えた。疥癬《かいせん》を持っている人達は隔離へ、外の人達は収容所の「ベッド」の上に初めての夜を眠った。

十一日の朝、どうしているかといって見ると、皆元気で昨日とは違った笑顔をしている。「淋しくない、来てほんとうに好《よ》かった」と一番重症で病室に移された途中駅の人も言っている。虱《しらみ》はもうすっかり取って貰った。次の日には大阪からきて下さった慰問舞踊を見ている中《うち》に土佐の新しい人達の顔も見えた。松葉《まつば》川村《かわむら》のお婆さんも「先生わしゃここに一生置いて貰う事にきめた」と言う、一年経ったらどうしても帰るのだと汽車の中で言い続けていた、そのお婆さんであったが――。

三日、四日は夢のように過ぎる、皆家へ無事に着いた知らせを書いた。中には「鹿児島ではありませんでした」と書いて出した人達もある。丘を越えた少年寮に仲間入りをした十五歳の少年が、いつかニコニコして医局に友達と一緒にくるようになった。

一人二人呼んで病歴をとる。発病の症状や経過を訊きながら、手を取って神経の肥厚を診《み》ていると結節の一杯にあるその女の人が泣きだしてしまった。「先生そんなに私達に触って汚いとは思わないんですか」と泣きじゃくる。

すまないと言っては泣き、嬉しいと言っては涙ぐむ純情の癩友よ。もういい、もう泣くのを止めよう。貴女《あなた》方が出てこられたその故郷には、もっともっと重症の幾百人の人が、人に隠れ世に背いて、療養所の在る所も知らず、今もなお救いなき日を、人知れず泣き続けているのだ。

その人に、その人達に、またかかる不幸な病者の住む土佐の国の一般の人達に呼びかけるのは、病友《とも》よ、救癩の第一線の闘士として、この新しい年の初めに入園してきた貴女方の務めだ。療養所を監獄のように怖れ怯《おび》えている人達の蒙《もう》を啓《ひら》くのも、貴女方の大切な役目だ。病友が病友を呼ぶほど力強い叫び声はないのだ。

病友よ、その純真な、しかし私達に向けて流す感傷の涙をふいて、貴女は今その愛する故郷のために、ともに悩む病者に呼びかけねばならないのだ、悩む癩者よ来れと——愛する故郷の人達よ、土佐の癩者を救えと——。

さあ、いま、我等とともに手を携えて叫ぼうではないか、故郷を救えと——。土佐を癩より救えと——。

（昭和一一・一・二〇）

国境の雲

一　山峡の村々

　船越の草苺《くさいちご》の実に朝露のようにしっとりと水玉をとどめて、昨夜の暴れた雨はすっかりとはれ渡った。山の町に着いたらもう正午に近かった。衛生課からは草野氏が行かれる、署長さんはお留守で署長室に掲げてある山の署の管内地図の一番北の方の伯耆境《ほうきさかい》に近い村や西の方の隅にも今度の検診の人々の住む村がある。津山の奥となると皆、村々が谷間の峡間《はざま》にあるので一つ峡《かい》を異にする村と村とはその峡を境する山を越え得ない限り、直線距離ではいくらもなくても、空かける鳥でない私達がその峡を異にする二つの村に行くには、一日一つの村のある峡を出て、その各々の峡が開けて一つの平野になっている津山近くまで戻って来て、改めて別の谷間にわけて入らねばならないので、ほんの二軒か、三軒の検診でも、何十里の行程になり、一日がかりになるのだという。署で癩の話をしている中《うち》に「高×村にも間違いのない病者があるって話だ」と言いだすおまわりさんが来て、急にその人の名や番地が調べられ、今日の検診の人数に加えられた。

午後ではあり、真夏の雨上がりの陽《ひ》が強かったので、署の自動車に乗せていただく、衛生主任の森さんと三人である。町を出るとすぐ川添いの日蔭道になった。山の深いこの辺の村の樹々は鬱蒼《うつそう》と茂り合って、昨日の雨にも濁らぬ川の水に濃い影を落し、いよいよ真っ青な川添い道であった。合歓《ねむ》の樹がその川添いの林の中、藪、雑木の中に枝をひろげて一ぱい花咲いて揺れている。道はすっかり田舎《いなか》らしくなり、丘や谷をめぐって少しずつ登って行く、どこまでも川に添って行くのである。段々と村々が見下ろされるように高くなった処《ところ》に、大きなダムが築かれて工事の最中であった、昭和七年からかかってあと二、三年も工事に時がかかるという。昭和の池という貯水池を造るので、この谷の広がりが作る六百余町歩の田畑の灌漑《かんがい》用にするのだとの事、大きな池で周囲が二里あまりあるとか、向こうの山岸の旧道はもう池の水の中にはいってしまったそうである。「湖に沈む村、湖に沈む道！」この池をぐるりと廻って谷を登り、茅花《つばな》がすっかり呆《ほ》うけ尽くした山村の道端に下りた。もうこの辺りは平地は無いので谷の傾斜を少しずつひろげて家を造り、田を作っている村である。だから道から仰げば村の大抵の家が見えてしまう。チョロチョロと家と道の間、家と家との間から川というよりは小さい滝が流れ落ちて来る。あちこちと人を尋ねて直射する午後の陽の崖道を登って谷に向かって建てられた瓦屋根の家の庭に出た時、笑いもせずに庭を横切って何か洗濯物を裏の方に干しに行った女の人の手が変であった。あの女《ひと》なんだろうかと思うと心配になって来た。一目見てどうやら癩とは思えなかったからである。脚絆《きやはん》をはいた男の人が出て来て草野氏に何やら言うた。長いこと話してその人が迎えに行ったが、なかなか小母《おば》さんは出て来なかった。私が裏へ自分で廻って診《み》ようかと歩きかけた所へ泣きそうな顔をして連れられて来た。断りを言うて縁端《えんばた》で診る。右の手が肘《ひじ》関節ですっかり曲って胸の前に固まっている外には、神経の肥厚もなければ知覚麻痺の箇処もない。ただ指の各々の関節がふくれ上がって妙な格好をして反りかえっているものもあり、左の腕《わん》関節ははずれていると思われる格好をしていた。足の指関節も骨がはれてると見る外には瘢痕《はんこん》も斑紋《はんもん》も何も見当たらなかった。もちろん顔面神経の麻痺もないのである。それだからこそなお充分に診察をしなければならないと汗びっしょりになって調べるのだが、小母さんはとても腹を立てていて、ツンツンして困ってしまったが、裸体にもなって貰いすっかり診察を終えた。その人、お婆さん、家にいた娘さん達も一応はみせて貰った。鼻汁《びじゅう》もとり、ワクチンもした。畸型性関節炎と心の中では思うのだけれども、これは癩として名簿に既にのっている人なので、私の一言がこれを消すか消さぬかの大切な場合で、私にとっては初めての経験でもあるから、一応病院にかえり、調べるべき事は調べ終えてから返答をせねばと考えたので「またいずれ」と言って崖道を下りた、どんなにか「癩じゃないのですよ」と言ってすぐに喜ばしてあげたかったのを黙って戻ったが、私の態度で草野氏はもう気がついておられた（これは後の事だが、名簿が消され、署から通知が行った時には泣いて喜んだとの事である）。反対の丘を登って、もう一人のお爺さんの家へ行く途中で、私が「簡単に癩とは言えぬ」と言ってるのに駐在所のおまわりさんたら「どうせ本物でしょうて、あそこにゃ系統にもありよったんじゃ、村でも病気だと皆言ってますんじゃ」と独り合点をしている。山村はお巡《まわ》りさんも遺伝思想だ。癩がほんとの癩であるのは気の毒だが仕方がない。ただよしもなき噂や、簡単なこんな考え方で、いつとなしに名簿にのせられるまでの不幸をつくり出す事は避けねばならないし、またそんな人を探すのも私達のこれからの仕事でもあるのである。あの険しい気持ちにまで追いやられた小母さんも、しかしもう間もなく笑う事ができる、「小母さんいいようになりますよ」と心の中で思いながら山を登る。

　癩といふ名に追はれたるこのひとの明るく笑まふ日を想ふなり
　非癩ぞと直《す》ぐにも言ひてやりたかりし想ひを耐へてわかれ来しかも

曲り曲った山の道を行きながら話し合ってる事は、今から行くお爺さんは七十歳を越えた病人なのに子供のできが悪くて、悪い事ばかりして家に寄りつかず、田畑の作物の金が集まった頃には戻って来て持って行ってしまうのだそうである。それでもお爺さんの生きている中《うち》はともかくも、もしお婆さんばかりになったら家も屋敷もなくなるだろうと皆しての話である。何度かはお巡りさんや警察の厄介にもなっているらしい話、山の上のその家にはすぐ着いた。物置があったり、見晴らしの好《よ》い庭の隅に牛小屋もあったり、一抱えも二抱えもあるような柿の木が何本かあって、もう青い小さな実がついていた。森さんはその樹の下で「うん、こいつは甘い柿じゃ」と言っておられる。ここら辺りの山家《やまが》の造りは皆同じらしく、家の土間に入る横手に風呂場と廁《かわや》が縁側続きに建てつけられてある。一日の野良仕事がすんで家に帰ると、すぐここで湯に入ってから家に落ちつくのであろう。使った風呂の水はそのまま廁に落して、田畑の肥料にするのであろうと思う。薄暗い土間の中にはお婆さんが、うどん粉をしきりにこねていて、うどんでも打つのか粉まみれの手をしてでてきて被ってた手拭いを取るのであった。お爺さんは野良着のまま牛小屋の方からでてきた。お婆さんが花筵茣蓙《はなむしろござ》の綺麗な一畳敷程のを持ってきて、今粉をねっていた上がり框《がまち》に敷いてあがれというが、土間は暗かったし、お爺さんは草鞋《わらじ》ばきであったから、昨日の雨にさしたであろう番傘や鍬《くわ》やらがごたごたと並らんでいる縁端で診た。お爺さんは神経癩であった。神経も肥厚していたし、指も曲ったりちぢかんだりしていて、仕事と病気で荒れ果てて泥も垢《あか》も一緒にくっついている手を素直にだしてみせてくれた。わざわざ草鞋を脱いでみせる足は親指がすっかり痛んでいたけれど、その外はきれいな病人であった。「爺さん病院に行かんかな」とお巡りさんが言った。「へえ、何しろ長い病気だで、それに俺がいなけりゃこの家は婆さん独りでのう、倅《せがれ》はご厄介を掛けよりますしのう」と言う。

寄りつかぬ息子のために気を張りつめて、この山の上に田畑を守り、乏しく住んでいるこの二人には署の人も優しい。「まあなあ、また沙汰をするけに、今日は先生に伴《つ》れのうてお爺さんの病気の診察にきたのじゃけん」と言って、爺婆とならんでお辞儀をしている軒を出て物置の後ろから丘を下りた、下りながら皆の人がこの爺さんを連れて行くのは可哀想だと言い出してしまった。そうして老人ではあるし、神経癩でわりと危険も少いんだしするから、あまり近所と往き来をせんようにだけさせて、まあ見合す事としようか、というような気持ちであるらしかった。もっとも近所といっても、あの山の上の一軒家なのだから、この話は私にも嬉しかった。それにしても皆が口を極めて悪く言うこの家の息子というのは、どんな人なのであろう、爺さんの草鞋脱ぐのに手を添えていたお婆さん、脱いだ着物を着せかけてやっていたお婆さん、ぼそぼそと茶を汲んで持ってでてきたお婆さん、こんないい人達の子にも、悪い子が生れる事があるのだろうか。

村は渓谷の静かな山の村——。ひょっとしたら癩であるという事は、病気の爺さんよりかも息子の深い歎きではなかったろうか。血統だと今でも思っているに違いない。この辺では訴え所のない悲しみであったことだろう、やりどころのない心が誰も知らない町へ行って、酒に赤い灯に隠れて泣きつづけているのだとしたら——。家もなさず嫁も取らず、不幸の限りを尽くしていると いう息子は優しい気の弱い、いい人かも知れない。親の病を正しく理解する事もかばうことも知らぬ子の魂は、今日もまたどこかの町の灯《ほ》かげにさ迷いつつ、親と子が背中合せに泣いているようで、ほんとうは二つの悲しみが癩一つを中心にした歎きであろうかも知れぬ、それにしてもこの山の上に息子が素直に帰って来る日はないのだろうか。

汝《な》が家の庭の柿の実たわ〳〵に実のれる秋を忘れしといふか
河鹿《かじか》鳴く山村に住む父母を赤き灯かげに想ひ出よ子よ

二　渓谷の河鹿《かじか》

車は再び池の道を引き返して合歓《ねむ》の樹の道を戻ってから、小松の丘の中の赤土道を雑木の道へとはいって、やがて右も左も水田の道に出た。稲田の間の道の行く手は深い切り通しの赤土道が坂になっている。常ならばこのずっと先まで車が行くというのに、坂の中途でいくらエンジンが力んでもタイヤは雨上がりの赤土泥をこね返すばかりでさっぱり動かなくなってしまった。辺りの田に人影もなかったので、皆が降りて後から押し、運転手さんがこのどろんこ道を乗り切ろうとしても、車はもう挺子《てこ》でも動かないといった風にすっかりしゃがんでしまった。私だけは押す仲間にも入れないで先にぼつぼつ歩き出した、坂をすぎると片方が田で片側が雑木林や藪が続く野っ原道になった。道の片側にずっと李《すもも》の樹の太いのが何本も並んで色づいた実が一杯ついていた、涼しい風が吹いていて後にも先にも人影のない道で、まだしきりにからかっておるのか自動車の爆音が時々聞こえるばかり、ゆっくりと風に吹かれて歩いて行くと、何かどこからか何だか石みたいなものがスカートにきて当たって草の茂みに落ち込んだ。何だろう、誰か悪戯《いたずら》をするのかと見廻してももちろん何もない、誰もおらぬ、歩き出して少し行くとまたスカートの裾に何か投げられたようにぶっつかった。真昼、野のみち何の怖い事かと思うけれど、あんまり変だからそこの樹の根かたにしゃがんでしまった。さっと風が吹いてくるとバラバラと熟《う》れた李の実が、目の前のみちの上に草の中に五つも六つも落ちてきた。「なあんだ、すももかあ」と私は野っ原のみちで声を挙げてわらってしまった。

癩友《ともと》訪ふと行く樹下《こした》みち野原道飛礫《つぶて》をうつは村の童《わらわ》か

歩き出せば又裾をうつ飛礫なりいぶかしければ草にかがまる

一陣の風吹きくれば音たてて李《すもも》落ちくも右に左に

揺れ落ちて来し李拾ひてあなをかし我は李にうたれたるなり

車はすっかりめり込んでしまってどうにもならないので、検診に行ってる間に運転手さんが村の人達を探し、頼んで何とか方法をつけることにし、車を見捨ててきた一行と蟬《せみ》のないている林をめぐり、ほんの二、三軒家のかたまっている所の庭の広い奥の家にたどりついた。五十歳あまりの男の人がでてきたのがまるで古代の内裏雛《だいりびな》の面立《おもだ》ちそのままで、こんな所にしかも野良仕度《のらじたく》であればあるほど、不思議なほどに純粋な顔容《かお》をしていた。お父さんなのであろう、「検診に来た」と言う草野氏と長い事、押問答をしていてなかなか逢わせないから、その間にその家の裏口の障子を開けて覗き込んだけれども見える限りの室《へや》は皆畳をあげて筵《むしろ》が敷き込まれてあるだけで、それらしい人は見えない。この辺りの農家は農繁期には皆どこでもそうするものらしく、庭をゆっくりとひろげておくのも農作物整理のためのものだそうである。「どこにいるの小母さん」とお母さんに訊いてもたすきをかけたり外したりするだけで立ちつくしてる。

「病院に入れる入れんはとにかくに、一つ病人に逢わせなさい」と、やっとのことで、それではと、お父さんが家の角をめぐって先立つ、田圃に向いた小さい小屋の戸が開けられると、暗い室から大きな体をした男の子が出て来た。二十八歳といえば大人だけれども、病人で十年も、もっとも家にだけいたこの子は、声の調子もまだ子供っぽかった。父親の面影などはどこにも見出せない重症の赤いてらてらとした浸潤型《しんじゆんけい》でその割に眼は犯されていないが、もう声がすっかりかすれて咽喉《のど》が苦しそうであった。訊いてみると咽頭の奥は上顎《うわあご》も、のどぼとけもすっかり癩性の潰瘍《かいよう》のためにこわれてしまって、もっと奥の方の破壊されてる程度も想われた。こんな重症な子を親の心とはいいながら、こんな不便な山奥の小村において、どうしようというのだろう。「咽喉が苦しいんでしょうね」と言うと「うん」と言う。「病院にいらっしゃいよ、薬を射して貰えば、顔も咽喉も腫《は》れが退《ひ》き呼吸もきっと楽になる、毎日蒸気をかければ咽喉の傷もなおって来るのに……」手や足は浸潤はきてるが欠損はない。ただこの咽喉のためにこのまま放っておけばこの冬は命取りかも知れない。私は「愛生」や「長島案内」を渡しながら、くどくどと病院の説明を一所懸命にやり出したのである。それはこの子が長島に来たとして、私達が医局がしてやれるだけの治療法について言い続けた。署の方達もこの子があまりに重症なのを見て、お父さんに病院にやれと再び談判をやり出した。ぽっつりと子供が「僕ぁ行ってもいいと思っているんだけれど」と言った。そうだろう、この苦しい咽喉の呼吸をし続けて誰がこの山村に残ろうと思うものぞ、親心はどんなに厚くともこの子の咽喉の苦しさが、どんなものかわからない。この児の病院行きを拒んでいるのは、考え足りぬ親ごころだけでしかなかった。「俺の所のだけ、やれ行け、それやれと言ったって無理だね、どこどこにも病人がおりまさあ」とお父さんは石の上に腰を据えてなかなか承知しない。「うん、そこへもこれから行くんじゃが、あんたの所《うち》のは病気も重いし、人に伝染《うつ》りやすいたちのだから、無理にも行って貰わにゃならん、その中に警察から沙汰しますでぜひやりなさい。処はなあこの県下の長島にも讃岐《さぬき》の大島にも病院はあるんだが、いま長島の方は満員でお願いできんのじゃ、当分行くとすれば大島の病院――香川県のなあ――なあに海のこっち側とあっち側の違いだけなんじゃゃ、遠い事はありゃせん」と言う声がする。私は忘れていたが今度の検診は今までのと違っていた。長島はもう千二百人を超えて、どう頼まれても収容の余地はなかった。しかし県の無癩県運動は新警察部長の着任と衛生課長の熱心とで、この春からピッチを挙げ初めたのである。それで長島にはいれなくとも聯合府県立の大島は岡山県の分担区域だから当然大島へ入れて貰えるのである。否、むしろ今まで岡山県は大島の経費の何割かを負担していながら実際患者を送る事は少なかったくらいである。だからこの機を逸せずに県下の癩を調査認定し、確定した者は大島にもできるだけ入れて貰って、傍々《かたがた》長島が拡張によって収容力のできるのを待とうということになっていたのである。だから今度は検診に私が同行しても必ず長島に来るようにすすめる事も、伴《つ》れて行く事も出来なかったのである。ただ名簿に載ってる病者の真偽だけを診て定《き》まれば皆大島へ行って貰うという事であった。そうしてそれも聞かされて出て来た私であったが、実際に当たってこんな重症の患者の痛ましいのを見ると「生酔《なまよ》いの何とやら」で、すっかり自分の病院に伴れてくる気になり、本気ですすめ出してしまったから草野さんが驚いてしまった。繰りかえし繰りかえし「長島じゃないんですよ、大島へ行って貰うんですよ」とお父さんに断っておられる声でハッと気がついた。私もあわてて、「これを見ればね、どこの病院の事でもよく分かるのですよ、よく読んでね、早く寄越してお貰いなさいね、あなたの咽喉は冬になったら苦しくて困るでしょう、私が今言ったような手当てはどこの病院だってしてくれると思うんです、だから一日も早く行きなさいね」と、これでは病人がどこへ行っていいのか分からなくなりそうなすすめ方をした。苦しい検診だなとようやく私もまごつき出したのである。大島へ送られるようになるというのに「長島案内」や「愛生」やを両手に持って立っている子供と夾竹桃《きようちくとう》の咲いている庭の隅で別れた。

再び帰って来る李《すもも》の並木みち、車はやっとどろんこ道から抜けて、遥か坂下の田圃の草の道につれて行かれてあったが、それが方向転換がうまく行かないで、まだ丸太棒を持った村の人が二、三人周りを囲んでガヤガヤ言っていた。車はまた後退し損ねて小溝《こみぞ》の中に後輪の片方を落してしまい、また皆の世話になるのであった。もう車輪はみな赤土泥ですっかり汚れてしまっていた。片輪なのになかなか引き上げる事ができないで、疲れてしまった村の人達が森巡査にむかって

「どうでえ、ひとつ職権であがらねえかね」と。「うん、捕縄《ほじよう》をかけろ」と森さんも澄まして言う。流石《さすが》に捕縄をかけられるのは怖ろしかったのか、警察自動車も丸太棒の力でやっと上がって来た。「いやあ、お世話様」と運転手さんは滅茶苦茶に汗を拭《ふ》いた。

高×村という所に行く道は再び合歓《ねむ》の花の道まで引き返してから、稲を植えつくした水田続きの広い広い野の道を果てしなく走るのであった。この先は工事をしてて行けぬとて田圃の真ん中で下車して少し斜めになった陽《ひ》の中を川に添って上って行く。一里近くあったろう、川から吹いてくる風だけが涼しかった。その川からコロコロと河鹿《かじか》の声がひびいてくる、この辺りは冬はとても雪の深いところだそうだけれども、今日は暑い道であった。長い道であった。すぐ目の前の高い山のあちら側だというのに川沿いにずっと遠廻りをせねば行かれなかった。半島の人達が多勢で川沿い道の工事にかかっていた。その工事場の川の中からも絶えず河鹿がないてるのが聞こえる。

河鹿なく渓間の奥に病者訪《と》ふ

息を切らしながら川に沿うて行く道の辺に「毛もも」の樹が何本かあって実がなっている。「まだ喰われん」とお巡りさんが採って調べている、渓の水が細くなり山が深くなってきた。

水浸《ひた》す石飛び越えつゝ行く道の毛桃はいまだ喰べられぬかも

たづね来てのぼる石みち幼な子を抱きて立てる病友《とも》を見出でつ

誤りなくこの人と思う人は、眉毛のないよく治療されて十分に吸収はしているが、結節型の人であった。手足も綺麗で物分りのよい素直な四十歳程の男の人である。家構えも大きいし物置小屋も牛小屋も広々とした山蔭の家であった。昔は治療を十分にしていたがこの頃病が重《おも》らぬから放っておくとの事であった。「この病はうつるのだから家にいてはいけない事、すぐにならら大島へ行って貰う事」を署の人々がすすめる、抱かれてた小さな男の子は庭で砂いじりをしながら、叔父《おじ》さんとお巡りさんとを見較べて怪訝《けげん》そうである。「今すぐ行くんですかいなあ」と兄嫁らしい人が言えば、「何分なあこれの兄貴が嫁の里に田植えの手伝いに行きよりますんで、二、三日せぬと戻らんので」と母らしい人も言う、制服のお巡りさんもきてるので、すぐに連れてかれると思うのらしい。外の誰にも今、病のある人は無かったが、兄さん達の子供が幼いので療養所に避けた方がよいと、素直に聞いてくれるその男の人に言ってあげた。ここは山蔭の人家も稀な周囲ゆえ、そう他人の目にかかり、謗《そし》られる事も少ないのではあろうけれども——、「考えさせて貰います、お世話になった方が好《よ》いのでしょうとは思います」と、気持ちのよい人達であった。明るく川に沿って帰る事ができた。もう夕方近い風の吹く野になっていた右側から陽をうける車の中で、野の道で、この日一日で短袖《つつそで》の服から出ている私の腕は気持ちよく陽に焼けた。

三　合歓《ねむ》の花

高×村上×倉村というのが今日の予定の最後の村であった。運転の人もこの道は初めてだったのか、幾度か尋ね尋ねて野を越え坂を下ったり上ったりして、上×倉の地域内には違いないというのに目高《めだか》の泳いでる野川の辺で行き悩んだりした。遠い丘沿いに二、三軒位ずつ家が固まってあったり、田圃《たんぼ》の末にも家が四、五軒みえる寒村、向こうの堤を行く学校がえりらしい女の子に尋ねてようやく分かった。丘沿いの方であった、そこに病気らしい人もいるとの話、教わった通りに庭先がすぐに畑につづいている。この家の表に立つとお母さんが来、若い女の人が子供を抱子供を抱えてでてきた。病人を尋ねると「野良に行っとります」とすぐにお母さんが呼びに駆け出してくれた、若い女の人がれた、この家もやはり作州造《さくしゅうづく》りというのか厠《かわや》と風呂が表の入口の縁続きに建てられてあった。「あれあすこに帰ってきよります」と先にかえってきたお母さんが縁に伸び上がって指す野の方向に、稲田の道の中に半身だけが見えて男の人が来る。陽《ひ》はその人の後ろ斜めの方向に沈みかけた時刻で、夕陽の稲田の中をくる黒い影は麻痺で足首が下っている歩きかたのようだった。裏口に廻って、さっぱりとした単衣《ひとえ》に着換えて出てきたのは三十あまりの男の人で手袋をしていた。神経癩の症状がとても強いのに眉毛が両方ともすっかり脱けていた、もう十年ももっと前に脱けたとの事だった。この人のお父さんも結節型と思われる症状で昔に亡くなったとの事であったが、私はこの人は前に結節型でいま次第に抵抗力がでてきて神経型に移行しているものだと思った。だから光田氏ワクチンの注射をしてみようと考えた（結節型には出ない）。多分この人は今確かに反応が出るに違いないと思ったから、それをほんとに試みてみたくなったのである。妹という人の手の甲にもたむし様の発疹が見えた、神経の肥厚はなかったが。注射をしていると草野さんが「そんなことをしておいても無駄でしょう、この人は長島へ行って貰うんじゃないんですよ」と言う。大島へ行っても反応の大きさだけを知らせてくれと、名刺の裏に反応をみる日を記して渡した。お母さんが深い歎きをもって私に言ってくれた事は、この子はとても親孝行である事、病院へははやくから行っていいと言うのを、自分達があまりいじらしいのでどんなにでもして世話をしてやりたいと思って、こうして家に置いているのだという事、そうして病んで十数年になる今日まで決して母親に手足の傷をみせぬと言う。「お母さんが泣くから」といって傷の繃帯も隠れて自分でするし、親の前では決して足袋《たび》や手袋を脱いだ事がないという、だからこのお母さんは子供の手足がどんなになっているのか、ちっとも知らないというのであった。何という優しい歎き深い子の心遣いであろう。私が手足も一度診《み》ようかといった時に、先生にだけなら診て貰うというので、お母さん達に見えぬ納屋《なや》の藁束《わらたば》の上に腰かけて手袋をとり足の繃帯をとった。もう手指もあらかた失せて足蹠《うら》傷《きず》の深い足であった。私はほんとにこの優しい人を内海とはいえ海一つ越えた病院へはやりたくない想いがした、せめて少しでも近い所の病院に入れて、少しでもた易くお母さんに逢える所に置いてやりたかった。納屋の近くには誰もいなかった。私はこう言ってしまった、「私は長島の病院にいるんですけどね、いま満員で秋にならないと駄目なの、もし貴方《あなた》が長島に来たかったら秋まで待って貰い、県の方に頼んで長島にいらっしゃいね。今すぐ行ける所は大島しかないのよ、あそこだって悪いことは少しもないけれど、少し遠いから……」「私はもう何もかもあきらめてはおります。母が心配をして手離さぬといって、大切にしてくれていますけれども、そばにいてお母さんに重《おも》って行くこの傷や顔を見せる事は何よりか辛いのです。今日まで傷だけはどうやら見せずにきましたけれども、これから先の事を想えば病院にやっていただいた方がよろしいと思います。私はもうどちらへでもやって下さる所に参ろうと思います」と、この人の心はまことに清く澄んでいた。素直な病人の優しいお母さんや養子をとって兄の代りに家を嗣《つ》いでる妹には県の人達も多くの言葉を費《ついや》してすすめる必要はないのであった。陽が暮れかかったので診察道具を私がしまっている間に皆は「それではそういう事に……」と言い終えて、もう田圃《たんぼ》の方へ歩き初めていた。道具を包み終えた私が庭先を出る時に送って出てきてくれたお母さんと妹さんとが、「それじゃなんですかなあ、あの子をやる病院にあんたがおいでんさるんかなあ」と訊く、私はつらかった。「ええそうですよ。できるだけは私もお世話しますからね、安心してお寄越しなさい。悪いようには決してしません」と元気よく答えられる事のできる場合だったらどんなに嬉しかっただろう。「いいえね、私は長島の方の医者ですけどもね……」とまた繰り返して長島の満員の話から大島の先生に代ってきているんだという事も言ってみせた。話が長くなったので、もう一行は田の道を切り通しの方に曲ろうとして立って待っていてくれるらしく遠くに見える。「突然に来てねえ、びっくりさせてすみませんでした。大切にして下さい」とさよならをして幾度振り返ってみても、三人とも庭先に立ち尽くしていつまでも見送ってくれるのであった。振り返るたんびにお辞儀をし合ったのである。丘をめぐってここにも美しく咲いていた合歓《ねむ》の樹々はもう葉を閉じ初めていた。曲り角で私は稲田の上に手を振ってもう一度さよならをした。

合歓の花眠り初《そ》めたる日暮れ道ねもごろに病友《とも》とわかれたりけり

畔道《あぜみち》に待ってた草野さんが「こんな事を申し上げるまでもないかも知れませんが、今度の検診はただ認定を願うだけでして、患者は長島へお預けするのではないので、皆大島へとって貰う事になっているんですから、病気さえ決めて下されば、療養所へ行く事は一切私共がすすめる考えでおりますから、どうかそうお含みを願いたい」と念を押されるのである。「え、え、それは私にもよくわかっているんですけれども、患者さんを診ているとつい……どうもすみませんでした」と私は皆の後からたまらない淋しい涙を野の道にこぼした。うるんだ眼で切り通しの坂を越えてみはるかす西の山脈《やまなみ》の上は黄橙色《だいだい》の強い夕映えが明日の天気をも晴れ晴れと約束して、その坂下一帯の水田は山の影と燃えたつ空とを映して陽の夕あかりは一《ひと》しお輝いて見えた。車に乗って宿泊すべき津山へと走らす水田の道、村の道、お城の白壁が見えて夕飯がきても、私はもう収容力のなくなってしまっている長島が恨めしくて仕方がなかった。

四　山脈《やまなみ》の彼方へ

津山の夏はほのぼのと明けた。今日は真庭《まにわ》郡境の×村という処から十数里程西方山間《やまあい》の村と西北の鳥取県境の県下最北最奥の上斎×村というのに約二十里程奥津《おくつ》の渓谷を登って赴《おもむ》くのである。昨日の泥のためか、故障が起きた自動車が復旧して出発したのはもう九時頃で、かんかんと陽《ひ》が灼《や》きつけた。城下町の面影をいまだに残す土塀も、昔の街道の松の並木道もたちまち過ぎて、車は超スピードで光の中を田舎《いなか》へ、山の中へと向かって行く、しばらくして遠い藍色の山脈《やまなみ》がくっきりと浮ぶ野の中に出た。あの高い山の裾あたりがこれから行く×村、こっちの山のあちら側が奥津の温泉にあたる辺、あすこからまだ四、五里奥に入らねば上斎×村ではないという。「山の彼方《かなた》の空遠く幸住むと人のいう」と詩人がうたう美しい藍色の遠い山脈の彼方には、悲しい病者が住んでいるのである。そうして今日訪ねて行く私達に、また昨日のような辛《つら》い検診が待っているのかも知れない。幸福を求めて行ってさえ「涙さしぐみ帰り来ぬ」と唱わねばならなかった藍色の山脈の彼方に、傷ましい病者を訪ねて行く自分は今日も涙をこぼさずにはすまぬことであろうか。

比較的にひろい津山平野の耕地はとっくに稲の植附けもすみ、しかももう青々と伸びている。岡山市の辺やもっと南の方では、ついこの間田植えがすんだばかりで、新しい水田にまだ苗が十分に馴染まず、根も張り切らぬゆえか、稲の葉の色がなお淡黄色調を残してまばらなのに、この辺りは見ゆる限り青々と元気よく葉をひろげていた。山奥になると五月上旬にはすっかり植えつける。それほど早く田植えをしておかなければ、寒さの早くくるこれより以北の水田では米の収穫の時期が遅れてしまうばかりか、第一米がみのらなくなるのだそうである。寒い所に住む人達程身も心をも引き締めていそしんでいる事を想う。道はよく改修されててよく走る道であったが、いつの間にか渓間《たにま》にはいってすれちがう手押車一つにも後退したり待機したり、警笛を鳴らし続けるような狭い道になった。この辺には岩井の城趾もあり、昔はとても繁華な所だったそうで、峡《かい》の寺院だけでも二十八ヶ寺もあって、その頃の面影が僅かながらいまも残されているという。道に手拭い被《かぶ》りの乞食みたようなお婆さんが手押車を道の側の溝に片輪をひき落し、どうにも動かずに独りで苦心しているのを見かねて、運転手が走りでて引っ張り上げ、やっとやや道の広い所まで曳《ひ》いてやって帰って来る。もう七十を越えた寄るべもないお婆さんで、この辺りの村々を車を曳いて駄菓子を売って歩くのをたつきとしているのだとか、この先の山のてっぺんには昔の物見の番所も在ったとやら、あの辺の山の上の小屋に長い間癩病の婆さんが独り放って置かれた事があったんだと教えてくれる。何年か前に北の方の遠い山の中に捨てられていたというお婆さんが島に送られてきた事がある。骨と皮ばかりに衰弱し切っていたので皆が可哀想がった。島に来て肥ってすっかり元気になったが、家の事は何も言わないあのお婆さんの捨てられていた山というのは、こんな所であったのか、この辺まで来ると知っていれば何か言伝《ことづ》てでも聞いて来てやればよかったのに、などと思ってもみる。

この辺にくると車が横切って行く風がとても冷え冷えと寒いようだった。冬の風に当たるとおこる私の蕁麻疹《じんましん》が手にも首にも赤くこの朝の車の中で発生した程に、涼しすぎる山村の夏の朝風であった。道は再び広い野道に下って一旦真庭郡地域内に出た。そこから旭川の支流に沿うて再び苫田郡内《とまたぐんない》へ入らねば×村の谷あい村にははいって行かれないのだという。昔ながらの水車があったりする旭川に沿って行く道は、九年の秋の風水害の跡をあちこちに今もなお留めており、川沿いの道は改修工事の真最中であった。広々と美しい水が流れて行く河原に自動車のエンジンが止まった時、河鹿《かじか》の声が耳一杯に聞こえて来た。親馬と仔馬を伴《つ》れて行く村のおじさん、仔馬の背に孫の男の児を乗せて曳いて行くお爺さんや、牛を道端において幼児に乳を含ましてたお母さんも、野良着でとんで出て来て車の通り道をあけようとして、いう事を利かぬ牛を懸命に引っ張ってくれる山村の風景の親しさに車を捨てて川沿いに歩いて行きたくさえなった。国境の峰に源を発して北から南へ蜿蜒《えんえん》数十里を流れ通すこの旭川も岡山の市中を流れる頃には薄濁りの大川となっているが、みなかみに近いこの辺りは清く音たてて河鹿をも住ませて楽しげにさえ流れている。人の世を川にたとえれば、このあたりはまことに幼き日の姿ででもあろうか。エンジンが動き出すと、もうすぐそこに鳴いてる河鹿の声も聞こえてこぬ世界が私の周囲に回転し出した。橋を渡り、峡《かい》を廻り、ますます山が高くなり、峡の狭くなる所に入って、支流の川とも別れ、二時間近くかかって×村の役場に着いた。役場の後の方で夏鶯《なつうぐいす》が繰り返し啼《な》いている。車の中から声をかけると役場の白い障子が開いて、何やら白い札の下がっている金網の中から一つの顔が覗いて、村長はまだきておらぬ事、訪ねて行く病者の部落はもっとずっと奥だという事、車はその部落に下りる渓《たに》の所まではどうやらはいれるだろうという事が答えられた。教わってはいって行く道の脇の山々はもうかなり嶮《けわ》しく聳《そび》えるようになって、短い鋭い声が左手の森の奥で聞こえた。「あれは杜鵑《ほととぎす》ですよ」と言われてからはもうなかなかなかった。村長さんはここからまだ三里程ある奥の部落から通って来るのだそうである。「今日検診に来る事は判っているんだから先に行って待ってるのかも知れない」と誰かが言う。「ナーニ、あの村長じゃ当てにはなりませんぜ、ここの村長はついこの間消防団長を免職されたんだものな」と運転手さんが言う。この人は実によく種々《いろいろ》の事を知っている。村長さんが消防団長を罷《や》めさせられるなんてどんな粗忽《そこつ》をしたのかと思われるが、聞いてみるとこうである。この辺りの山村になると時間の観念なんて今に至るまでまったくないのだそうで、殊《こと》にこれよりもっと谷奥から出て来る村長さんは、朝きっちりと時間になんかこられよう筈もない。消防の演習が幾度あっても団長である村長さんは、いつももう演習の火が消えかかる頃にならないとでてこないのだそうである。それでは主として青年を団員とする消防団を指導するには不適任だからと、今度その役だけ免ぜられたというのである。話に聞くまだ見ぬ村長さんの風貌《ふうぼう》が車の中で様々に想像される。この辺の村の仕事は主として山林業にあるらしく、こんな山奥にまで車がはいれるのも木材運搬のためひろげられているからだという。

渓をひらいた田畑は狭く小さい、道が奥になり峡《かい》に狭ばまって山の中に登りになると、あちこちから押し出して来る小山の裾を廻って、小さい渓間を僅かにひろげて水田が段々と形成して作られ、乏しい稲が植え附けられてある。水のある限り崩せる限りをひろげて、小さな一坪にも足りないような田がいくつもいくつも一段一段と高まって行く山裾を廻り、谷をひろげて作られてある。その各々の田の形も山に沿い、道につき、傾斜に従うから、くねくねうねうねとした畔《あぜ》でとり囲まれて、如何《いか》にも長年月をかけて荒地と山谷を拓《ひら》いては、乏しい谷水を引き入れて作ったものだという事を示している。狭い日本の中でもまだ広いあの関東や東北地方の広々とした原野の中に真っすぐに通っている灌漑用の川、川に沿った広い道、耕地整理の整然と行われた長方形のきちんとした水田だけを知ってる者には、想像もつかぬ小ささと形を持った山村の水田である。

五　夏わらび

「作州の蓑隠《みのがく》れ田」という話がある。

作州のある所で十三枚の水田を持っている人があった。夏になってその水田に全部稲を植えた、畔に休みながら、いま植え終えた田の数をかぞえてみると十二枚しかない、そんな筈はない、十三枚みんな植えた筈だがと、いくら数え直しても十二枚である。田が一枚なくなってしまったと狂気のようになって探してたら着てきた蓑を脱ぎ捨てて置いた下に失くなったもう一枚の田があった、という、この落語みたいな話も、この作州の山の中の水田を見ると笑い事でない。まったくの話、如何《いか》に乏しい山村であるかが判るであろう。

これから奥へは尚一里半、一本道、村長さんの家のある字を最後として扇山《おうぎやま》、摺鉢山《すりばちやま》等の山々が幾重か重なって、そのまま伯耆《ほうき》の国に続くという。それらの山々の水を集めて新たに奥から流れてきてる、やまめも釣れるという渓に沿って左手に下って行く道が岐《わか》れている処《ところ》で車を降りる。急傾斜の道を樹間を潜《くぐ》り、岩を乗り越え、水に浸《つ》かる石を渡ったりしていつかの嵐で壊れてしまったらしい渓道を出た。片方は水田、片方は川の上に屏風のようにそそり立つ高い山の上に白い雲がすれすれに飛んで、陽《ひ》の暑い道になった。どこまで行っても河鹿《かじか》が鳴いている山村である。下って行く事半里程で藁屋の団《かたま》りが見え出した。蓑を着て稲田の水見廻りにきている爺さんに患家の在り所を尋ねると、もう少し先の方だと曲った腰でやっと指してくれた。耳の遠いらしい、いいお爺さんであった。見馴れぬ一行に袖《そで》引き合っている村の小母《おば》さん達にもう一度教わって、左手の山裾の丘に登っていると柿の樹の葉が一面に影を落している庭に出た。昔はこの辺り十二、三軒の部落の中で一等の物持ちであったそうな。作州造りの入口脇の風呂場の窓は細かく組まれた格子で何やら彫刻をした装飾が施されてあるのが、月日の歩みと風呂の煙とですっかり煤《すす》け尽くしながらも目を惹《ひ》かせた。県庁から来た事が告げられて出しぶる五十歳程の男の人が縁の方に出て来てくれた。お婆さんがここでも花筵《はなむしろ》を巻いたのを持って出て来て敷いて「お上がり」と言ってくれる。顔の傷みも酷《ひど》く眼も大分薄くなってる結節重症で、この家の当主である。もう二十年あまりも病んでいるという事で、初めは津山の医者にも随分かかったけれども験《しるし》がないので止めてしまったという。もちろん家の奥の間に住んでいるらしいけれども格別に隔離されている訳でもない。診察がすむと炉の前に坐って憤りに震える煙草を吸いながら県や警察の人達との話が初まった。「どうして私が病気だという事を知って来たのか、この近所でさえ知る者は少ない筈なのに、誰か私を憎む者が注進をしたに違いない」と言う。「いや私達は何も村の人に聞かんでも貴殿のこういう病であるという事は三年も前から県庁にはわかっておった。今度県で癩伝染の根絶を期するために、病気の人は皆病院にはいっていただくようにお願いする事になったので今日すすめにきたのだ」と丁寧《ていねい》に草野さんが言う。「三年も前から判っていたというのに何故今日になって急に来てすすめるのか、病気が悪いものだというなら三年前に何故来なかったんだ」「いやそれが段々に伝染するという事が理解……」「俺《わし》の家には先祖代々こんな病気はなかったのだ、それが俺の代に出てきたのをみたって、伝染《うつ》る病だくらいの事は、昔から俺だって分かっている。それを今更になって伝染《うつ》るうつると言い立て、引き立てて行こうとする処を見れば誰か村の者が告げに行ったに相違ない、誰が注進したか言え」と、この人がただそれだけを繰り返して憤っていた時である。通って来る道端に乗り捨ててある署の車で一行がもう検診に来たのを知った村長さんは、そのまま自転車をこの渓に向けて駆け附けて柿の木の庭を上って来ると、そのまま「ヌッ」と土間にはいって来て草野さんに「今日は御苦労様です」と言ってしまったのである。「この村長め、よくもよくも私の事を署に申告しおったな、昨日は納税の事でさあらぬ事を言い寄ってきおったのに、今日はお伴をして来る所を見れば、これは確かに村長が知らせたに違いはあるまい。よくもその足で我が家のしきいを跨《また》げたものじゃ」とすっかり村長さんに喰ってかかってしまった。村長さんは言ったとも言わぬとも答えず、そのまま突っ立っている。「県が三年前から知っててておすすめに来なかったのは確かにいけなかったのですが、しかし聞けば二十年ももっとから病まれていた貴殿が、しかもその間伝染《うつ》るという事を知っていながら、何故御自身処置されなかったのですかな。県にはちゃんと調べる機関があって調べるので、ここの村長の申告等を聞いて来たのじゃありませんぞ」と草野さんがきつく言った。炉の傍《かたわら》でいきり立って怒っていた病者は黙ってうつむいてしまった。家産を傾けつくしても、病気になっても、在りし日の気位の高さの失せぬこの病者は、断りもなしに土間に踏み込まれて一番つらい事を洗い立てられる腹立たしさに、何もかもわけがわかっていても言い募《つの》らずにはおられなかったのだろう。代って森さんが諄々《じゅんじゅん》と県の方針・病気の性質・病者の自覚について話をし続けていられた。私は縁端でお婆さんの衣を脱がせていた、どこも何の異常も見出せなかったこの八十一歳になるお婆さんの衣を脱いだ右の肩に、暗紅色のその全部がやや隆起した二銭銅貨大の斑紋《はんもん》を見つけ出した。後ろだから誰ももちろん本人も気づいていない、そこだけ知覚がなかった、そうっとメスを当てて、そこの組織と一緒に血液を硝子《ガラス》に塗った。絆創膏《ばんそうこう》もすぐに貼ってしまい肩を入れさせた、外には腰にも何も見つからなかった。「わしゃ死にたい、実の子でもないものにこのような苦労をさせられて……」と私には言う。この人は後添いだったのだ。しかしもうお婆さんがいつ嫁に来たか忘れてるほど昔からこの家に住んでいるのだ。本人がいま土間で伝染《うつ》るという事は前から知っていると怒鳴っていた。けれどもほんとうに、もう眼の前に実の母ならぬ義理の母に、その証拠のように病が発生しているではないか。土間ではまた次第に高い声になって来た。そこへこの家のお爺さんが、大きな直径が四寸もあるような一間あまりの丸太を、川からでも引き上げたのか、背負《しょい》子《こ》に着けて上がって来た。家の横に切り場があり、そこへ運び終えると八十三歳だという腰を屈めたまま近寄って来てしげしげと私の顔を見上げて「わしゃあ、あんたをどこかで見たような気がするがなあ」と言うのである。お爺さんがこう言った時には、私はちょうどお婆さんから採った血液を何枚かの硝子に塗ってたのでメスと硝子板とを持っていたのだのに、それには少しの疑問もなさそうでとても不思議そうに私をみている。「私もお爺さんを見た事があるような気がしますよ」と耳の遠いお爺さんの耳許《みみもと》で大きな声で返辞をした。お爺さんはニコニコうなずいてまた木切り場の方へ行きかけた。診察をするのだと言うと、とても大よろこびで、すっかり裸になってくれた。診《み》終えるともうお爺さんは何のための診察なのやら、庭から見える土間に知らない人が多勢来てる事も、そうして何が起きていようとも、全く無関心で横庭に行って腰を下すとその木切り台に、先刻持って来た丸太を横たえて裸で挽《ひ》き初めたのである。たった一人の当主の息子を病ませてその代りに働かねばならないのだというような焦躁《しょうそう》を見せた姿でもなく、三十年に近く息子の病をもどんなに歎いた事であったろうに、それさえもお爺さんの心の蔭《かげ》りになって見えないのだ。それは長い長い人の世の労苦の末に素直なきれいな心の人のみが行きつき得るのであろうかと思われる境地のようであった。私は今でも眼さえつむれば、あの柿の木の庭とお爺さんの木を挽いてる姿も鋸《のこぎり》の響きをもはっきりと思い出す事ができる。

山から、病者の妻の四十歳あまりになる人と十七歳になるという娘とが、背負い子で刈草を担《かつ》いで帰って来た、歩く度《たび》に刈草の中に青い葛《くず》の葉の長い一枝が、ひらひらと揺れて来る。例の風呂場の横に草を置くと、裏手にそのまま引っ込んでしまった。「先生が来とられるんでなあ、そのまま体を一度診てお貰いんせえ」と誰かが言う。手甲《てっこう》を取り脚絆《きゃはん》を取った母娘は炉のそばに坐っている病気の主人の前に手をついて「診察を受けましてもよろしゅう御座いましょうか」と尋ねて当主がうなずいてから縁端に出て来て坐った。病気してても昔ながらの権威を持つ主であり貞淑な妻であった。二人とも異常なしと見終えて道具を片づけていると、お婆さんが藁草履《わらぞうり》で寄って来て、私に「外にゃ誰も病気の人はねえのけえ」と心配そうに低い声で聞くのである。不意をうたれて私は一瞬声がつまってしまった。「ああ、お婆さん大丈夫、大丈夫、誰も変りはなかった」私はお婆さんの斑紋の出てる右の肩を二つばかり叩きながら元気よく返辞をしてしまった。軒の内ではまだ、たって行けというのなら自殺をする、死んでもこの家から出んと言って当主が頑張っているのであった。この人が療院への隔離を納得する時期が来ない限り、初期の斑紋と思われるお婆さんを病院に入れるようにすすめたところが仕方のない事だし、もう余命幾何《よめいいくばく》もないお婆さんの斑紋がこの後如何《いか》ほどまで進展するものでもないと思えるし、洗い立てて当主の悲歎を増したところが、伝染《うつ》る証拠を明らかにしてみたところが、いよいよいきまけばとてもこの分では今日の沙汰に行きそうもないし、悪くすれば主人の自殺をも惹き起しかねないこと、それよりかも何よりもこれを聞かされたり、お婆さんに歎かれたりしたら、このいいお爺さんがそれこそさっき背負って来た朽木《くちき》のようにポックリ死んでしまうかもわからなかった。何もかも病院に帰って検査をしてからのこと、必要があれば病院と県庁とで知っていればすむ事だ、この上この家の人を泣かす必要がどこにあろうと、私は自分で自分にお婆さんに言った返辞を納得させたのである。炉辺の接衝《せっしょう》も遂にものにならなかったらしく、皆してまた河鹿の川を登って戻って来た、何にもかかわらないお爺さんはいつまでも木を挽いていた、自動車の待ってる道の辺りに一休みしてると足許《あしもと》に太い短いお美味《い》しそうな蕨《わらび》が首をもたげていた。「あら、今頃蕨がある」と頓狂に感心すると、この辺には雪の深い冬の間をさえすぎれば他の時には「蕨は可愛い聟《むこ》さんに喰べさすくらいはいつでもある」という唄があるくらい、少しずつならいつでも生えているそうである。この山の深い村々で次男以下の男の子は、もっと暖い雪のない南地を指して働きに出してしまうか、志を立てて都に出てしまう。それだから一人娘の家では養子に来る人がなくて苦心するのだと言う、もしもきてくれる人があるとそれはそれは大事にして仕えなければならぬし、仕えるようになっているのだそうで、それほど大切な聟君が一握りの蕨に結びつけられての俚謡《りよう》は聞かされたが、忘れてしまった。話のような山村に病める父を持ち、ともに住んでいるいまの家の一人娘のあの子は、どのように苦労をする事やら、いつの日にあかるく夏山に蕨をつめる事かとあわれであった。

六　榾火《ほだび》

これから上斎×村に行くには津山の二里手前までこの峡《かい》を出て、また改めて奥津《おくつ》の渓谷に沿ってはいるのであった。もう昼に近い時刻になっていた。私は疲れて眠ってしまって美しい奥津渓谷を見る事なしに、どんどん山の奥に連れて行かれてしまった。目的地に近い深い谷あいになってから目があくと、右の山も左の山も淡褐黄色の花が山いっぱいに見上ぐる限り揺れて咲いていた。栗の花である。九月の末ともなればこの辺りの山の栗拾いは随分と楽しみなものだそうである。栗拾いがすむと、もうそろそろ雪の仕度にかかるのであるが、村の人達でなくとも誰でも「入山賃」というのを出せば栗がいくらでも拾えるそうな。

　七月の真昼の渓に風渡り山いっぱいに揺る丶栗の花

　おほらかに栗の花ゆる丶谷のうへ真昼真夏の白き雲飛ぶ

行く手に炭俵《すみだわら》を山のように積んだ荷馬車が置き捨ててあり、馬は首を振っていて、馬方は見えぬ。右手は深い谷で、底の方に橋が見え、そこを電気工夫らしい人が二人、往き戻りしては仕事しているだけで、いくら警笛を鳴らしても誰も出て来ない。「うん、これゃ○○の馬だぞ、彼奴《きやつ》はこの間俺に賭博《ばくち》で検挙《あ》げられたものなあ、奴さん知ってて出て来んのじゃ」と、先刻駐在所の前から乗り込まれた村のお巡《まわ》りさんが言うのである。賭博で検挙《あ》げるのはお巡りさんの職務であろう。しかしお巡りさんとして当然な事をしながら、心のどこかに人間としての心痛みを感じているらしい山のお巡りさんには親しまれるものがあった。どこからか、ほんとうにどこからか人が走って来て馬の手綱を取ったが、狭いこの道でどうしてもその横を自動車がすり抜けられるようになれないので、お巡りさんが下りて、ここでこの間賭博で挙げた人と挙げられた人とが、力を協《あわ》せて炭をつんだ車体を持ち上げるようにして左の谷寄りに車を押しつけてしまい、やっと通れるようにした。里では七月の中旬、これからが暑くなるという頃だのに上×原の草の中にはもう虫が啼《な》き秋草が咲いていた。萩や桔梗《ききょう》が咲いているかと思うと、百合が咲き、白い藤の花が咲き垂れている。これから二里くらい先の恩原《おんばら》高原は今躑躅《つつじ》や菖蒲《しょうぶ》の盛りだという。暑いのは七月の初めまででもうそろそろ涼しくなりだすのだという、虫の声にまじって山の上からも下の谷からも、鶯《うぐいす》が聞こえて来るしどこかで蝉もないていた。もうこの先、近い所は一里の山の彼方《かなた》は伯《ほう》耆《き》、辰巳峠《たつみとうげ》を越えて三里で隣り国、海抜は三千尺を越えよう国境の村である。道端に障子も破れ雨戸もそり返っていて、壁の腰板も剝《は》げ取れた汚い家が、この村の宿屋だそうで「せいけつ、ていねい」と仮名で書いた軒灯が半分壊れている。この頃はもう泊る人もないのであろうが、この村は鳥取へ抜ける街道筋の村なのだ。ここから七里の鳥取の三朝《みささ》ラジウム温泉へもドライブして抜けられる広い道があるのも、昔の街道の名残りであろう。汽車のない頃は随分と重要な道筋であったろうに、遠き日の旅人宿も荒れ果てて、まったく山奥の一寒村と変ってしまっている。車を坂の上で下りて、もっと奥の谷が流して来た砂でできたやや広い砂畑道を藁屋《わらや》の二、三軒並んでいる方へ道を取る。綺麗な草の花咲く道ではあったが、行く手の藁屋の一軒の中の縁側と見える所に、幾人かの子供や女の人が立ってこちらを見ていたり、あわただしく家口を出つ入りつしている様子、こんな山奥に洋服の人や、制服のお巡りさんが二人も一緒に自分の家へ向かって来るのである、あれがそうだなと遠くから想えてしまった。この善良な村人を威圧するにはほんとに充分すぎる堂々たる一行であった。

くぐり戸をくぐって立つ土間の中、土間の片隅《は》にはこの辺では家族の一人である働きものの「作州《さくしゆうぎゆう》 牛」が二頭それぞれの柵の中に草を食んでいる他は乏しい家の内であった。筵《むしろ》を敷きつめた上がり口の室《へや》、その横の大きな炉の周りを七十歳あまりのお婆さんが行ったり来たり、うろうろしている、中年の女の人が児に乳房をふくませつつ、しっかりと努めて気を張ってる身構えで私達を迎えた。「あのなあ、この間から話しといた病院の先生と、県庁の方とが御ざったからなあ、ちょっと〇〇さんに見て貰ってつかあさい」と村のお巡りさんが小母さんに言った。炉辺にどうやらしゃがんで落ち着こうとしてたお婆さんは、これを聞くと、またよろよろと立ち上がってしまった。「お父さん、ちょっと出て来てつかあせ、警察の人がおいでたで」と女の人が横向いて声をかけると、おろおろしてたお婆さんがいきなり奥に駆け込んだ。着物でも着せているのか、閉め残された戸の間からチラリチラリと裾やら三尺の端が見え隠れたりして、やがて襟を掻き合せながら泣きそうな顔をして出て来たのは、もう五十歳に近そうな重症のまったく治療をした事のない結節型の醜い顔であった。手ももちろん傷んでいたし、重くなったのはほんの七、八年こっちだというけれども相当に長年月に亘った病気な事はもちろんである。素直な人であった、病人は病院へ行くとも行きたくないとも何にも言わないのである。

「お見受けしますりゃ、なかなか御重態ですな、ここで治療する事はとても難しい事ですし、第一これが伝染《うつ》るのでしてな、県ではこれから本病は全部病院に行ってお貰いする方針でして」と言い出されるのを病人は黙って聞いているが、お婆さんは炉端の息子の近くにかがまって涙をこぼしながら囲炉裡《いろり》の横の土間に積んである枯枝を、ペシペシと折ってはくべ、折ってはくべ、あんなにどうするのかと思うほど沢山炉の中に投げ込んでいる。何かしていなければお婆さんは自分で自分が支え切れないのであろう。女の人が言う、「その事でなあ、病院へやれちゅうてこの一月ほど前に巡査さんがお出でてから、お婆さんがえらくやみ（歎く）よりましてなあ、すっかり寝ついてしまっとったんですで、この頃あ少しは起きよりますが、本人よりかも親がえらい力の落しようで、このまんま病人をつれて行かれでもしたら、おふくろさんが心臓でそのまま死んでしまおうかも知れんと思いよりますんじゃ——今さきでもおみんな様の来られるのが見えたで、こりゃもう連れて行かれると気違いのようになっとりましたんじゃ――なんとか勘弁してお貰いできませんじゃろか、裏の方へ小屋でも建てて置いといたらどんな事でござんしょうかな。毎日毎日もう連れに来る、連れに来るって、おろおろしよりますんで、うちらもこの年寄りのまさかの事が案じられてなりませんのじゃ、こんな重い病人を手離したらまた二度と逢う事も叶《かな》やしませんで……みすみす親子が生き……」絶叫する小母さんの声につれてパーッと炉の細枝が一ぺんに音を立てて燃え出して、自在に吊ってあった大きな薬罐《やかん》がシーンシンと鳴り出した。お婆さんは絆纏《はんてん》で眼をこすりこすり囲炉裡の向かい側、つくねんと男の人は私の真正面に、子供心にも不安なのであろう子供達は皆母親の周囲にあつまって坐ってしまった。診察は皆すんだ、誰も今の所は変りもないが、殆んど皆が発病後の子供達であるので遠い先々に再びこのような歎きを繰り返さぬと誰がいえよう。

「いやそりゃあなあ、小屋を建ててもやはり家の者が世話せにゃならんので、絶対隔離という事は我家でできん事ですし、消毒も不安全ではあるしな。これが伝染《うつ》る病だからまたこの後お子さん達に発生するような事があってはなりませんから、この際よい便があるのですから、病院にお世話になるとおきめなさった方がおためですぞ、七、八日の中《うち》にまた沙汰を駐在の方からして貰いますからその時は一つ――何にも持ってお出でなさらんでもよろしい。皆病院でしてつかあさるんじゃからな、行ってお貰い申す処は香川県の大島という所にある病院の方でごす。病院は貴君《あなた》方が案じておられるような悪い所じゃありませんぞな、娯楽もありゃ、浪花節でも芝居でも……」「そんなもなあ見たいともちっとも本人は思っておりませんのじゃ、ここにこうしていてさえなんに……」「あんまり聞き分けの無い事を言われんがよろしし、まあ行ってご覧なさい、お互いの仕合せですぞ」お婆さんは炉の中に首を打ち込まんばかりにしてうな垂れている、痩《や》せ細った背中が微《かす》かに揺れているのは泣いているのであろう。炉の榾火《ほだび》はもうすっかり燃え切ってお湯のたぎる音も静まってしまっていた。

歎きつゝ母がくべたる枯れ枝に囲炉裡の釜の鳴りいでにけり

老い母が歎げくが故に病む夫《つま》をこゝに置かせてと叫ぶ妻はも

うろたへて囲炉裡の端の行き戻り老い果てし身に子を庇ふかも

力無く泣き崩折るる老い母にゐろりの榾火消え果てにけり

いつの間にか入口に若い男の人が来て立っていた、その人が歩み寄って来て「失礼ですが私はこの家の弟に当たる者です、今子供の知らせで畑から飛んで来ましたのですが、お聞きの通りに母が大変にくやんでおりますので、たった一人しかない女親の願いです、どうか可哀想と思ってかんべんしていただけませぬか」と言う。「いや、かんべんするとかせぬとかという事柄ではありませんのでな、ぜひ一つ病院へ行ってお貰いしなけりゃなりませんのじゃ」「それではちょっと伺いますが、何ですか、こういう病人はうつるからといって強制収容が出来る法律でもありますんかな」と凜々《りんりん》とした声を張り上げて開き直って言い出した。「いや場合によっては強制収容する事が出来るようになっておりますんじゃ、が、まあそう言われずにな、一度あんたにでも大島へ行って病院の様子でもよく見て貰い、なるほどと納得された上で病人をやられたらどんなもんじゃろかな。ここでまあ口でくどくど言うてみてもとうてい呑み込めるものでは無しするから……」「それじゃなあ、まあ病気に間違いはない事も定《き》まったし、いずれ沙汰しますでな、駐在の方の指図を受けて行くようにして貰いましょうな」と、署の森さんが表口の方へ足を向けながらもう一遍念を押した。こう二度も念を押された女の人はもう駄目だと子供を抱えている膝でにじり出て「それでなあ、この病人を連れてつかあさる所にあんたがおいでんさって世話してつかあさるのかなあ」と縋り附くように先刻から言われなけりゃいいが、どうか尋ねないでくれと、そればかりを思っていた一言を言う、私は首を振った、土間にはもう私一人になっていた。「えっ、それじゃ、あんたはその病院にゃいちゃあつかあさらんので……」私も泣いた、お婆さんも女の人も病人もみな泣いてしまった。土間にこぼれ浸《し》みて行く涙を靴の先でこすりながら、秋まで待って来いとも、大島へ行ってくれとも、私にはもう何も言われなかった。「こんな遠い所までなあ、よく来て診《み》てつかあさってなあ」と言ってくれるお婆さん達と同じ涙をこぼしあったまま、私は別れて来てしまったのであった。

あふれ来る涙かたみに山村の藁屋の土間に拭ひけるかも

国境の村たづね来て寄る辺なき人等をさらに泣かしめにけり

（昭和一一・七・二〇）

淋しき父母

一　うわさ

今年の春頃であったろうか、ある町でお医者さん達の会合があった。その中の一人が「ある山村の学校の女の先生で結節癩だというのが家に治療に来ているが……」という言を洩《も》らされたという事を私はまた洩れ聞いた。小学校の女先生！　結節癩？　しかも人目を避けつつ多くの健康人にまじって治療を続けている！　このどれを考えても真実とすれば一つとして危険でない条件はない、名も知らず、処《ところ》も知らず、ただ学校の先生というだけの話であった。機会があったらと思ってる中《うち》に夏の検診に出され、ちょうどその話をしたというお医者さんのいる町を通ったから、用事がすむとうすら憶《おぼ》えのお医者さんの名を頼りに訪ねて、その女の人の村を探して行こうというのである。その人の住む村がどのくらい遠い所にあるのやら、内密に治療しているらしいのにその先生が果して名前を知らせてくれるやらどうやら、それだっても分からないが、当たって砕けろと出掛けてみた。町の名と人の名としか知らないので、お医者さんを探すのに電話帳を自動電話で探して書き留め、それから町に出て、「これこれの所へ行く道を」と教えて貰わねばならない。あまり縁のない町とて幾度も道を間違え、乗合を乗り損うやらした挙句に、新しい洋館建ての病院がみつかった。勝手を知らないからそこの診察所に上がり込んで受附に顔を出すと「お初めてですか」と聞かれて首を振りながら、国立癩療養所の肩書き附きの名刺を出して院長さんに逢いたいと言うと、白衣を着た医員らしい人や看護婦さん達が一枚の名刺を囲んで評定が初まった。坐って新聞を読んでいると一人二人、女の人が診察券を出しては先着の私に丁寧にお辞儀をする。しばらくして本宅の方へと連れて行かれた。本宅というのはそこから少し先の広い門構えの中で左側の建物、右側の植込みの奥に病院があり、二階の窓に沢山の男女の影がうつる皮膚泌尿科の町の病院である。案内されたのは二階の大きな応接間、本棚には医者でない種々《いろいろ》の本が背の文字を連ね、虎の皮が敷かれてある、私にとっては豪壮な応接間である。まだお休みであった先生がやっといらっしゃったので名乗りをあげて来意を告げた。「ああそうですか、いやその患者はこの町にはおりませんのですが――そうですな、それはお話してもかまいませんけれども……」と言って呼鈴《よびりん》を押された、出て来た書生さんに「あのな、受附へ行って○○は今日来る筈の日と思うがちょっと聞いて来い」とおっしゃった。その人が下がると先生は言われた。「その娘はここから六里離れた所の村の者ですが、ちょっと村でも相当に暮らしていて親類にも有力者があるといった訳で、今は家を出てここから二里程の○○に叔父がいるので、そこから隠れてここへ通って来ているんですが、結節から沢山抗酸性の菌が出るんですがね、不思議な事に麻痺がちっともないんです。しかし病気な事は病気ですからね、他の患者もあることで、療養所に行くなら行ってくれた方が私も好《よ》いのですよ」とあっさり言われたので、私はほっとしながらも、何だか淋しい気がした。書生さんが来て「今日四時に来る筈になっています」と言う。午後四時に来る筈といってもそれは判らない事だし、ここの先生はいま起きたばかりの朝の九時である。それまで用事もなしにいるよりか幸い市外二里といえば大した事も無いから道順を教わって出掛けた。町から村へ出て行く狭い道の乗合の中で私は今言われて来た「しかし貴女《あなた》もよく癩病院にはいりになりましたね。一度罹《かか》ったらまああ全治の望みの少ない病人を世話しようという事は張り合いのない事でしょうな。この間○○医大の○○○博士が来られて泊られましたがね、停年になったら結核をするんだと言ってましたから、癩の治療をやったらいいじゃないですかとすすめたんですがね、いやあいくら儲かっても癩だけは御免だと言っていましたよ」と言った先生の言葉を考えていた。研究のためには、学位をとるまでは、癩をも扱った筈の人達が！　儲かる仕事！　癩！　長島でだけの、患者さんと園長さんとがおられる朝夕だけが、癩の世界だと思っているとはとんだ間違いでありそうだ。

二　開かぬ心

長い橋の袂《たもと》で降りて稲田の道をどんどんと歩いて、線路を越え坂を登り藪を過ぎると、書いて貰って来た地図の道はここで暑い陽《ひ》の中に消えている。畑続きに塀一つない田舎の家の心安さにはいって行っては聞き聞きしてやっと探し当てる。何か昔の大家の長屋門だけが残されて、その内部が改良されたような構えである。出て来たおばさんに「お宅に〇〇さんがいらっしゃるでしょうか」と訊くと、服を着ている私を学校の先生仲間とでも思ったのか、とても気軽に「ア、おりますですよ、さあお上がりになって」と言う。私は名前だけの名刺を出した、名刺を取次がれた人は不審《いぶか》しいと思った事だろうけれども、幸いに断られもせぬらしく、おばさんは戻って来て「奥におりますからさあずっとお通りになって」と少しの危惧《きぐ》もない言葉の調子である。案内されて三間ばかり真っすぐに通ると左手に新たに作り足したらしい六畳ほどの室《へや》に通された。室の右手の窓近く裁縫をしていたらしく、道具や布の散らかされた中に女の人がこちら向きに坐っていて、はいった瞬間に、これはもう立派な結節癩だと思った。勧められる布団を滑って手をつくと、私は改めて国立癩療養所の肩書き附きの名刺を出した。名刺を出したけれども、口が利かれなかった、女の人は名刺を握ったまま黙っている。「貴女が御病気だって事をお伺いしたもので、ほんとかどうか見せていただいてお悪いようでしたら入院をおすすめしたいと思ったものですから……」「どこから聞いていらっしゃったのでしょうか」と少しうつむいたままの女の人は言う。「それは申し上げられませんが、お通いになっておられる病院へお訪ねして、こちらをお聞きしてきましたが……」「そりゃわかっておりますが……でもどこから……私の病気の事を、誰が言ったのでしょう?」と、もう一度言う。それは無理のない驚きであった。病ゆえに生家を出て離れた村に、人知れず隠れおおしているとのみ安心していたのに、取次がれた名刺に心当たりはなくとも、女の人というのに安心して引見した洋装の女が、癩院の医者であったのだものを。しかし、どこで最初に聞いたかは今は言われない。「学校へ出ていらっしゃるとの事ですし、御病気のたちが悪ければ、もちろん御理解はあられるでしょうけれど、児童に対しては伝染の危険も多いのですから、拝見しておとめしなければなどと思って、突然で失礼だと思いましたけれど」「学校はもう少し前にやめましたの」と返辞をしてくれて、それから話がだんだんとできるようになった。

病気は一年程前から、顔や上膊《じょうはく》に丸い隆起がぽつぽつ出初めたて、ここからは遠い県庁のある市の外科病院で、レクリングハウゼン氏病という診断で幾回となくその隆起の摘出《てきしゅつ》手術を受けた。手術をするとその当座はよいけれども、またすぐに発生するので、また摘出して貰う事を何度か繰り返して遠い市まで通ったとの事である。触ってみると神経はもちろん太く腫《は》れていたし、上膊のあちこちに沢山手術の痕がありひどいのは傷痕が癒り切らずにジクジクと漿液《しょうえき》を洩らしているのもあり、しかもそれ程の苦心も空しく手術の瘢痕《はんこん》の横からも上からも下からも、新しい結節がもり上がるように出て来て一線の白を引く瘢痕の形をまでゆがめてしまっている。この痛ましい傷痕は上膊だけではなく顔もそうである。額《ひたい》にも頬《ほお》にも顎《あご》にも白く光った瘢痕が縦横に残されて、その外の部分には摘出の出来ない平らべったい結節がずっとひろがっていて、この結節が治療で退《ひ》く日があっても、この沢山の傷だけはいつまでも残るだろうと痛ましい。いくら何といっても女の人にとって大切な顔に、自ら新しい傷を一度ならず二度三度繰りかえしてつけてまでも取り除こうとあせったらしい気持ちは、レクリングハウゼン氏病と診断されたにしてはあまりに必死すぎるように思える。私はふっとこの人の家にお嫁から戻った女の人がいるという事を聞いて来たのを思い出した。もしかしたらその人も？　そしてそれからうつって？「お姉さんがお家《うち》にいらっしゃるそうですがお病気じゃないのですか」「誰が言ったんです？　違います。姉は嫁いだ先の夫の不行跡から梅毒になって帰っているんです、どこのお医者さんに診《み》て貰っても梅毒だと言われてその治療に帰っているんです。私なんかと全然違います」ときっぱり言う。更《さら》にくわしく聞けば、病気は十八歳の時に左の上膊に斑紋が出たのに初まっているのだ。それから五年間変化なくて一年程前から結節が出初めたのである。○○の先生がないと言ってた麻痺も左上膊に相当広い部分にあった。しかし今さら麻痺の有無《うむ》が疾患診断の唯一の鍵になるような軽症の場合ではなく、私はもう相当進行している結節癩だと診断した、私は正直に言った。「お気の毒だが病気に間違いはない、それに相当進行しているから病院に通って全治さすの何のと言っている時ではなく、一日も早く療院に来られるのが社会人に対して伝染機会を作らないためにも、貴女自身のためにも最良の方法だと思う。第一こうして乗合等で通っていて、道理のわかってる筈の貴女が、精神的にも決して慰められも救われも出来ないから」と。女の人は私に真正面に顔を向けて少しも動揺のない顔色と抑揚のない言葉で「それは貴女も五年も病院にいらっしゃるそうですから病気の診断に間違いはないのでしょうけれども、貴女の病院に入ったらきっと癒るというものではないでしょう。療養所へはいったらどんな治療があるというのでしょう、ただ大風子油《だいふうしゆ》を注射してくれるだけで、一生そこから出られないようにして置くというだけでしょう。種々《いろいろ》な人達の集まっている病院へなんか行っては、切角こうして隠れている苦労が無駄になります。○○の先生は私にこうおっしゃいました、『これは癩かも知れないけれども、私は大学にいて癩の治療には数年従事し、大勢の人達を治した経験も持っています。貴女のなんか一年もたったら完全に必ず治すことが出来ますから通院していらっしゃい』と言って下さるんです。そして今は少し結節が小さくなって来てるように思っています。先生は大風子油でないヒドノールとかいうのを注射して下さるのです。私は誰よりも○○の先生のおっしゃる事を信じます、あの先生にすがってどうでも癒していただこうと思っています。それにまだはっきりと癩だともいえないと（麻痺の事か？）おっしゃっていらっしゃるんですもの、切角いらっしゃって下さって有難う御座いますが、療養所へ行くことはお断りを致します」とそれはそれはきっぱりと断られてしまった。断られながら「やっぱり学校の先生だなあ」と感心してしまった。

小母《おば》さんはコップに砂糖水を作って匙《さじ》を添えて持って来てくれてしきりに進める。何でも冷たい水なんだそうだけれども、この間にだんだん温《ぬ》るんで行った事であろうと思う。断られた人の前に「愛生」だの「長島案内」だの種々と取り出して並べてから暇乞《いとまご》いをした。病院へ四時に行く筈なのを今日は午後一時頃に行くから、もう一度○○先生と一緒に診てくれと言う。先刻からの小母さんというのは早くに叔母さんに死なれた叔父さんのお家の手伝いで、それにはこの人の病は単純な皮膚病として言いきかしてあるだけだから、診察は病院へ行ってからしてくれとの事で、鼻汁《びじゆう》検査もその時にする事にして別れた。もう正午に近い田圃《たんぼ》のかんかんの陽照《ひで》り道も、風だけは涼しく吹いてくれる、あんなに重い人を一年で癒すんだって！　癩病を幾人も癒した事があるなんて言って！　一日おきに二円五十銭ずつ払うという治療代は、癩治療としては決して高いものではないかも知れぬ、しかし私達にしてみれば見す見す溝《どぶ》に捨てるようなお金としか思われぬが……。優しく言ってくれると思って一途《いちず》に縋《すが》りついて行くのは女の人の心、否、病者の弱い心なのだ。明日を頼み、一月たったら、半年、来年になったらと当てにもならぬ望みに縋って、たった一人の先生だと信じて頼り切って通っているその先生は、私に何と言っただろう⁉ 私は誰が何と言ったって、あの先生を信じていますと言った時に、私には、それでも先生は療院へ行ってくれた方がいいと言ってたとも、罹《かか》ったら治るのが難かしいとも言ってましたよとも、気の毒で言えなかったのだ。私からみればこの女の人の一途さも迷いだと思えるけれども、それにしてもそれほど一所懸命に縋っている先生が、ただの開業医以上のどんな誠心をも持っていないらしく思えるのが、帰り道で無性に腹立たしくなった。病院に戻ると先生の両親らしい方達が上がれ上がれとしきりに進めて下さった、縁の広い床下の高い日本座敷に、植込みの緑がまばゆく映《は》えていたが、私にはもうどうしてもそこの玄関から上がる気がせず、患家へ上がって坐った服だからといって辞退し通してしまった。もう二時に近かったか、知らされて診察所の裏から連れて行かれた。藍色がかった透き通るような単衣《ひとえ》に、結節の上にお化粧をきれいにした女の人が今朝私が坐ってた所に坐っていた。先生もいらっしゃって、看護婦さんが何か油液状のアンプルを切り出した。用意して来た硝子《ガラス》に結節からの塗沫《とまつ》標本をいくつも作った、鼻汁も塗った。窓の所にチール・ガベット液がおいてあったので染色した。少し焦げさせたけれども菌はよく見えた。もちろんまだ新鮮な菌で、注射をし続けた人に見る老廃して顆粒状《かりゅうじょう》になった菌体なぞは見えず、一様《いちよう》に染まった元気な菌が滅茶苦茶に視野一杯に赤くかたまって横たわっている。「おりましょう」と先生がおっしゃって覗いておられたが、「これでも大分よくなっていますよ、元はもっとひどかったのですよ」と言われる。何が標準でそうおっしゃったのか私にはわからないのだが。

注射を終えて女の人が出て行くと、リゾールか何かで治療机の払拭《ふっしょく》消毒が初まった。女の人がまってる筈なので朝来の御厄介を謝して診察口に出た。「どうだったでしょうか」ときく人に「検《しら》べてみましたが、どうもお病気はほんとだと思いますけれどもね」と言うと、「そうですか、有難う御座いました、でも私はどうしてもここで御厄介になる心算《つもり》でおりますから……」「ああそれは結構でしょう、でももし私達でもお役に立つ時がありましたらいつでもお便りを下さい。お力になれると思います」と言って、町角をめぐって乗合の停《と》まる所まで一緒に歩きながらも、女の人は「どうして知ったか誰に聞いたか知らせて下さい、私にも二、三心当たりの人もあるのですが」と繰り返して言った。二、三の心当たられた人達こそまことに気の毒であった。それどころかこの人はもうお医者さんから見放されているのにと思いながら私はそのまま別れた。学校の先生だもの、話したら解ったのかも知れないが……。

　病院に帰って「病気は確実ですが癩療院なんかに行くのはお断りしますと言われてしまいました」と園長先生に申し上げたら、先生は大笑いなさった。そうして「これを縁にして時々手紙を出してすすめるんですね」とおっしゃった。私ももちろんそうする心算《つもり》であったが、一度でも二度でもなお訪ねて行く心も持っていた。ところが間もなく八月になって園内の騒動が大きな新聞ニュースとなってひろがった。私は騒動の中にいて「あの女の人もきっと、それ御覧、療養所なんてろくな事がないではないか」と思ってるだろうと思った。秋も深くなった頃に、或る療養所の医員と村の駐在巡査がある有力者の家に癩かどうか知らぬが、長い年月家から出ない女の人があるがそうではなかろうか、という事がようやく近隣のひそひそ話になり出した事から真偽検診に赴《おもむ》かれたという事、そうしてそこで玄関払いに遭ったという事を聞いたのが、どうもその女の人の生家に帰ってる姉さんの事だろうと思われた。年が変って十二年の三月になって再びその地方に検診が行われた。しかし去年玄関払いを喰った家だけは除外されていた。何分にその家の親戚に当たるのが地方の大有力者であるために、滅多な事をしてへそを曲げられたら土地の政治にも故障がおこる危険があるので、まあまあ今度はここだけは遠慮しておこうという訳であったそうな。しかし何とかして真偽を確かめたいのだと係りの人は言っていた。しかしその際にも、その妹の事は少しも話し出されなかったのを見れば、今なお無事に隠れて近隣の疑惑にはなっていないらしい。しかしあれだけ顔に出てるものが判らぬのは、何事も一般癩知識の低い山深い町や村人達だからである。

三　一通の手紙

四月に入って間もない日に、私は一通の手紙を受け取った。去年たずねて断られた女の人からである。それには先生をああ言って帰してから早くも十ケ月にもなり、その間どんなにしてかよくなりたいと苦心に苦心を重ね、治療もこちらの先生の申される通りに一度も休まず今まで受けており、大部よくなったようには思うけれども全治する事は出来ないと思う。まだこれからいつまで治療しなければならぬか雲でも摑むようなもの、色々考えたけれども、その度に必ず癒る癒ると言って下さる先生の言葉に元気を取り戻しては治療して来たが、今頃になっては果して治るものとは思われない。費用も大分多くかかり、いつまでこうしていても後のち困ると考えられるので、いつか貴女がすすめて下さったようにそちらへでもお世話になった方が良いのではないかと考える。ついてはこれこれの事を知らせてくれ、その上で決心するからという文面で、警察の手を経ずに内密で行きたい事、治療を十分にして貰えるか、治って帰る人があるか、室《へや》があるか、衣服所持品はどの程度まで持って行ってよいか、長島まで行ってからはいるはいらぬを定《き》めてもいいか等、細々と疑問とともにまだ多少の逡巡《しゅんじゅん》を持っているらしい手紙が、心がせかれるから早く返事をくれと結んであった。この手紙を手にして今更に私には多忙な十ケ月であったが、この人はこの一つを思いつめてどんなに考えあぐんだ事であったろうとすまない気がした。それでも考えあぐんだ日の果てに長島という所がこの人の行く手の灯になってくれたのだ――よかった――訪ねていっておいて良かったのだ――手紙を持って園長室に行ったが上京中であられた。すぐにやはり返事を書いた、秘密に来られる事も、所持衣服も、銘仙以上はあっても持って来るなとも書き添えて――。私の返事がつくとすぐにまた手紙が書かれて来た。それには――昨日より先生のお返事のあるのを待ち詫びておりました。御親切なお言葉を真《まこと》に有難く嬉しゅう御座いました。先日より最早心を定めておりますので一日も早くそちらに参りたく、色々身の廻りの取片附けをいたしております。今では多少の希望すら持って行く事ができるように心も落ちつき色々支度《したく》しております――でもまた故郷の事など考えておりますと知らず識らず涙の出てくるのをどうする事もできません、父母には予《あらか》じめ承知して貰っていますので、今は黙って行きます――と書き出して出発の時日の知らせが細々と書かれ、かくと思い定めてはいささかの躊躇《ちゅうちょ》もない筆の跡がかえって涙ぐましめる手紙を受け取った朝は、すなわち彼女が遠い家を生家の父母にすら逢わずに岡山へ向けて出発する日の朝であった。京橋下から船に乗って来る予定の時間は夕方になる、事務官にも前からお話して収容許可になっておったので、すぐに収容所の寝台の用意も、夕方虫明《むしあげ》に迎えの愛生丸の出る手順も整っていた。

四　乗車拒絶

ところがである。まだ内科の診察のすまない正午前の私に西大寺町《さいだいじちょう》から長距離電話が掛かっているといって火のような迎えが来た、診察室から外線電話まで飛んで行く間に一、二通話の時間が空しく過ぎるからである。消毒脱衣もそこそこにまったく心当たりのない電話に噛《かじ》りつくと、「ああ先生、〇〇です」という女の声！　それは夕方船で着く筈の彼女の声である、挨拶なんかしている暇はない。「どうしたんですか」と言うと、岡山まではやっと辿《たど》り着いたけれども京橋で乗船しようとして拒まれ、やむなく、西大寺鉄道でいま西大寺町まで来たところが、ここからの乗合自動車がまた乗せてくれない、ハイヤーも頼む事ができず途方に暮れてると言う。いつもならば迎えの車を岡山まで出す事も何でもないのに、あいにくとこの数日車は故障修繕中で、車を必要とする病者収容は一時延期していた時であったから、私も電話に返事が出来ない。「そりゃ困ったなあ」と言ったまま――「どうかしていただけないでしょうか」と心細い声が受話器の底から訴えて来るのに――事務所へ相談するには駆け出さねばならない、誰もいない医官室につないである電話だから。「一体いまどこでかけているんです、番号を知らせて下さい、相談をして来ますから……」「酒屋さんで借りているんですが……いいんです幾通話になったってかまいません、こうしてまってます」という声がごちゃごちゃし初めたかと思うと「先生ですか?」と言う女の人の声と「モシモシ……モシモシ」と西大寺局のであろうか、交換手の声とがまじったまま切れて、いくら待っても再び鈴《ベル》は鳴らなかった。その間にと私は事務所に飛んで行った、行ったは行っても、さて「かくかく」と訴えても、誰にも名案はないのが当然であった。乗合にもハイヤーにも乗せてくれない病者なればこそ、特別に作ってあるその唯一の車が壊れているのだから……電話が来たら知らせてと頼んでおいての相談ではあるが、なんとも方法がつかない、つかぬうちに掛かってきてくれては困るのである。しかしいつまでもかかって来ぬとしたら、あの娘《こ》はどうなるのかと心配である。

「どうも仕方がありませんね、歩いて来て貰ってはどうですか、それより方法がありますまい、先刻も一時帰省の者が岡山まで帰ったと電話で言ってきましたが、歩いてくる事になりましたよ、荷物はまた何とか明日にでも乗合に頼んで届けて貰ったらいいでしょう、事務としてはそれ以上……」と、とうとう誰かが言った。私にもどうもまったく仕方はなかったのだ、しかし、私としては病院へ無事に収容して貰うまでの道案内をするだけの責任は、去年の夏の日以来あるのだから、このままですまされないのも御承知の事務官にお願いして、向こう岸まで船を出していただいて、乗合でとにもかくにも自分がそこまで行ってみることにした。万々一方法がつかなければ、その時は一緒に歩いて来よう、私はそう決めた。医官室にがんばって弁当を喰べながらまちかねた電話がかかってくると、「川岸の大きなお寺の境内で待っててくれ」と約束をして飛び出した。春もまだ四月初めの吉井河原から吹いて来る風の寒いお寺の境内に群れている鳩を蹴散らして

「境内といっても広うござんす」とお寺から言われそうな広い庭のあちこちを、お堂の高い縁の下まで探し廻った。川原に向いた柵のところの石の蔭から女の人の顔が覗いたのがそうだった。見附けたのと随分重くなったなあと思ったのと一緒だった。これでは岡山まで無事に来たのが不思議である。みとがめられて身許を調べられなかったのこそ天佑《てんゆう》であった。散策の人達がじろじろと見て行く、「こうして人に見られるのが一刻もたまりません、どうにかして下さい、私は生れて初めてこんなつらい目に遭って……」と言う。身をもって隠してくれる伯父さんがあり、きっと治るからと言ってくれるお医者さんもあった。隠れ住んでいた所は癩の知識に乏しい山村であった。治るものならばと物を惜しまぬ父母も勢力のある伯父さんも持っているこの女の人は、今までの病む月日に、病の悲しさ、辛らさはあっても、まだ一度だって身に注がれる冷たく厳しい世の掟《おきて》も冷酷な人の侮蔑《ぶべつ》の眼も受ける事なしに、〇〇の家の子としての誇りは今日までは保ってきたのである。知人の多い親も伯父も万一を思って随《つ》いては来ぬ今日こそ、初めてたった独《ひと》り、親の名も伯父の権力も、もうものを言わぬただ一介の病女に過ぎない立場に置かれて、またその待遇を受けたのだから、その衝動も並々ではなかったのも無理はない事だった。お昼の食事もしないというのに、御飯なんかどうでもよいから一刻も早く病院へ連れてってくれと言う。人通りの少ないお寺の境内ではあるけれども、それでも先刻から遠く近く私達を立って眺めている二、三組の人達はあるのである。私は来る途《みち》では、夕方暗くなってからの乗合になりと迷惑にならぬようにしてでも乗せて貰えるものなら、大変に有難い事だがと思ってきたのだけれど、それだって果して乗られるものやら、さりとて昼食もとらずに胸一杯になっている人に「仕方がなければ歩きましょう、私も一緒に歩くから」とも言えなくなってしまい、どうかしてこの姿を世間の人達の目から少しも早く隠してやりたくなってしまった。こうなっては他力最善の方法はすぐにハイヤーを頼む事である。しかしこの狭い町にそんな特志なハイヤーがあってくれるだろうか、この人が思っているほど問題は簡単に行くまいけれども、それも聞いて見ねば判らない。「それじゃね、車をとにかく探しに行って来ますから、少し待ってて下さい」と言い置いて、歩き初めた背中に、「早く頼んで来て下さい」という声がかけられた時には、まったく泣けそうに困ってしまった。

五　渉る浅瀬

町の中に出て来る事は出て来たが、さてどうしてよいのやら自分で自分に聞いても判らない。療養所の先生が患者だとはっきり判っている人を乗せてくれる車を探しに出かけようというのである。そうしてその人は機会さえあれば癩伝染を叫んで一般の理解を求めている一人である。ハイヤーなんてものは町の横町になんかあるものではないのだろう、ところがどうしても心が重たくて町の中心地に踏み込めない。その中《うち》に綺麗なビュウイックのおいてある店の前に出た、羽根のはたきで車体の埃《ほこり》を払っている、綺麗すぎてとても頼めない、病人を乗せて行くんだから汚くてもいいというのではないが、せめて汚い車ででもあったら乗せて貰えそうな、頼みやすいような気がするのだ。用事ありげに近づいて来た女の影はピカピカ光っている車体に段々と映って近寄りながら横にそれたので、運転手が妙な顔をして振り返って見ている。蕎麦屋の角を曲って少し狭い通りに出ると、ほんとに汚い車が一つ置いてあるガレージがあった。しかしそこへ来てみると汚い車だから乗せてくれるかと心頼む自分の気持ちの汚さと、先方に対するすまなさが、やはり乗せてくれとは言い出させなかった。空車の札を掲げて真正面から来る車があっても私の手は挙がらない。大きな自動車屋の前を通ったがそこはすっかり出払っていてお内儀《かみ》さんがコンクリの上に水をまいて洗っていたのでほっとした。「ああ町中の自動車今日一日消えて失くなれ」である。こんな事をしてては町内にいくら車があっても際限がない、自分が頼んで黙ってあの人を同乗させる事が出来るだろうか、断られたらどうなるだろう？　土佐では警察の尽力で神経癩の婆さんを清潔衣《せいけつい》を着せてハイヤーに乗せて貰った事はあるけれど、今日は自分独《ひと》りで内緒に結節癩を乗せようとするのだ。これがうまく行く事だろうか、うまく行きさえしたらよい事なのだろうか、考えあぐんだ末に鉄道駅の車の所へ行って見ようと思いついた。駅の乗合会社の顔見知りの小父《おじ》さんは、入口に突っ立っていて話しかけるには好都合なのに「虫明《むしあげ》行きは出ましたよ」と、向こうから言われてしまって、胸に一物ある私はもう口がきけなくなった。この小父さんは私が初めてここを通った六年前からの知り合いで、私を長島愛生園の看護婦さんくらいには思っているらしいのである。考えてみると、それくらいは知っている筈の小父さんに「病人を乗せてゆく車」を頼まれた義理ではないのである。そんな事をしたら長島愛生園の威信全滅である、知ってる人もやっぱり駄目であった。仕方がないから「次のまでには随分間がありますね」とかなんとか言いながらそこを出て、広場で運転手がタイヤの所をいじっているのの後ろに突っ立って眺めているうちにふっと「あの虫明まで車一つやって貰えないか知ら」と言ったものだ。その人は汚い油の手を拭き拭き「そうですね、この車は六時半から約束があるんですがね、今すぐなら行ってもいいですよ、お一人だけですか」と訊かれると、もう嘘が言われない。「それがねえ、実は工合の悪い人を連れてって貰いたいの、迷惑はかけないようにしますけど、駄目でしょうか」やっぱりそうしか私には言われなかった。「そうですねえ、そいつあどうも」と言っただけで車に乗り込んでしまった。ガチャガチャやってたかと思うと車はもう動き出している、硝子窓《ガラス》の所から首を出して「今の話はですねえ、ちょっとそこの監督さんに話をしてみてご覧なさい、これも会社のですからね」と言い捨ててもう橋を渡って行ってしまった。やっとの事で切り出してもやっぱり断られた当然の間の悪さに呆然《ぼうぜん》としている私に「オーライ・オーライ、バック・オーライ」という女車掌の声がして、会社の大きな図体《ずうたい》の乗合定期車が背行《バック》して来たから嫌でも会社の広場を歩き出さねばならなかった。こんな事を言っては乗せてくれる車がありっこはないのである。病人だから病人だと正直に言って諒解して貰うなんて事は無理だった。そうしてそんな事を言って頼んでいる私自身が医者だという気持ちがあるからこそで、もし私が病人の身内の者だったとしたら、そうして車を頼んだとしたら、どんなに重い人だってこうは言って頼みはしなかろうと思うと、私は私のあまりに自己的な個人的な良心主義が悲しくかえりみられるのであった。時計は五時をもう廻っていたろう、早く車を頼んでと言った人がどんなに待っているかと思いながら、幾度か行き戻りしてやっとタクシーの看板のある家に、あまり腹を立てそうもない運転手さんが車に乗って雑誌を読みふけっているのを見つけ、思い切ってまたはいって行った。「ちょっとお願いがあるのですがねえ、あなたの所で虫明までの病気の人を連れてっていただけないでしょうか」虫明までの病気の人と言えば、このあたりでは判るのである。「そうですねえ、家じゃ絶対にそういう人を乗せる事はしないんですがね」「そうでしょうねえ」話はこれでもう行き詰まりである、こんな人に車が横に押せる筈はない。「どこかに乗せてくれる車がないでしょうか、御存知ない？」とまた訊いた。「さあね、今頃は警察がね、とても喧《やか》ましいので、病人を承知で乗せる車なんてありゃしませんよ、そういう病人ならすぐこの先に署がありますからね、そこへ行って相談して御覧なさい」「警察に車があるの？」「いやありゃしませんがね、署から長島の病院へ電話をかけて貰うんですよ、そうすりゃ病院から迎えの車が来てくれますよ、九十九号ってとてもでっかい車ですよ」と親切に教えてくれた。「それがね病院へも頼んだんですけれど、その車がいま壊れて修繕中なんですって、だから、歩いて来いって言うんです。けれども、ここから七里もあり、それも出来ないし、乗せてさえくれたら清潔な布を持って来てるから、それに病人を包んで手袋もさせて、決して車に触らないように、迷惑はかけないようにするつもりなんですが、私もどうしても連れてってやらねばならないんですけれど、もう先刻から町中歩き廻っても頼めないで困っているのよ」しばらくの間だまっていた運転手さんが首をあげて「それじゃあね、この先を右に曲って××につき当たると○を商ってるそばに小さな車があります、あそこへ行って聞いて御覧なさい、よく虫明へ車を出すようですから、ひょっとしたらやって貰えるかも知れませんよ、少しは高い事も言うかも知れませんがね、しかし何ですね、頼むにしても病人だって言わん方がいいですよ、警察で叱られたとしても知らないで乗せたんだと言う分にゃ文句はありませんからね」と優しく教えてくれたのである。車の横にいてこの言葉を聞いてて涙が出て来た。私はここでこの人の言うように教えられた浅瀬を渉《わた》ろうと定《き》めたのである。ピョコンとお辞儀をすると大急ぎで町へ走り出した。教わった店はすぐに解った。奥の狭い所に中古の車が一台ある切りである。「虫明まで二人乗せてっていただきたい」とびくびくしながら言うと「へえ」と言って「ちょっとお待ち」とよそへ出て行った、しばらくして帰って来て「行きましょう」と言ってくれた。後三十分くらいして来るからと約束して一散に駆け出した、駆けながら洋品店に寄って粗末な手袋を求めた、煙草と薬品を売ってる店で一寸五分巾位の繃帯を三巻買ってポケットへ押しこみお寺へ飛んでった。待ちくたびれていた人を街路の方へ連れ出しながら「やっと頼んだハイヤーだから顔を繃帯しましょう、巻いてあげますから」と言ったら、そんな事をするのは嫌だと言うので、困ったけれど、また繃帯をポケットへ押し込んでしまった。まだ日暮れには間があって顔は目立つので連れ立って川沿いの寺から片側町並み道にかかった所が、女の人が四、五人立ち話をしてたのが、話を止めて一様にふり向いてまじまじ眺め出した。私の蔭になるように歩いて行くのだけれども、どうも目に立つ、そうしたら女の人が「やっぱり繃帯をしましょうか」と言ってくれた。してくれれば助かるのである。川端の人のいぬ石段の下に下りて私の乏しい繃帯学で目を片方出しただけで顔中包んでしまった。新らしい繃帯の白さは目には立っても清潔だから私はとても安心したが、にわか盲になったので手を引いて歩かねばならない、もちろん手袋もしている。こうして橋際の土蔵の蔭に待ってて貰って車を呼びに行き、駅から荷物も受け取ってきた。車を停めて貰って私の外套をきせ、すっかり包んだ病人を大切に車に乗せ得たのは、まだ外は明るい六時すぎ——二人を乗せた車は長い長い橋を音もなくすべって長島へ向かってくれた。

六　告白

いつもの船つき場に着き、車が帰ってしまうのを待ちかねて偽《に》せ繃帯を解く。ちょうど愛生丸が来たので船首にのせて貰うとそのまま桟橋《さんばし》につけて貰い、崖下道を治療室へ、ほんの三、四人しか知らない中《うち》に収容は無事に終わった。園長先生はまだお帰りがなかった。病歴は私が呼んで記録した、その時にも家族歴の記載事項として「家におられる姉さんは病気なのではないか」と聞いて見た。「いえ違います、姉は梅毒です。どのお医者さんの診断も同じです、病気は私だけです。私の家には代々こんな事は無かったのです」とはっきりと、きっぱりと、否定された。何の先生が梅毒だと診断を下した病状でも、私みたいな馬鹿正直な、悪い事でも真実《ほんとう》の事を言ってしまうような妙な医者がみたら或いは本病を診断するかも解らないのだが——、しかし追及する事の出来ぬ事だからそのままペンは他の記録事項を追うより外なかった。

五月になって私は少し長い旅をして、帰ったのは中旬をすぎていた。治療室に出て二日目にこの女の人が戸の外に待っていた。「どう？　もう馴れて？」ときくと、私の帰るのを待っていたとて言い出した事は、「ここに来て病気の種々《いろいろ》の様子の人達を見て、私の姉も病気じゃないかと思うようになりました。とても不自由な体になっていますけれど、こちらに入れていただけたら姉も幸福だろうと思ってお願いしたいのですけれど」と言う。「そう、あの梅毒だと言われてる姉さんの事？　随分梅毒もひどくなってると本病と区別のつかぬ事もあるのでしょうから、唯それだけの話で私が一人で引き受ける訳には行かないのです。けれども……。収容してから病が違ってたという事になると戻るのも大変な事になるし、お家にも気の毒な事になりますからね、しばらくまってて下さい、一度園長先生にお話してみますから」「いいえ、間違うような事は決してありません。家でも急いでいますので入れていただけるようならすぐに私、家へ手紙を出しますけれど」と言う、昼の食事に出た時に園長先生に「この間の○○が姉が本病だと今日私に申しました、ついては収容してくれと申しますのです、何だか急いでいるような工合です……長い間梅毒と言われていた訳だったのですが……」と申し上げると「一つ、行って診《み》てやったらどうです」とおっしゃった。直接に診て真実癩の診断を置いた上ならばと、私は再び旅支度をして、その人の家への道をもくわしく聞き、家へもその由を女の人から手紙で知らせて置いて貰った。

七　秘かに村へ

ヘレンケラー女史が岡山市で講演された翌日の一番列車で発った。田舎のゴトゴト汽車に乗り換えて貨物列車に一緒につながれて川沿いに上って行く。渓谷の新緑は美しい。汽車を山の駅で下りて細い道を街道へと橋を越える、広い河原の草原に牛がねそべっていて、鶏と犬が一緒に遊んでいる。山村の昼は静かで、こんな山の村では見馴れぬ洋装の女なんかが通ると、何者だろうかと思うとともに、誰の家へ行くのだろうかという事がすぐに問題になるのだろうと思えるので、なるべく村の小母《おば》さん達には頭を下げぬ事にして、一枚の紙を頼りにきょろきょろと歩いて○○村への山裾《やますそ》に出る。山道を登り雑木林を抜けると、もう家もまばらに南を受けた山の斜面に点在してるだけで、田植えにはまだ早い山の水田には、なずなや紫雲英《れんげ》が花すぎてはびこっていたり、ゴボゴボと水が落ち込んでいるだけだ。庭先の道に手車を置き放しで、薄暗く障子を閉め切っている家の土間に声かけて、〇〇さんの家を聞いた。そうしたらそこを廻って山へ登って私の家の裏から行ける、と丁寧《ていねい》に教えてくれて「あそこの白い塀のお家が御親類なのですよ」と指してくれたのは白壁をとり囲《めぐ》らした瓦屋根のこの辺りには眼に立つ家、街道から見上げて山の上にお城のように輝いてこの村に君臨しているのは話にきく伯父さんの家なのであろう。きんぽうげが咲き、茅花《つばな》がまだ呆《ほ》うけない山沿いの芝草みちをとっとと行く。この道の行く先がその家の入口に突き当たるというのだから安心な道である。田舎《いなか》風の荒壁の二階造りの細長い建物があって、その真ん中がくり抜いたように作られて門になっているのらしい入口をくぐった。入口はすぐにまた別の建物の壁に突き当たって左右に岐《わか》れる、左に折れてみると門内の空地に筵《むしろ》が干されてあり、ひっそりとして人気《ひとけ》はなく、猫も鶏も横切らない。「ここかな」と右手の少し高い閾《しきい》の障子戸の重たいのを押すと内の土間は田舎家らしく広く取ってあって、人の気はない、「御免下さい、御免下さい」二度三度声をかけてみても、土間からの上り口の障子戸も立て切ってあって土間も暗い。しばらくしてから表から六十歳くらいの男の人が野良姿《のらすがた》ではいって来た。お父さんかどうか分からないから、念を押してから名刺を出した。「〇〇子さんからお話がありましたので参りました」と言うと、おっとりと静かそうな人であったがあわてて「どうか上がって下さい」と言ったままどこかへ消えてしまった。またしばらくして障子の奥で足音がして優しい小母《おば》さんが上がり口の障子を内部から開けてくれた。お母さんなのであろう、今まで働いていたらしい襷《たすき》を外したまま胸にかけている。座敷に通り抜ける室《へや》はすっかり畳を上げて茣蓙《ござ》を敷きつめて春蚕《はるご》の匂いが籠《こも》って暗かった。三眠だという蚕《かいこ》はまだそんなに大きくなく、うすぐろい色も抜け切っていなかった。

八　旧家の歎き

墨絵の竹を画いた襖《ふすま》に囲まれた奥の座敷に通されて待っていると、先刻のお父さんが野良着を捨てて廊下の方からはいって来られた。縁側の障子際《しょうじぎわ》に固くなって坐っておられるお父さんと差しむかって言葉がない、「御厄介な事をお願い致しましてまことに何とも……」と手を膝の上に揃えてうつむいたままお父さんの言葉がと切れる、「姉娘が病気になったのはもう十年あまりも前の事で随分多勢の医者にもかけたけれどもどの先生も梅毒だと言われて、その手当てばかりして月日が経ってしまい、誰も気にも懸けなかった。ところが数年前に妹に病気が出たので、こりゃ、たちの悪いものではなかろうかと初めてあわて出したような訳でして」とお父さんは正直に、そうして、とても面目なさそうに少しも顔を挙げずに言われているのである。「長い間家にこもり切りで嫁にも出さず、働いてもおらぬというので、どうやら近所の噂さにも立ち初めたと見え、昨年の夏（十一年）県のお役人やらお医者さんや駐在の方が一緒に来られて病気の診断をするから、どうでも病人に逢わせろと言われたが、私としても見せて万一公けになり、病気じゃと言われたが最後、一家一族の取り返しのつかぬ傷になります事ですし、私でもう三十五代も続いて来ているこの家に、私の代になってかような汚名《おめい》を着せねばならぬ事がなんぼうにも辛らく、こりや、まあ、どうしようかとお巡《まわ》りさん達を前において苦しんだ末、お断りする訳にもいかぬが、所詮《しょせん》みせねばなるまいがと、裏からついそこに親戚がおりますのに相談に駆けつけたところ『どんなにしても見せたらいかん、家に入れるな』と言いますので、私も梅毒じゃからと言い張って、さんざん争った末に帰って貰い、昨年はそんな訳でどうやら診《み》せずに逃れて参りましたが、ついこの間の新聞に六月には県の被疑患者の検診が一斉に行われると（予防週間の事）書いてあったので、これはまた県から来られて再調査をされるに違いない、去年一度はとにかくああして一時逃れはし得たれど、二度目の今度はどうでも逃れられる事ではあるまい、踏み込まれたら癩と言われるは必定《ひつじょう》ながら、そうなっては先祖に対しても、本家に対しても、何の顔がむけられよう、世間にも面目ない、この上はかねがね○○が御厄介になって安心してお世話になってると言って寄越す病院に一日も早くお預りを願おう、そうしたならお役人が来られてもおらねばそれまでの事、どのようにでも言い逃れはつきますゆえ、どうかその調査の初まらぬ前にお願い申したいと、勝手ながら急いで娘に相談してやりました訳で、まことに……」とお父さんは、なお低く首を下げてどもりどもり辛らそうにこれまでの経緯《いきさつ》を話されるのであった。お父さんの深い苦悩をとても慰める言葉はないけれども「どんなにかお困りでございましたでしょう、そういう御事情で御座いますならば必ず内密に御安心の行きますようにお預り致します。しかし一度御本人に逢わせていただきたいのですが」と言うに、お父さんは二膝三膝後ずさりながら「まことに申し訳ありませんが、どうぞ一つお願い致します。随分酷《ひど》うなっておりますそうですが、実は私もこの頃の様子は少しも存じません、これに任せ切りで、私はもう何年にも顔さえ見た事がありませんような訳ですので」と言う。お母さんが無言で立って障子を開けてくれた。障子の外は廻《めぐ》り縁《えん》、庭を隔てて左の一段低い所に、大きな土蔵が建っていて、ここから見下ろされる筈の山裾の景色をさえ切っている。廊下の右手に一枚板戸がたててある処《ところ》にお母さんは立ち止って、その鍵をはずして板戸をあけると、そこにまた鍵の手に廊下が現れ、それに歩み出すお母さんに随《つ》いて行くと右側の明るい室の障子を開けてくれて「どうぞ」と言ったままお母さんは退《ひ》いて行かれた。この室は前方の土蔵に被《おお》われて外部からはまったく覗かれないようになっている。前もって話があったのであろう。室《へや》の中の女の人は静かにこっちを向いて坐っていてお辞儀をした。年の頃は三十歳を越えているのであろうが、挨拶をする手も顔も痛み果ててまさしく癩も末期の重症であった。鼻もまこと知らぬ人は梅毒と思うであろうように欠け落ちて凹み、耳朶《みみたぶ》も傷にいたんでないに等しい、膝つき合せて見せて貰う両眼ももう殆どかすみがかっている。この室に隠されて十余年、室はお土蔵ざしきの造りで、反対側に土蔵の漆喰塗《しっくいぬり》の窓が開いてそこからは頂きに近い山の緑が光って見える。この裏山を滅多に通る人もないのであろうし、あったとてこの窓の奥に、室の隅にこもりいる女人を覗《うかが》い見る事は難しかろう。廊下の障子際に小机が置かれて数冊の本がきちんと並べられてある、どんな本かとのぞいて見るとみんな歌集であった。まあ歌をなさるんですか、と言うのに「いいえ、もう眼が悪くて読めなくなりまして」と答えてくれる声も、咽喉《のど》を冒された者の嗄声《しわがれごえ》である。言葉の少ない静かな人であった。ほんとうにこれが間違いの癩であるならば、どのようにお父さんは嬉しかろうものを。

家名《いえ》の恥ぞと隠しおく娘《こ》の重り行く病のさまは親も知らぬかも

手当てさへおろそかにして重症の人住む室の畳よごれゐつ
十余年隠れて病友《とも》が流したる涙の跡の壁の汚点《しみ》かも
運命をかくれ泣きつゝつぶしたるこの眼はあけてやるすべなきか

おとなしく隠れ住む人は何事も親まかせ、出掛ける日も、何もかもお父さんと相談して定《き》めることにして、傷から出る汚れが畳に喰い入っている淋しい室を出た。桟《さん》のかかっている板戸の所にお母さんが待っていて、消毒薬を出してくれた。再び戻って来る室の中にはお父さんが前よりかも面目なさそうにして坐っていて、「ひどくなっておりましたろう、まことにお恥しい事で何とも……いままで、代々の間一度としてこういう事はなかったので御座いますが、私の代になりまして一人ならず二人までもこんな面目のない病をだしまして、親族一統は更《さら》なり、先祖に対しても、よそ様へも顔がむけられませぬで……」と、お父さんの歎きは綿々として家名に、一族の名誉に、また世間の手前にかかわる苦悩であった。見受けた所は優しい気の弱そうなお父さん、もしこのお父さんが家も名もない貧しい家の親であったなら、家とか名とかいう邪魔な物が何一つ親子の間の情愛を遮《さまた》げなかったとしたら、素っ裸な親と子との愛情だけがすなおに流される事の出来る境遇に生れておかれた親と子とであったならば、どんなにかやさしく身をもって病む子を被《かば》う親であったであろうものを、生れまじきは家柄、負うまじきは家名ぞと、しみじみと私も悲しかった。「そんな事ありませんのですよ、癩が出たからとても何にも判らなかった昔は仕方がありませんのですが、今日では癩菌というものも見つかって間違いなく伝染《うつ》で起るという事も判ってきていますし、また伝染る病気なればこそ療養所もできたり、私どももこうして隔離をおすすめに上がるような訳なのですし、伺えばあの方の幼な友達で早くにこの病でよそへ出られた人もあるとの事ですから、そういう所から伝染ったのかも知れませず、うつればこそ何十代無事に続いたお宅にも病がおこり得る訳なのでして、貴方様《あなたさま》のようにそう一途にお考えこみなさっては……」と私は思わずこんな大人を相手に説法をやり初めてしまったけれど……お父さんはただうつむいて「ハイ、ハイッ」と返事をするだけでどこまでも悲しい、痛ましいお父さんであった。お母さんは目に袖口をあてていたけれども、言わず歎かず、十何年かの忍苦の心は静かにそうして強そうに見えた。

九　開かれた扉

十余年の悩みに涙は涸《か》れたのか、泣かず、歎かず、つつましくいるお母さんが熱い紅茶を入れてきて下さった。患家では、殊《こと》に大勢で訪ねる時などには、茶を出されても遠慮をして来るのがいつもの習慣ではあったが、この悲しいお父さんとお母さんとしかいない山の家の座敷で、私が辞し去った後に、一つ残される口もつけない紅茶茶碗がまたしても二人を淋しがらせる事だろうと思われて、両親の歎きも病む娘等の涙も凝《こご》った紅い色かも知れぬ、その熱いお茶を、私は静かに飲み干した。弟に当たる子供達もあるとの事だが、皆姉の病ゆえ遠くに出でて、病む娘を隠しておく朝夕には下男をやとう事もせず、山の中に親二人が住むには広く淋しすぎる家に飼ってる蚕は、ほんの十グラム掃《は》き立てただけの慰み仕事だとは言っていたけれども、それでも給桑《きゅうそう》の時間は定《き》まっている事であろうから、長居をしてはと、私はお父さんの「連れて行く事の出来ぬ重症ゆえ迎えに来て貰いたい事、山村の人達に知れないように夜中こっそりと出したい事、夜十時まで附近に工場があって山裾村《やますそむら》にはそのための人通りがあるから、その時間後にきて欲しい事、検診の初まらぬ前に一日も早く」という事の、一切を引き受けて、定めた時日はすぐに通知する事を約束して辞した。降りの道は早い、どこの家へ行って来たのかもう判らなくなる道まで一散走りに下りてきて、この次に迎えに来る時にどこに車を停めておくべきかを考えて、川に向かって板塀の長いのがつづいている学校の塀のあたりが一番夜は暗かろうなどと考え、見取り図などをとり、街道を通る乗合の待合所へ来た。この家のおかみさんは、いま昔風の脚をひろげて立てる鏡立ての前に坐って髪を結って貰っている最中、結って貰う髪も髷《まげ》か何かであろう。鏡の中で「○○方面行きはたった今出ましたよ」と言う。「しかし、汽車へ乗るならばいっそ、この丘を突っ切って山道を行かれれば停車場が近い、多分急げば今からでも間に合う」と丁寧に道順を教えてくれるのも鏡の中の顔で、土間からはその背中が斜めに見えるだけだ。教わって再びもどる橋から村落への一本道をどんどんと駆け出した。十分も駆けたら汗びっしょりになってしまって、スワガーコートを脱ぐような暑さになった。撮りもしない写真機が右の肩に、スワガーを左肩の上に引っかけて大股《おおまた》に歩いて行く。見知らぬ村の初夏の野の道、スワガーの下の袖は短い、吹いて通る快よい野の風いっぱいに、大手を振って男みたいに闊達《かったつ》に歩いて行った。道はいつか崖の登り道となって山の中に入り、色々な樹の若葉がつやつやと陽《ひ》に光る。人の通らない左手は山、右手は崖の間の一本道、身も軽く心も軽い、私は嬉しかった、ほんとうに嬉しかった。今訪ねてきた家の病気の娘も、あのお父さんも悲しい、どこまでも気の毒だと思う想いは陽の照らす道に出たとても変りはないのだが、しかしやっぱり嬉しかった。お医者さんもお巡《まわ》りさんも断わられてしまった家を、私がとうとう訪ねて病気の人を診《み》たというような満足の嬉しさではない。あんなに去年も今年も、あれだけ苦心をして妹を病院へ連れて来てさえも、私が幾度か訪ねても、家の恥ぞとひたすらに絶対否認をしつづけていた病気の姉さんの事、それが教育ある妹が病院に住んでみてから、たった五十日の中《うち》に、そこが自分達病者の住むべき所である事を、自然に納得させ、ついに十余年の間、病む娘を隠していた親の心をも解かしめて、その姉をも療院に預けようとするまでになってくれた事が嬉しくてならないのだ。もちろんお父さんには去年の門前払い事件におびえ、今度の再検診を恐れる心が山のようにあったにしても、もしあの妹娘が療院に来ていなかったとしたら、療院の事情が判らなかったとしたら、たとえどんな事があっても療養所に寄越そうとは夢想だにしなかったに違いない。それだのに、それだのに、叩いても、圧《お》しても、なだめても、お巡りさんも、お役人さんも、どうする事も出来なかったあの山の上の堅城は、内から開かれてしまったのだ。お母さん自身があの境の戸の鍵をあけてくれたではないか。これが私にはとても嬉しかったのだ、私がお父さんを説き、姉さんをすすめたのではないのだ、「来て見ればわかるんだよ、来て見さえすればどんな所か判るんだ」と私は独り言を言いながら山のトンネルにさしかかった。

それから数日の後、もう故障も直っていた車は、夜の十時過ぎ、〇〇川の渓谷の橋畔に雨の降る夜をひそかに土蔵座敷を脱《の》がれ出づる女の人を待っていた。真夜中を駆け通して来た人の収容が無事にすんだ頃に、島にもまたこの女の人の上にも、ほのぼのと明るい夜が明けかけていた。対岸まで送って来ながら、人目に立たぬようにと、私に手紙をかきのこして急いで帰ってしまったお父さんの心は悲しい。

お蚕《かいこ》はもう上簇《じょうぞく》してしまった事であろう、それにしても紡《つむ》いで着すべき娘も手離して、十余年隠しつづけた娘ゆえの気の張りも今は失くなしたであろう父母の、山村の朝夕はどんなであろうかと想いやられるのである。

病むる娘等《こら》を預け終《お》ほして山村に父と母とが淋しくも居む

（昭和一二・六・二〇）

阿波講演旅行の歌

阿波の国の女学校講演に赴きて

四国第二番札所《ふだしよ》の裏山みちを街道に出て少し行くと、右側の草の中に二つ三つの墓標がおきすてられたように立っている。その中の一つの五角形の墓石に「卍四国遍路　俗名権六　文政八酉三月十三日病死」と刻んだのがあった。四国遍路必ずしも病者ではなかったかも知れぬが生国も知らず、姓も言わず、独《ひと》り四国に死んで行ったであろう一人の遍路に、手向《たむ》けの墓を建てたは阿《あ》波《わ》の国人か、または遍路行をともにした連れの人かと、心惹《こころひ》かれて立ちつくした。

　草畦はきて行かましものを千余年の病友《とも》等のみちを靴にわが踏む
鈴ふりて病友《とも》等が行きし阿波の国の番の御寺に我もぬかづく
南無大師番の御寺の逝く秋に独りし立てばすむこころかな

徳島県知事閣下に園長先生の書状を持参す

知事室の赤き絨毯《じゆうたん》の一とところ毛ずれし所に我も立ちたり

学校に行く子等通ふ河原の枯れ草原に霜は白しも

細やかに水しわよせつゝ流れ行く吉野川水に陽の透り見ゆ

汽車汽船車に酔はぬ薬ありと看板かゝる阿波の港場

田じまひの藁《わらた》焚く煙地を葡《は》ひて阿波の大野の黄昏《たそが》れにけり

三好高女にて

外套を脱ぎて感ずる山の町の空気の冷えの身にこゝろよし

山の町の朝の大気を震はせてまづ告ぐるなり日本癩多しと

語り終へて軽ろきめまひを感じたり足踏みしめて階段を降る

徳島高女にて

病者等にやさしかりにし阿波人の裔《すゑ》の乙女かこゝろ親しも

心燃えて言ひつぐ我は乙女等が板の間に坐せる事忘れゐつ

居ずまひをたゞす乙女等に大御母の御歌誦しつゝ涙にじむも

映写準備に就く乙女等の行動の敏速なるは見つ丶うれしも
笑みあひて別れし阿波の乙女等に末たのまる丶想ひなりけり
阿波の野に祖国浄化に結ばれて名知らぬ友を得て帰るかな

（昭和一一・一一・三〇）

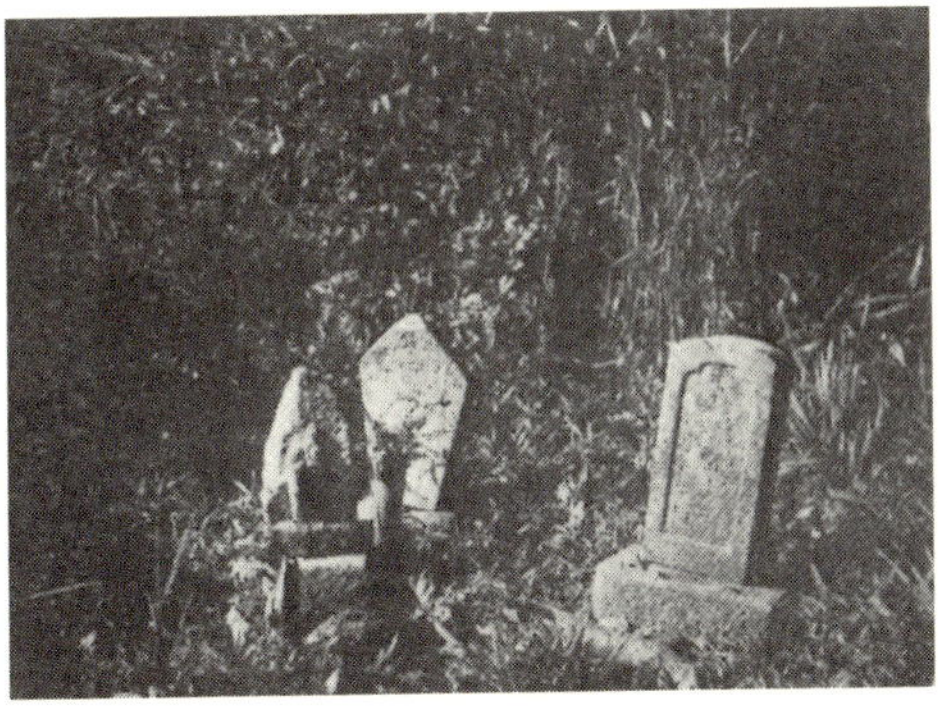

四国第二番札所近くの草むらに置き捨てられた墓標

小島の春（その一）

一　瀬戸の小島にて

瀬戸内海の一つの島村に癩者があって、村中を横行して誰憚《たれはば》からぬし、部落民も血統という考えの下に何とも思っていないが、その癩者の児は他部落内の小学校で排斥《はいせき》されているという状態を憂《うれ》えて、島の校長さんから愛生園に御相談があったのは四月の半ば頃だった。光田園長の御命令で検診に赴《おもむ》くこととなった。何分笠岡港から六里の海上で、もう県境に近い周囲が七里程の島、救癩問題にも今までまったく無縁の土地ゆえ、まず村民に浄化の思想を吹き込み理解させた上でないと、検診も収容も難しいかも知れぬとの考えから、救癩宣伝の映画や「愛生ニュース」のフィルムなども取り揃える。電灯は自給自足で、やっと活動写真の「モーター」が廻る程度なそうだ。同行は分館の細田氏、県との交渉も終って、衛生課からもどなたか行かれて尽力して下さるという事になった。

いつもよりかも寒さの続いた今年の春は、まだ島の桜も散り初《そ》めていない朝を、眼醒時計《めざまし》にうながされて起きる。

しまらくを旅立つ朝の島山のさくらに鐘はなりとよむなり

園長先生の御家に御挨拶に行ってびっくりした。昨夕の県庁からの返事を申し上げるのを忘れていて、まったく独《ひと》り合点の出発をする所だった。冷汗三斗の粗忽《そこつ》をお叱りになるどころか飛び出した私を追いかけて来られ、園長先生が南島村長や学校に電報をうつ事を心配して下さった。「三つあるというその大きな部落で、みんな講演や映画をして来てもよろしいでしょうか」と伺ったら「それは県から一緒に行く人や島民の熱心如何《いかん》に依る事だ、そう出来れば一番よい事だが、何分離れた島の事ゆえあせらないで三、四日はかかる心算《つもり》でいなければ――」とおっしゃって朝早い桟橋に見送って下さるのであった。春の朝の陽《ひ》の中にニコニコと立っていて下さる先生に「行って参りました、結果はかようかよう、と喜んでいただかれるようならいいけどなあ」と思いながら朝霞《あさがすみたなび》棚曳く邑久《おく》の山々の裾をめぐる。

ちょうどお大師様《だいしさま》の日、邑久の村々は朝早くからの邑久郡八十八ケ所の札所《ふだしょ》をめぐる大師様詣《もうで》の善男善女が畑道を沢山につれ立って来る。手甲脚絆《てっこうきゃはん》の人も菅笠《すげがさ》の人も手拭い被りのお婆さんもあった。春の陽を浴びて菜種花《なたねばな》咲く野の道を、れんげ、たんぽぽの咲く道を、うち群れて農閑期を信心にと出掛けて行く人達の顔は皆はればれとしていた。村々の角にはこれらの御詣《おまい》りの人達をこれも信仰に由《よ》る御接待《おせったい》のお茶飲み場やお菓子の席が設けてある。

うち群れてげんげ花咲く土手こえて大師詣でに人行くらしき

旅に立つ心、旅をする心は、人のこころに、何かしら純真な潔《きよ》めを与えてくれる、ましてや「南無大師遍照金剛《なむだいしへんじょうこんごう》」と唱えつつ信仰に立っての遍路行《へんろこう》は、千百年のその昔の日にも実に醇化《じゅんか》された有難いものであったに違いない。自動車の中でいまの人達が新しい事のように言い騒いでいる「ハイキング」という事を、千年も前にお大師さんが信仰の中にとり入れなさったのだなあと思って見る。

○○駅で同行される県庁の草野さんに初対面、結核の事に関係が深い方なのだろう、「結核に関する知識」という本を読んでおられた。笠岡で下車、指して行く南島はこの警察署の管内なので、署からも誰か行かせましょうと言われるままに署長さんに御目にかかる。島の検診に同行するようにと喚《よ》ばれてきた衛生主任さんは、南島検診は署長さんと同じく初耳であったため、多少の気持ちの上の行き違いがしばらくの間、会話の中に続けられてしまった。署長さんは「県下の患者には特に便宜を計って下さるという事は実に結構な事だ、映画も持ってこられたそうだが、南島で映るかい」と主任に聞かれた。「あそこはどうも電灯とは名ばかりで電圧が低いのでどうですかなあ、この間の生命保険の宣伝映画の時は変圧器を持って行ったのでよく映りましたが、選挙粛正の映画はめちゃくちゃでした。それにしても検診も映画の事も、何も島の駐在から言ってきておらんのですが」と、主任は自分の立場として孤島の癩戦線の異状を知らない事を恐縮されて再び言われた。映画講演をついでにして来る事はまったく私達の考えであって、先方の注文でも予期してる事でもない。できるならば滅多には行かれない孤島に、救癩浄化の思想を吹き込む絶好のこのチャンスに、検診行をして百パーセント有意義なものにしたかった私達の希望なのである。「それは駐在の方は御存知ございませんでしょう、私達の今日の出発も実に急でして、電報も今朝打った様な訳で、島でもまだ知らないくらいでしょうから」主任さんの知らないのも、駐在の方をもとりなす心算《つもり》で言うと「お互いに管轄というものがあるのですから、管内の事は署長に任せて、よろしくやって貰う方が仕事が楽です。それが顔を立てるというものです」と草野さんがおしえてくれた。私はもうそんなどころではなかった。電圧が低くて映画がうつらぬこともあるという電気が心配になり出した。何《ど》のくらいの電圧かと聞いても判っている人は誰もいなかった、百ボルトはあるでしょうと誰かが言う、それだけあればうつらぬ事はないのだが……。警察の電話で外のお巡りさん達が心配してくれて、細田さんと相談してはあっちこっちの電気会社や、映画常設館に交渉しても変圧器の融通《ゆうずう》がつかない。初めからそうと判っていれば用意に手ぬかりはしなかったのだが……。県庁のある市まで引き返すことも考えて見た、細田さんは「十六ミリ」だから大丈夫だと思うと楽観していた。こんな事をしている間に、今朝のあまりに暖く晴れた空がかげって来て寒さも増せば雲も下りて来た、心もとない天侯の変りようだった、町を越え線路を越えてともかくも出発。

二　島の雨

沢山の船があっちこっちの浮桟橋《うきさんばし》の左右に横づけになっていて、四国通いの船もある町の港は賑《にぎ》やかであった。これに乗るのかと思った大きな船は通り抜けて、またその先の小さい船が南島へ行くのであった。種々の物が積んである船だった、野菜やうどん粉やお米の俵《たわら》やら、また一つの箱の新聞紙が破れてその中に油揚げが何十枚か揃えて置かれてあるのが見える、その上に荷物を置いた。

船が出て行く港の附近は大小の島々が沢山に散在してとても美しい。島々は桃の花盛り、菜の花は黄に、崖には木の芽が萌え、それを点綴《てんてつ》して紫つつじが咲いている。絵であり、詩であり、それ以上である。この辺は神武天皇の御東征の船が着けられたと古い伝説に伝えられる所、この先の小島には行宮《あんぐう》の遺跡もあるという。大小様々の形をした島々が飛び飛びに配置され、順次に沖に伸びて行っている。その先は内海の最も美しい風光と称されている塩飽《しわく》諸島につながる海である。波はわりと穏やかであったが、曇り陽を透して海は鈍色に光る。肌寒い船の舳先《へさき》に立って行く手をみている足の下で舵機《だき》につながる大きな鎖が、ゴロンゴロンと音を立てて行きつ戻りつする。船長さんと仲よしになって、早速おしゃべりをする。船長室といっても船のへさきの二、三尺しかない所、船長の頭の上の天井には、石鎚山の守護札と、丸金と金紋うった琴平《ことひら》神社の海上安全のお守り札が掲げてあった。生き死にを波に託して舵をとる船長は、真っ黒な顔をして、島の話をしてくれた。「そういう病人は白砂島にもおりますよ、山の上で水蜜桃を作ってる人と聞いて行けば判ります」と教えてくれた。血統だと思っている南島の人達も、気持ちが悪いからという意味で、白砂から来た水蜜桃は買わないという。しかしここでは買わなくとも、仲買人の手に渡ればどこかの町で売られているに違いない、できればその島にも行ってみよう。「おじさん白砂って遠いの」「なに遠かあないですよ、南島の隣の島でさあ」話題の島々が目の前に現れて来た頃には、油を流したような海の上にぽつりぽつりと雨が落ちてきた。

いまにも大降りになりそうな暗い雲の低く垂れた南島の富浦という港に船が着いた。南島や白砂島は有名な花崗石《みかげいし》の産地、山の上や、海岸の岩があっちこっち採掘されているのが見える。大きな石が山のスロープを独りでにすべり落ちて来て、真っ白に砂埃《すなぼこり》を立てて海岸に停まったのが見える。ハッパの音が聞こえる。それくらいだからこの港の船つきの桟橋は双手《もろて》をひろげたくらいの大きな切り石が防波堤から斜めに海の中に長く沢山につまれ、幅四間くらいの頑丈な船着場を作っている。石と石の間には細い石がつめてある、水がとても綺麗な港であった。どこに乗っていたかと思われる程多勢の人がどやどやと下りた。船長は積んだ筶の長い赤い行李《こうり》がみつからないと騒ぎ廻っている。子供を負った小母《おば》さんが買って来た米包みを忘れたと取りに戻って来る。船に乗って米を買ってくるという事は不思議に思えたが、仰ぎみる島はただ石山、石山のてっぺんまで切り拓《ひら》いて作っているらしい畑の青いのは麦か、米は一粒もできないという。この島では日常品はすべて笠岡町に仰ぐ、船に乗って何でも買いに行くのだそうな、船賃は片道三十五銭、なかなか大変な事である。チーンと音がして誰かが落した銭が桟橋の間に転ろげて落ちてしまった。海岸の石と違ってどうする事もできない。三、四人石の上にかがんでからくっている。私達の指して行くのは癩者がいるという金浦の部落である、船はまた出発して岬一つ西へめぐった所で下ろされた。「血の浜」という。この辺りは源平の古戦場で水島灘の戦いに傷つき流れ漂った人達によって浜が朱《あけ》に染んだというので、この名があると聞く。ここにも切り出された石が沢山に積んであった。越えてすぎる畑みちに小さな発電所がある、これこそ島の灯の源で今回の映画の咽喉《のど》を扼《やく》しかねない発電所である。ちょっと寄って「何ボルト」出てるか訊いたが、この人達は留守番で判らなかった。なんでもこの頃大きな「起電機」が壊れてて、小さい方で運転してるのでとても真っ暗な電気だという事であった。心細い雨が段々強くなってきた。切通しを越えると広い砂浜に続いて約三百戸ばかりの部落が雨に煙っている。雨は急に荒くなり雷さえも伴ってきたので道端の一軒の雑貨屋の軒下に宿らせて貰った。毛糸の下着を着けているのに寒くて仕方がない。店先に埋《い》けてある炭団《たどん》の火桶に手をかざしていると、たったそれだけで温い気持ちがして来た。店の小父さんは一行の顔振れと荷物をじろりじろりと見渡して「何がござんすでえ」と訊ねるのだった。

三　部落の歎き

雷が一《ひ》としきりごろごろと鳴って小降りになったのでまた出かける。途中までくると校長先生や二、三の方々が傘を持って迎えに来て下さった。これが金浦の分教場だという古い建物の軒をめぐって案内されたのは、教員室といっても六畳くらいの所に二つも大きな本棚があり、大きい立机がむかい合って並べられ、それにつづいて三間に四間くらいの教室が鍵の手に、これも二つあって大小の机が並び、休みの時間ででもあったろう、子供達ががやがやと境の硝子《ガラス》窓に顔をくっつけて、こっちを重なり合ってのぞいている。間もなく先生から「今晩学校で衛生活動の話があるから七時に集まれ、一軒から大人がきっと一人はこなきゃいけないと先生が言ったと、忘れずに言うんだよ」といいつけられて帰された。駐在所の方も来られた。雨も雷もなかなかに止みそうもない。校長さんのお話によると金浦に癩者といわれているものが四人あり、患者の子も学校にきているが、何よりも困る事は病者自身が相当に重症なのに平気で漁に加わったり、冬などはこの分教場の庭にきて日向ぼっこをする。日曜には誰もいない教室から机を持ち出して並べ、その上に寝そべって一日を過す。月曜の朝には外に放ってある机を、子供達が教室に入れて勉強をすると言う訳合《わけあい》、近所でも平気で交際もすれば患者の子と親しい子供達はその家に出入りもする、同じ炬燵《こたつ》に足を入れて遊んでもいる。それで学校の事には熱心で病者自身学校へ参観にも来れば、また学校の家庭訪問の際にこの家に寄らないと自分の所だけは別物にするといって大変に難しい。さりとて村の有力者も患者の身寄りにあるので「病院に行ったらとか、汚いから遠慮して下さい」とかいうような事を言おうものなら大そう恨まれたり、憎まれてしまう。部落民は血筋だと思って一向問題にしない。この島は一島一村で五つ程の部落からなり、面白い事には三つの主なる部落が各々で固まっていて、決して他の部落とは結婚などもしない。自分の部落内で結婚できない者は恥のようにされている。長い間の因襲《いんしゅう》によって、今は一部落内は殆んど姻戚関係のようになっていて、他部落同志は反目《はんもく》し合うので、よかれあしかれ部落間に起った事の決裁は村全体の政治機関をもってしても、円滑には行かないという。そういう因襲のある所で癩者を持つ部落民はわけて排斥《はいせき》されるわけだ。南島には大浦部落に小学校の本校があり、金浦には三年までの富浦には四年までの分教場を持つ、それ以上の学年に進むといずれも大浦の本校に通って勉強を続けるのだが、特に金浦の子は本校で虐《いじ》められる。知識や富の程度も大、富、金の順であるという。最近には大浦部落の生徒の父兄から、自分の家の子供で本校に通ってくる金浦部落の癩者の子供と机を並べて授業をうけさせられている事に対する抗議が頻々《ひんぴん》として起り、それが村のその他の政治諸問題にも干渉影響を来すので、本校ではやむなく金浦の癩者の子供を教室内で席を分けなければならなくなって、校長さんとしては、実に苦痛にあまりある問題となっている。金浦分教場の改築問題ももう数年来のものだが、それが同じくこの頃は癩者の事や部落相互の確執のために解決されず、今にもつぶれそうな古い狭い校舎で日々授業がつづけられている。そんな状態であるので一部落が今までまったく何の不安もなく三百年、否、千年も血統として過してきた（こういうと金浦全体が血統になるが）この問題に、今「癩は伝染《うつ》るぞ」と投げる石は小さくとも、波紋はとても大きい事を思わずにはいられなかった。その不安は村の有力者も校長先生もお巡《まわ》りさんも、同じであった。それで今夜は癩の話、癩の映画などという事を一切秘し、ただ衛生講話という事にして人を集めよう、従って患家訪問等も明日に延期されたいとの事。こうして村のお触《ふ》れ係りが金浦三百軒に衛生講話を触れて廻った。しかし雨はなかなか止まなかった。分教場の教室は小さいので室内でする訳には行かぬ、また火事の危険もある、かといって野外映写もまったく不可能のままに夕方近くなった。島の主だった方達のこの心からの憂いを伺っては、尚更《なおさら》私達も金浦部落だけで映画講演をすませようとは思わなかった、だからここで雨のために今夜できねば富浦で先にやってもかまわなかった。今は病者がなくってもいつ発生するか、伝染である限りは判らない事でもあるし、またそうでなくとも金浦の癩を解決する手助けをする事に役立つに違いない。このような不幸なる問題は部落相互の確執の具に供すべきでないばかりか、むしろ力を協《あわ》せて事を計り合う最初の仕事として、南全島の人が心を傾けてなすべき、なさねばならぬ事ではあるまいか。分教場の屋根からポトリポトリ雨漏りが初まって来た。五時頃になってもういよいよ今夜は富浦でなりとやるより他に方法がなくなった。それはただ天候の心に任せるだけの理由であった。すぐに引き返して北切通しを越える。血の浜に出る海辺にいささかの雨の晴れ間を男の子供達が三人遊んでいた、海の方を向いている三人の男の子の中の一番大きい子の顔が夕暮のあかりの中にも赤黒くてらてらしていた。今日は一切検診はしない筈であったのに、そんな約束も忘れてしまって、行く先とは反対の道を、その子供達の方に歩み寄り、遊び相手の二人の子をちょっとつかまえて診《み》た。病気の子は十九になるというのに、小さく発育の不良な子で、顔はテラテラと地腫《じば》れのした浸潤型で、帽子をあげてみれば眉毛もなく、手にも足にも傷があり繃帯がまかれてある。「あんた病気だってこと知ってるの」と訊くと「うん」と言う。「あんたのお家《うち》どこ、お父さんやお母さんはいないの」。その子の家はすぐその浜の裏にあった。相当の構えであり、村の消防の小頭《こがしら》などをしているらしい標札がかけてある。両親は四国遍路に出て行ってあと十日もすれば帰ってくると言う。それでも誰か家人がいるだろうと裏口からはいると、物置の前に十七歳ほどの女の子と老母が笊《ざる》を抱えて来かかった所だった、訳を言って妹を診《み》てお ばあさんによく話をしたが、老母は「わしはこの家の者でねえなあ」と一向聞き入れてくれない。無縁の人かと思えば病児の母方の祖母に当たる人であった。お婆さんが言う「何を言うても留守だでなあ」と、外の弟妹は家にいなかった、引き返して男の児達にそれとなく注意をする。活動をみてくれるといいのだけれど……。

四　手廻しの活動写真

富浦の学校に近い所に宿屋が一軒ある、そこに休む。この部落には千人くらいは入り得る公会堂が建てられてあり、そこも快よく貸してくれると言う。活動が映らぬかも判らないという電灯はもう辺りが薄暗くなってきても点《つ》かないので映画の見当もまったくつかない。細田さんが独りで苦労をしている。その上に困った事にはフィルムが金浦からなかなか届けられないので心配になり出した。夕方の宿の前の広場では村長さんをかこんで十人あまりの人達がしきりに言い争っている、金浦の青年達が今夜の映画講演を富浦でする事に対する抗議であった。金浦でしてくれるといってきてくれたものを村長さん達のひいきで富浦へとられてしまったのだ。なぜさような事をせられるか訳を聞きたい、理由の判然しない内はフィルムを渡さないと言うのである。村長さんのおだやかな説明や主任の出馬もあって雨天のために急に変更になったのだという事は解ったけれども、まだ納まらない胸の内を青年達は「とにかく今夜の活動には金浦部落の者は一人も参りませんから」と言い残して帰ってしまった。

やっと灯がついたが、電圧が僅かに五十五ボルトくらいしか出ていない。写ることは映るけれどもモーターの方が廻らない、どうしましょうかと言う。どうせ布《し》いた背水の陣だ、手廻しにしてでもやろうという事になって、宿の蓄音機の柄《え》を借りてきて取り附け、二寸幅の板で映写機を支えてその中に穴を開け、把手《ハンドル》が動かぬようにし、とにもかくにも映りもし、廻りもさせることが出来るようになった。こんなことは細田さんと富浦の青年団の人達の数人によって総てなされたのだ。「映写の方は君自身でやるようにして」と光田園長先生からの御命令を受けているので細田さんは一所懸命であった。「偉い事ですね、私はもう六、七年『十六ミリ』を映すけれど、手廻しの活動なんて初めてだ」と言い言い汗びっしょりになっていた。宿の二階では県の方と主任の人が学校長に「こういう事をするのに県や警察に断りなしに愛生園に交渉をしては困るではありませんか」と叱っていた。私はお先に失礼して会場に飛んで行った。雨がまたとても酷《ひど》くなり出した。定刻の七時がすぎ八時になってもなかなか集まらない。寒さも加わってきた雨に私は少し震え出した。何か下着でもと村の青年に連れられて細い小路を行った所にここ唯一軒かも知れない雑貨屋がある、毛糸のチョッキもなし、メリヤスもない。ただ木綿の毒々しい緑色のシャツがあるだけだった。襟《えり》のくりが広いのでこれなら下に着ても外からは見えまいと思うけれど、どうしても買う気になれない。ふと心附いて「小母さん真綿はありませんか」と聞くと「狸の住むような所じゃけんのう」と済《す》ましこんでいる。これではまったく仕方がなかったので正札通りに六十二銭出して青いシャツを買った。店の子が「今夜公会堂で活動があるようだ」と言う。「何のかい」「衛生のだって」「そうかそりゃ見に行かざあなるまい、それであんたがその弁士さんだね」と来た。そう言いながら二銭私に返してくれるのだった……。「六十銭に負けときまっせ……」て、いいと言ったけれども、どうしても突きかえすのでとうとう富浦の店やの小母さんに、活動の女弁士さんはおまけをして貰うことになった。

八時半近くやっと初まった。雨は土砂ぶり、子供と小母さん達と村の青年とその外に中年の人達もまじって二百人あったかどうか、富浦百軒一軒二人か、ここでする事は金浦以上に不意打ちであり、また豪雨が人の足を止めた。しかし活動などは滅多に来ない島なればこそ、これだけ集まったのであった。時間がおそかったので徹底しない歎きは持ちつつ、話は簡単に癩が伝染《うつ》ることを例を挙げて主張した。病気の人は病院へ行って治さねばいけない、やらねばいけないと結んだ、誰か一人でも解ってくれればいいけれどもと思いつつ。真ん中所に五十近い品のよい女の人が坐っていて、居眠りしかけた子を膝にもたらせつつ、ほんとうに目を挙げて聞いていてくれた。一々うなずいてくれたのでしまいにはその人の顔ばかり見て話をしてしまった。子供もおとなしかった。青年の人達も嘘のような話にまったく驚かされた面持ちで、真面目に聞いていてくれた。

樋《とい》をあふれて軒に落ちる雨の音は荒かった。

語り継ぐ事の効果を一人《いちにん》の女《ひと》の瞳《め》に読み進めて行くも

外は雨ふりしきる夜を島人はこころ驚きつゝ癩伝染を聞く

時いたく遅れしことに吾はあせれど人等静かに聞きゐたりけり

活動の初まったのは九時すぎ、初めに「長島の子供達」「夢にみる母」五巻を手廻しでやったら、もう十時半近かった。電圧が時々とても低下するらしく、「愛生ニュース」は時折ぼんやりとしてしまうので気が気でないが、この島ではうつってさえいれば上等の方だそうで、誰も何とも言わない、手廻し作業には、先刻の電気会社の電気屋さんが二人来ていて手伝ってくれたり、青年も廻してくれた。もう終りにしようとすると観衆がまだ見たいと言うので、それからまた他のが映された。見えるかしらんと気になって少し後ずさって、皆の中にまじって見ていると十二、三歳の子供が一人「いい所だなあ、俺も癩病になったら愛生園に行くぞ」とつぶやいているので、思わず笑い出してしまった。とんでもない事を言ってくれる。しかしこうした子供達にも病になったら療院に行った方がよい、行くべきものとの考えを残した事はよい事であるかも知れない。皆が喜んで雨のザアザア降りの中を帰って行った後で、青年達によって手早く茣蓙《ござ》をあげて掃かれる、映写幕の畳んだのを頭の上に被って宿まで飛んで帰るとぐっすりとすぐ眠った。金浦部落から三人見に来ていたそうだ。

五　雨霽《は》れ

二十二日笠岡へ行くのであろう出航の知らせの汽笛が耳のそばで鳴り続けるのにびっくりして眼が開いた。外はいつか雨がやんで、宿の人も起きている気配はない。

　人はまだ覚めぬ窓あけ若藪《わかやぶ》のあをきそよぎをみてゐたりけり

昨夜見ておいた洗面所へ行く、寝る前に歯を磨こうと思ったのに、洗面器に水を汲んでくれたので昨夜はおそれをなした。誰もいない薄暗い土間に自分で薬鑵《やかん》を探し出して井戸から水を汲み、御飯の茶碗を茶碗籠から一つ持ち出して歯を磨く。

昨夜の雨にすっかり地に移された桜の花を踏んで八幡様の境内に入る。もう誰かが来たらしく、下駄の歯跡が新しい。いつもならば何を祈るとではなく、ただ下げる頭を今朝はしみじみと手を合せた。

　額《ぬか》づきて土地の平和を旅の子が祈りし事は人知らざらむ

鳥居を出て東側の山の上へ道を聞き聞き登って行く。坂道は桃の花びら桜の花びらが雨に打たれて散りしいている。仰ぎ見る梢《こずえ》にもまだ散り残った花は憐れ深い、麦の穂の皆出揃った山畑に出る。随分と急勾配の山腹だのにどんな所までも拓《ひら》かれてあるのを見ると、長島などまだまだと思わせられる。もう石を切る人達は働きに出てきているらしい。

石山に折り折りかけるハッパの音まだ霽《は》れ切らぬ空にひゞくも

陽が山の上にのぼる。麦の穂が皆光に輝いて、雨上がりなのでとても美しい。陽に光る山の上の畑麦を通して仰ぐ春の陽かげ！　逆光線にみる麦畑も麦の穂もとても美しいものであった。

麦の穂の皆出揃ひし丘の上は白き雲とぶ蒼き大ぞら

雲が飛ぶ、真っ白な雲が飛ぶ、金浦部落の方の山から流れてくる雲が皆んな晴れた空に飛んで行っては吸われてしまう。分教場行きの学校の子が山を越えて下ってくるのに出遭う。この山の先にも二つほど小さい部落があるのである。昨日借りて帰ったらしい傘を抱えている子もあり、三、四年生らしい、いたずら盛りの子は麦穂を抜いたり石塊《いしころ》を蹴《け》り下《おろ》したりしながら……。

道草をたべ〳〵しつゝ学校へ山越えて行く子等に遭ひにけり

もう少し、もう少しと山に登って行く、石を切っている所の上まで行って見た。樹につかまって見下す地底に石をうつ音や、人の罵る声が聞えてくる。「危い、危いッ、危いぞッ」「ドスーン」ハッパだ、白い煙が薄く昇って来る。海岸沿いの道を女の人が器用に頭の上に籠を載せて調子をとりながら歩いているのが見える、何となく遠い所に来た想いがする。もう一人山から大人が下りてきた。心安そうに朝の挨拶をして散歩ですかと言う。その人と話しながら下りてくる、昨夜の話を聞いてくれた一人だった。けさ早く山を越えて他部落まで用事に行ったのだそうで、富浦の人であった。「おそろしい事ですね、私は初めてあんな話を聞き、活動写真をみました、大変によい事を聞かして貰いました。さあさあという訳にも行きますまいが、皆して考えなければならぬ事です」と長島の事などをくわしく聞いてくれる。公会堂の近くの薄暗い自分の家にはいりかけて私にも寄って行きなさいと言ってくれる。

よべの話よくわかりしと雨霽《は》れの山路に遭ひし人は言ひ呉る、

血統とのみ思へりしものを怖しき事を聞きたるものかなと言ふ

一夜ねて山路を行けばこの島も我に親しき地となりてゐつ

二つ三つ四つハッパは鳴りつゞき孤島の雨は霽れ行くらしき

九時過ぎに村の方々がきて下さった、朝から検診行の考えではあったのだが、校長先生は明日の生徒の遠足の都合で先に小学校の検診をしてくれとのお頼みであった。私はどう前後してもかまわなかったけれども「患者検診収容に際して尽力せよ」といいつかって来ているという県及び署の人達はとても手持ち無沙汰になるらしい。

六　児童検診

村長さんはまた朝から金浦の青年に面会を要求された。昨夜は仕方がなかったが、今夜はぜひ金浦でしてくれ、また大浦へ奪《と》られてしまうかも知れぬ、聞かれねば長島の先生に直接に頼むんだから逢わせてくれという事だった。村長さんも私達も金浦の事を案じている、それゆえにこそ今度の検診行にもなったのだけれど、昨夜の雨では金浦の分教場では無理であったのだ。これだけ部落の青年が思いつめて求めてきている映画は金浦に投げられる石なのだ。その石を受けて真面目に考えてくれるであろうこの青年達の気持ちは、嬉しいものだった。今度は諒解はすぐつい た。雨霽れの日は朝のうちはぬくとかった。皆連れ立って出発する。すぐに子供達の検診が初められる、分校の生徒は三年生までで六十人だが、外に大浦本校と富浦分教場とに通学している金浦部落の子供達は全部呼ばれてきているので、百五、六十人は十分にあった。一人ずつ裸体にして頸《くび》、手、お尻、足と丁寧《ていねい》に診察を初める。診察室は教員室、子供達は学校の庭にいて三、四人ずつ上がってくるのであったが、それも不便なので教室に待っていてまた教室に引き返す手順に変えられた。初めよばれてきたのは三年生の男の子達、どの子も、どの子も手足と頸を真っ黒にして、お風呂は何十日目に一遍かもしれないような体をして、服も泥まみれの、ちっともかまわないものだけれども、顔だけが生き生きとして鼻汁を啜《すす》りあげながら、よばれて駆けてはいってくる。十人ぐらい診て酒精綿《しゆせいめん》で手を拭くと、綿が真っ黒になってしまうのだった。部落のおもだった人が一人そばにいて、学校の先生とともに、一人一人目の前に来る子の血族的の癩患の有無とか、または昔あったとか、或いは病家と交渉の多い子とか、その他の参考になる事を私に注意してくれる。流石《さすが》に村のそのおじさんも呆《あき》れかえって「誰さんなあ、今夜は隣りへお湯を貰いに行って、ちいっと洗って貰われ」と注意しておられるのも、のんびりとした風景だ。パンツの紐の解けない子や、紐の切れたズボンを上から別に母さんのであるらしい紐でしばりあげている子、こぶこぶ結びのパンツの紐を捻《ね》じ切って脱ごうと力みかえる児やら、ズボンをはいてパンツをつけていないで先生に叱られている子やら、なかなかに楽しい検診であった。ちょうど第二期種痘のあとで、どの子にも善感三、四顆《か》でうずたかく痂皮《かひ》が附着しているやら、またそれを薄汚い布で巻いているのやら……。

どの子も、どの子も可愛かった。ニコニコッと笑って私の手の中に飛び込んできてくれる。暖かだったので、男の子は手の掛からないように先生が次の室《へや》で大抵脱がしておいて下さるので、裸ん坊の子供達がちょこちょこと飛んできては、もういいと言うと、丸くなって狭く開けかけた硝子《ガラス》戸のあいを横に匍《は》うように逃げ込む子もあれば、脱いだズボンを忘れて駆けて行ってしまう子もあり、それを一々校長先生が声をかけておられるので世話の焼ける検診でもあった。どこでも子供は知覚の検査が難しい、たった一人四年生かの子に、脚全体の色が勝《すぐ》れぬのに知覚のはっきりせぬ子があって後廻しにした。頸の大耳介《だいじかい》神経が糸のように触れる子の多いのは、比較的に痩せっぽっちの子が多かったからと思われる。大抵の子が淋巴《リンパ》腺《せん》が腫れていた、中にはそれが拇指頭大の児もあり、学校の先生が肝油をやりましょうとおっしゃっておられた。女の児たちはもっと可愛かった、パンツをはきに家に飛んで帰って遅れた子供もいた。男の児も女の児も続けて見ていると、非常に顔容《かおかたち》に共通したものがあった。何か知らん一種の金浦型とでもいうような下《しも》膨《ぶく》れていて骨組のがっちりした感じの型が多い。少し細面《ほそおもて》の子に聞くと大抵は輸入品で土着の人ではないらしかった。ニコニコと親しい面持ちで私の前に入り代り立ち代わる中に、病気の児もまじっていた。何も知らない私の前に、眼をそらせて立つ子があると、それは大抵の場合に癩者の子か、その血族の子だという事が示される事であった。学校で種々《いろいろ》と言われるからであろうか、可哀想でたまらなかった。いくら血統の思想の村に住めばとて、癩者の由縁《ゆかり》を持つ子は悲しいのだ。

癩患者の児といふ子らの我が前に眼そらせて立つにいとしさ湧くも
幼なきに寂しき笑顔する子らの裸《はだか》抱へて吾が診たりけり

検診の途中で村のおっさんが飛び込んで来た。「先生まだ腹いたがちっとも治りませんが、どうかしてつかあさい」と境の硝子戸をあけて呼吸《いき》せき切っている、何の事か私にはちっともわからない。私は子供達の外まだ誰も診てなかった、「私じゃないでしょう」「いやいや先生じゃ、今朝診て注射うってお貰いしたんじゃが、あれから吐き続けじゃ、先生が学校においでんなさるっちゅうたで、こりゃよい塩梅《あんばい》じゃ、もう一度よく診なおしてお貰い申したいんじゃが……」。「ああそりゃ先生が違っとるんじゃ、この先生は診療所の先生じゃないんじゃ、おっさん、よそから子供をみに来てつかあさった方じゃ」と誰かが言う。「ああそうかなあ、そりゃ大きにすまんことを、わしゃ診療所の先生さんじゃあとばかり思い込んだで……」医者がいないのなら行ってあげてもよかったけれど、この部落のどこかに往診に来ていられるという電話だというので、そのまま子供を診つづけた。お昼に近く県の方が、「結核予防週間がせまっているので……」と言われて帰られた。署の主任の方も明日の消防演習があるからと帰りたそうに言われる。

校庭につゞく畑の蜿豆《えんどう》の白き花みつゝなごまむとすも

子供はまだ沢山に残っていた。昼食をすると遅れるので少しスピードを出し、五人くらいずつ並べて眼をつむらせたり、手を出させたりして診て行ったが、やっぱりそう早くも診終《み》られなかった。尋常一年生は男の児からよばれて来た。お習字の時間であったのか、顔に墨をつけたのもいて、手を出して御覧と言うとみんな墨だらけなので可笑《おか》しくなって掌《てのひら》をかえさせて見ると、もっと真っ黒なのに子供達の方が先に笑い出してしまう。眼をつむって御覧と言うと、いつまでもいつまでも固くつむっていてお尻の辺を診てる頃になってもまだやっている可愛さ。最後に高等科一、二年の子が呼ばれて来た。上衣を脱いできた大きな十五歳くらいの少年の胸に赤い斑紋《はんもん》様の物を見附けたが神経の肥厚はなかった、「ヒスタミン」の反応も健康部位と変りがないし温覚冷覚の知覚も他部と変化が認められなかったが、注意だけはしていただいた方がよいと思った。全部終ったのは三時であった。校長先生、駐在の方と四人して遅くなったお弁当をいただく。校長先生が「おこうこ」を配って下さったり、私が御飯をお茶碗に三つつけて済《すま》し込んでいたりして……。三時半頃から患家訪問に出た、この頃からまた空が翳《かげ》って来て雨催おす気配。

我が前に出《い》だす十指のおほかたは墨つきてゐるちひさき手なり

七　部落検診行

穂麦の畑、桑の芽のめぶける畠続きを山の方へ次第に高くなる道を上って行く、いささかの川も清く澄み流れて、それを囲む雑木《ぞうき》もめぶき、桃の花は散りしき、梨の花は白く咲き盛っている。夏蜜柑の大きな樹の下を潜《くぐ》ってはいった家の破れた壁の土間に、七十歳あまりの老婆と裸ん坊のお爺さんがいたのが病者、一目でそれとわかる神経症状の強い顔、手の指も曲り足に膿《うみ》の沁《し》み出た繃帯をしている。土間にはいったのにぜひ向こうへ廻ってくれと言うのでいわゆる座敷の縁側に廻った。開かれた障子の中にもう着物をひっかけてお婆さんに支えられた七十二になるというお爺さんは「わしの病気の名前は何というもんですらあ」と尋ねる始末には困ってしまった。このお爺さんはとても大変な聾なんだのに、「お爺さんあんたの病気は他人に伝染《うつ》るんですから、あまり出歩いてはいけないのですよ」とだけ言う。お爺さんの家は金光教《こんこうきょう》の信心所で、この老人には布教師みたような資格があるらしい札が掛けてあった。村中の人々がこの座敷でお祈りをあげてもらいに来るのだそうな。開けられた室の中に二段かの高い棚が東向きに設《し》つらえられて、何やら種々《いろいろ》の物があげてあった。極々の重病人が出た時には、お爺さん自身が人に負われてその病人の枕元に行き信心をしてやるのだという。金浦の人達はほんとうに長い間このお爺さんの世話になった。病気の出たのはもう四十年も前だとの事、このお爺さんの家には昔から病者が折々出たという事である。跡を取るという養子達とは別居である。「どうも私の病気もちいっともよくなりませんでなあ、先生さんが来られると聞いたで、一つ鍼《はり》の三、四十本もしてお貰い申したらよくなるかと思いよりますんじゃが」と頼まれてしまった。お爺さんはこの病気になってからの四十年間を一度も病者として嫌われもされずに、むしろ部落の信仰の中心となってきた。また桃の花びらが流れているきれいな川の石橋を渡って一軒の家の門に立つ、これは疑問とされている一人の男の人の孫達の家だった。誰も変りはなかった。この村の川という川は大して広い川ではないが、橋という橋はみな石橋なのだ。畑の中の肥料小屋の土台の石まで綺麗に切った長方形の花崗石で積んである。普通の民家の上がり口の石でも自然石をそのままに用いてある所はない。まれに石を二、三尺積んでその上にコンクリートの塀をめぐらした家などもあるけれど、その塀も芯《しん》は花崗石で、それを塗り込んだ所の石筋コンクリート建てだ。どこを歩いても石を切る音が聞こえて来る。

丁丁と石切る音に折り折は唄もまじりて聞え来るかも

肥料桶の積んである裏通りや、切り倒した桃の樹の株から芽の出ている垣根などを廻って、六十六歳程のお爺さんに逢う。この人は、夏に向かうと、顔が赤くなってとてもかゆくなるのだという、赤い顔をして瀰漫性《びまんせい》の発赤ではあるが、皺《しわ》の中はずっと白い皮膚だし斑紋では決してない、神経の肥厚はみつからず、知覚の異常もない。もしも癩病ならば、またそのためにそんなよい療院があるならば私はこれから沖の鯛網に行くのだが、そんな事はどうでもいいから、すぐに連れてって貰って治療して来るという大変な意気込みなのだけれど、ちょっとつれて行くという訳にも行かなかった。村の人達が、石きり道の上や、石垣の上に腰を下しては一行を物珍らしげに眺めている。「何だろう」「おかみさま（政府、または役所という意味）の活動があるんだそうな」と囁《ささや》き合っている。村長さんや校長先生には一人なしに丁寧《ていねい》に挨拶をする、子供達でも黙ってお辞儀をする者は一人もない。みんな「今日は」と言葉を添えて垢《あか》だらけの鉤裂《かぎさ》きだらけの着物をきた子供達でも立派に挨拶をして行く。昨夜の電気屋さんがニコニコとして来る「きょう分教場でわしの子供達も先生にみていただいたそうだが、何とも言われなかったそうで、こんな嬉しい事はない」と言う、村長さんが村の人と心配そうな顔で立ち話をしていられる。何でもこれから尋ねて行く患者さんは肺炎とかで病臥《ねて》いるというのである。よそでは苦しみ多いであろう生涯を、比較的にこの島の中に世に隔てられる事なしに過して来得られた人であったとはいえ不幸には変りはなかった。私は失礼かも知れないけれども外の病気をも併発したという、その人をも見舞って行きたかった。村の理髪店の横を一つ奥にはいった家であった。庭先まで出てきて今日は幾らかよい方ですがと校長さんに答えている主人に挨拶して、差し支えがなかったらと尋ねたら、静かにうなずいてくれたので、庭に向いて二間続きの奥の方に寝ているというので、その室《へや》の濡れ縁から上がって行った。古い蚊帳《かや》をたたんでシーツの代りに敷いてある布団の上に四十あまりの女の人が病み疲れて寝ていた。声は小さいけれどもしっかりとしていて布団につかまっている手が曲っている。腕はまったく肉が落ちてただ骨を皮膚が被《おお》っているだけの痩せ方であった。橈骨《とうこつ》神経の麻痺がこんなにさせたのだろうか、近所の人達が四、五人、銘々の子供をつれて枕許に坐っていて、ミルクの缶だのバナナだの様々の物が雑然と辺りに置かれてある。どうかみてやって下さいと、その中の一人が掛け布団を取ってくれた。御見舞いの言葉をかけて胸の前後をみた、摩擦音に似たものが左胸後部に聞こえ、一部呼気の鋭利延長の所もある、三日前に九度もあったという熱は今日なかった。肺炎というよりかももっと慢性のものを感じた、背部から胸にかけてもう十何年にもなるか、解らない古い斑紋《はんもん》がひろがっていた。お腹《なか》もすっかり凹没していて時々下痢を起すという。摂《と》るものは重湯《おもゆ》くらいのもので、長い間食べられないという事が衰弱をいよいよ手伝っていた。顔も胸もお腹も痩せ衰えて発病時に生れたという女の子がもう二十三歳になっているまでの月日を、この人は外部からの迫害はないにしても、苦しみ続けてきたであろう。この世の命が終りに近い日になって、療養所からの使いが尋ねてきたのであった。神様が与えて下さった生命の生き死に対して、私達が何をしてあげられるものではないかも知れないけれども、何か私達はこの女の人にしてあげたかった。しかし、心臓の注射でも注射は大嫌いであった。何にも飲まないからミルクを生のままに飲ましてもいいですかとそばの人が聞く、やはりうすめた方がいい事や、食事の事や、その他少しばかり先方の尋ねる事に答えただけで、何にもしてあげる事がなかった。汲んで出された洗面器で手を洗っていると、天気が変って庭先に雨が降ちて来た。「用事があったら富浦にいますから」と別れて出る眼の前に展《ひ》らける砂浜は、夕暮に近い潮が引いて、女の人達が多勢貝掘りをしている遠浅い磯であった。烏が下りて啼《な》いていた。

引き潮の磯に烏は群れなきて雨雲低く垂れ居たりけり

もう二軒の中《うち》一軒は昨日の少年の家、この児の年少の弟妹は学校検診でみんな診てしまった。村の真ん中を通り、学校検診の最中に学校の庭にきて覗いていた結節型の相当に重症な男の人の家に来た。病者の父が独りで住んでいる方の主家《しゅか》はわりとさっぱりとしていた。井戸側の柘榴《ざくろ》の木の下に立つ三十九歳になるという男の人は、去年の秋一度療養所へ行く決心をしたそうだのに、その頃どこの療院も満員という先入感のために、愛生園までその意志が通達される事なしに終り、希望は実現されなかった。療養所へ行く事が実現されなくなっても、気持ちが悪いというので皆から多少避けられるくらいで、いじめられる訳でなし、浜に出て皆と一緒に魚を手摑みに分けて手伝う事も満更やらないでもないで、住めば住んでいられるこの島を、強《し》いてどうかして出て行かねばならないほどの自覚も、また周囲のすすめもなくて過してきた。この年月の間にびっくりする程に病気が重くなって眉の上などもすっかり盛り上がり髪も抜け、傷もできれば眼もいくらか霞み出した。これから行ったってどうせ治って帰ってくる事はないのだからという考えが根強くなって来ていて、なかなか行くとは言わないのだった。第一にお父さんになる人が「どうせ行ったからって……」とそばからこばむのだから、どうにも困ってしまった。療養所の話を出来るだけ委《くわ》しく話したり、十七歳の男の子を頭に九つの女の子までの五人の一緒に住んでいる子供達のことを考えさせたりして、気持ちを進ませてみた。うずくまって話をしている病気の父親のそばに九つになる女の児が寄り添って、父親のしゃっぽを被ぶせたり、脱がせたりしている。あんなにしていてよくも発病せぬものよと、不思議にもまた危くも思われるのだった。「そりゃなあ、わしだってなあ、去年旦那さんに頼んで行かせて貰おうと思う事は思い、決心もしよりましたんじゃが、あんなことでぐずぐずしよるうちに病気は重うなりよるし、子供等も次第に大きくなると、わしのようなもんでもうちにいりゃなあ……」となかなか思い切れぬ。

療養所疑ふにあらね父や子に残るこゝろに病友《とも》はまどふも

この人一人でも行くというなら船をやとって帰ってもよかった。一日くらい遅れてもかまわないと思ったけれども、どうしても決心がつかなかった。それでも流石《さすが》に「何日《いつ》先生らはお帰りさるんか」と訊くのであった。話をしていると雨がとても劇《はげ》しくなった。雨を避ける物置小屋の軒先で十七になる男の子から九つの女の児まで皆検診をしたり、ワクチンの注射を試みたりした。第二子の体中の皮膚が粗くてかさかさしていたが斑紋でもなさそうであった。頭の部分に少し色が変っている所の知覚の異常のないのを見てから、それでもそこの組織や血液を塗抹した。十三歳になる女の児には酷い耳だれがあった。学校ではこの子の耳だれの臭いのも、癩性のものではあるまいかと怖れられているという。私はそんな事はないと言いつつも、皆の安心するように、その耳の膿《うみ》もとって検査物入れの箱に納め、序《つい》でに耳の掃除もしてやった。リバノールも用意していない旅の空で十分の事はできなかったけれども……。井戸端の柘榴の木に、崖の上の葡萄畑に、雨が粗くなってきた、土蔵の軒に立つ病者の児等に、母屋の柱によって突っ立っている老父に、縁側に腰を掛けた校長先生や駐在所の人達に、雨に暮れて行く夕方の色が近づいてきた。子供達にした注射の成績は一週間後に分教場の先生に見ていただくようにお願いしてそこを別れた。

八　癩座談会

濡れて帰ってくる分教場の中に多勢の大人の声がする、覗いて見ると小さい机を四つ五つ並べて子供達のかける腰掛けやら高い椅子やらが、それを囲んで並べられてあった、村の人達がそれを囲んで集まっているのだった。これは学校の先生や方面委員方の考えで、この金浦部落民の衛生思想というものはまったく低くて、一般の人達に癩病の話をして貰っても、とてもわかりっこはないから、せめてその中でも代表者として選ばれている衛生委員とか村会議員とか方面委員とかに集まって貰って、ゆっくりと癩についての話を聞かせて貰いたい。そしてその人達を通して村の人達に順次に癩問題を村民に解らせたいという願いをもった座談会が開かれるというのだった。いま村を闊歩している病者の親戚にも衛生委員の人もいるのだが、その人達に対して、病院にあの人をやれという事も直接には怖くて言われないのが現在の部落内部の感情であった。それだからこの部落民に対して何の恩も怨みもない第三者である私達によって、その人達の来る筈のこの座談会を通して、癩の伝染についてまた療院の実状について談《はな》して貰いたいという考えであるらしかった。座長の紹介を受けて一つの椅子による。何を話してよいかわからなかった。こんな事は初めての事であり、事をここに運ばれた校長先生や他の人達の気持ちやまた村民の葛藤などが胸の中に想われてきて、ふだんはなかなか働いてくれない抑制神経が妙に活躍して、小さな押しひしがれたような声しか出て来なかった。しかし気持ちは落ちついていた。「癩がうつるものである事、遺伝では決してないから、血縁の人までが苦しむことはない事、また周囲の人達も血につながるのゆえをもって血族を軽んじてはならない事、しかし癩はうつるのだから、これだけの病人がいてこのままに放置しておけば、いつかはもっと大変になる事、療院へやる事は血肉の情としてはつらかろうが、それが自分の病気のためであり、周囲の人のためであり、病者の徳義でもある事」を言った。「伝染《うつ》るのだから今までこの村で考えていた血統思想よりかももっと大変な問題である事を考えて貰いたい、そうしてこの事は個々の感情にとらわれずに、部落全体として一番善い方法について考え合わねばならないと思う」とも言った。初めは下を向いて言っていた言葉がいつか皆の顔を見て言えるようになった。じっと手をおいて私の顔を必死にみつめて聞いている男の人があった。話し終えて「何か御尋ねの事は、何なりとも」と言うに、村会の人が「病院へやったら何年くらいして癒るでしょうか」と訊く、また「こんなことを聞いちゃ失礼ですが、この島じゃ病院へやると、すぐに注射をして殺してしまうと申しますが、ほんとうでしょうか」と言う、私はにっこりとして、それに対する返事を言い出そうとする。とその時だった、その人から二人ばかりおいた所にいた五十近い男の人が猛然とその質問をした人に喰って懸った。「馬鹿野郎、なんちゅう事をてめえは訊くでえ、先生が事を分けて話をして下さっているのに、殺してしまうそうですがとは、何を吐《ぬ》かす」「何ッこの野郎、解らん事を、解らんとして聞くに何が悪い。俺には病院がどんな所かよく判っている。しかし金浦部落民一般が蔭で言っている事、考えている事を代って訊いて見て先生から納得の行く返事を貰ったら皆が安心するでねえか」「何をッそんなことを今更ら訊く阿呆《あほう》め、もったいなくも、おかみで作った病院からわざわざと先生がござって、病院へ病人を容れなければ伝染するぞ、と言われる前に、何故てめえらは自分達でこの村の病人を処置しねえのだ。衛生委員は何を今までしとったのだ、村の役人で候《そうろう》の何々委員で候のと威張《いば》りくさるばかりが能で、何一つ村のために仕事をしくさったか、村の碌盗人《ろくぬすびと》たあ、てめえらのことだ」「何を碌盗人だッ」「うん言ったが悪いか、碌盗人でなくて、それじゃ何だ、てめえは」ここでこの人は、ちょっと胸を反《そ》らせ強い太い声を出して言い続けた。「我々は苟《いやし》くも天皇陛下の忠良なる臣民である、お互いに一村一部落の平和幸福のためには……」隣りの席で細田さんがもじもじしている。「先生大丈夫ですか」ときく。「大丈夫よ、心配する事はない」。ほんとうに心配する事はなかった。私は黙って先刻から石みたいに固くなって坐っている男の人の顔をみていた、この人達のどれかの人の親類には病者がある筈だ。その人はこの言葉争いをどんなに辛く聞いている事だろうと思うと、涙が出て来るのだった。喧嘩はなかなかすまなかった。「まあまあ」とか「いやそれはいまここで言わんでも」「目的は村の浄化向上にあるのだから」などという声がまじるのだけれども、すぐにけしとばされてしまう。すっくと校長先生が立ち上がった、「それでは先生のお話も十分に伺えましたし、後の映画の準備にも差し支えますから、これで打ち切りと致しましょう、有り難う御座いました……」。

九　癩部落にともす浄化の灯

改築せねばならぬという声が聞こえ出してから十年にもなるという分教場の雨漏りの痕《あと》が、壁にわびしい夕方であった。机を片附ける音、もうそろそろ集まってきている子供達の教場内に入り込む音に、何もかもが消されて行った、薄暗い屋根の上に人が登って雨漏りに備える筵《むしろ》を五、六枚引き上げていた。

雨が酷《ひど》いので戸外は難しかった、しかし今日はもうどうでもやらねばならなかった。天井の低い小さな教室は二つ打ち抜いても十分ではなかったけれど、今夜の最善だった。昨夜の電気屋さんが二人来てくれた。子供達が茣蓙《ござ》を持ったり抱えたりしてはいってくる。失《な》くなるといけないと下駄をみなそのまま抱えたり新聞紙にくるんだり、また前掛けに隠したりして幕前に坐る。おばさんもおじさんも青年も子供も、おじいさんも、おっちゃんも村中総出の満員にすぐなった。誰かが「御覧の通りの雑然とした階級で、部落の代表からしてあのような始末でありますので、とてもお話は静かに聞くまいと思いますから、すぐに映画をして貰えないでしょうか」と言う、私はなんにも「知らぬが仏」かも知れなかったけれども、そう不安でもなかったが、金浦部落というものが事毎に何か恐怖を抱かせるようなものをもったり、仕出かしてでもいるのかも知れない、だからこんな部落外の人達がビクビクするのだろうと思ってすぐに承知をした。想いようによっては金浦に対してほんとうの愛情が足りないのじゃないかとも考えられる。それで映写を細田さんと相談して、「愛生園ニュース」を「スロー」で第一巻から初めた。手廻しだから、こんな時の加減にはなかなか都合がよい。映し初めながら映写の光景には関係なしに、うんと伝染思想を吹き込んでしまった。私は必死だった、幕の上に礼拝堂が浮いて来ようが、患者住宅が出て来ようがかまわない、もう一遍べつのニュースにも出て来るんだから「それですから病気の人は病院に行かねばなりません、またみんなして、そうしてあげなければいけません、すすめねばなりません」と、絶叫しつづけた。言うだけの事を言ってから細田さんに代って貰った。細田さんは愛生園有数の映画説明者だから皆大喜びだ、いよいよ「夢に見る母」になった。今の今まで漫《まん》然《ぜん》と癩病は血統だとばかり思って過ぎてきた人達は、まったく何の用意もなく、不意打ちに、雨の降る夜のおかみさまの活動写真で「癩は伝染する」という事を教えられたために、まったく可哀想なほどシーンとして映画を見つづけていた。それは映画という物を滅多に見た事のない人達だからではなかった。誰かが言っていたように、チャンチャンバラバラの画面が動いていさえすれば満足する人達だからでは決してなかったと想う。同じ島の村の中で貧しきが上に、更にここばかりにしか出ない癩部落の汚名を被《き》て苦しんできたであろう長い年月、しかしその年月の間にもまだ血統だという慰めが他の健康者の人達にはあったかも知れないのに、この夜それさえも失った。いつ自分達にもうつるかも知れない病気だと聞かされると、昨日まで平気に往ったり、来たり、貰い風呂、貸し風呂ごっこをしていた事までが取り返しのつかない事に想われてもいるのだろう。映画は「ラストシーン」になった。軽い中《うち》に治療をしたお蔭で完全に癒った母なる癩者、また癩が伝染だから伝染《うつ》っていない子供はちっとも差支えないとて、癩者の子絹江が難関を乗り越えて結婚が叶う場面に来ると、下駄や傘を抱えてはいり込んだ観衆の喜びは極度に達した。長い長い拍手であった。

映写幕には真実の幸福を獲得し得た若い二人が船の上から振る手巾がひらひらと揺れていた。愛生園に帰ってからは天長節祝賀式後のお茶の時に、検診行の報告を皆の前でさせられた細田さんが「五分間も続いた拍手」と言われたけれども、ほんとうに五分間といってもいいくらいだった。しかしそれよりかも何よりかも私は金浦部落民の心を想って泣けた。

今夜の映画はとても明るく映った。昨夜だけに映れば結構な事と想っていたのに、予期に反して上成績だった。それにはこういう訳がある。昨夜映画を手伝ってこの仕事の何であるかを知り、今日また自分の子供達の健康を保証された電気屋さん達が、とても熱心な癩伝染宣伝隊のファンになってくれたのだった。そうして肌脱ぎで手廻しにかかってくれてる一人が、少し場面が暗くなると手を挙げて合図する。するともう一人がいきなり戸口から駆け出し自転車にのっかって、十町近い発電所まで雨の中を駆け着けて「ダイナモ」を廻しては帰ってきてくれるのだった。再び暗くなると今度は別の電気屋さんが駆けつけるという、ほんとに文字通りの馬力のかけてくれかただった。この人に知られぬ好意によって最後まで映写幕は明るく保たれたのだった。拍手が止んで持ってきただけの「ニュース」はみんな見せ終ったのは十時半だったが、誰も立とうとしなかった、「もうおしまいです」という事を二遍ばかり大声で言うまでは……。皆が今晩提灯《ちょうちん》の灯を校庭の水溜りに映《は》えさせながら帰ってしまった、ガランとした室《へや》の窓から児島半島辺りの夜の灯が美しかった。

映写いまクライマックス室隅に煙草のむらしき火のともりたり

まことかや癩伝染はまことかと言ひつゝ帰り行くを聞きたり

雨の中を大浦まで三十町に近い夜道を帰られる方々とともに出で立つ、これでとにかく南島来訪の大眼目《だいがんもく》を果し終えた。残るのはもう一つの大浦で映写講演をするか、しないかであった。村で主だった人の中にはそれでなくてさえ金浦を何かにつけて見下し勝ちな大浦で、なお癩が伝染である事を言ってはこの上に金浦が悲境に立ちはしないかという大きな心配があるようだった。金浦がこの上虐《いじ》められる事は望まない事だった。しかし大浦の人達に「おなじ虐めるにも正しく虐めて貰いたい」という事だけは言いたい気もした。もちろん金浦も自覚しなけりゃいけないけれども、自分の部落に病者はなくとも村全体としては癩者を持っている島民として考えてあげねばならない義務が大浦部落にあるのではなかったか。私はそういう点で大浦に一夜遅れても一言残して行きたかった。しかし村長さんが御留守だったので、返事は明朝を約されて夜目にもしるく桜の散りしいた道を帰って、この夜再び富浦の宿に泊った。雨は寒かった、仕事が終えてから身にしむ雨はさむかった。

桜散る窓辺に火桶かこみをり孤島の春の雨のさむきに

雨はなかなか止みそうもなかった、孤島検診は雨に暮れたが、それでも血の雨が降らなかった事は、まだしも幸いな事だったかも知れぬ。宿に帰ってから遅くなった夕飯を食べた。食べながら私達は来る船の上で聞いた、この向かいのすぐ海を隔てて見える白砂島にいるという病者を尋ねる計画を進めた。宿の女中を呼んで聞いても、沖の島からついこの間来たばかりのこの人から白砂行の便船の事はよく判らない、郵便船が寄るとか寄らないとか、夜更《よふ》けの宿でどうにも尋ねようがなかった。そうすると私達の大きな声で眼が覚めたのであろうか、隣室の襖の彼方から太いバスがひびいてきた。「あんたらあ、白砂へお出んさるんか」と――、「ええ行きたいんですが船便がわかりませんので」「船はなあ、この先の船着き場にモーターがおりますんで、いつでも頼みさえしたら行きますんじゃ」と教えてくれた。この人達は白砂の人で、明朝早く笠岡行の船に乗るために、ここまで来て泊っているということだった。「おじさん白砂に無花果《いちじく》を作って独りで山の上にいるって人知っていますか」と聞いてみた。「さあ、なあ、水蜜作りよるものはあるにはあるんじゃが……そうしてあんたらあ、そこへ何しに行きんさるえ」と尋ねられたのでかくかくと訳を話した。「ああそれならなあ、俺も少し噂をきいとります。あすこの家には代々病人が出よりましてなあ、その小屋というのは金浦の海岸から真正面にみえる側の白砂の山の上にありますんじゃ、そこには女の病人がおおかた十四、五年も独りで住んどりますんで――あの女の人の姉さんが嫁に行った先の子供が今年二十二、三にもなりましょうかな、その子もちいっと怪しいと島じゃ言うとってじゃが、この頃それも山の上にきて叔母さんと一緒に働いとってじゃと言うとるもんもあってなあ。あの男の子の方は何でもないんじゃそうな、右の親指を船の仕事でつめたのが因《もと》で曲ったんじゃそうで、海岸に魚干す時（干魚はこの辺りの名産）によう来て手伝っとってじゃ、白砂ではなあ、あれらあ血統じゃ言うてすじ同志でやりとりしよります、外の者は嫌いますんでなあ――」と委《くわ》しい事は判らないとの事であった。私達はひょっくりと、ここでこれだけの予備知識を与えられ、病者達の名や年齢まで聞く事ができた。ほんとうに小父《おじ》さんありがとうだった。夜が明けるか、あけないかに一番船で行ってしまったのであろう、この二人連れらしい小父さん達にはついぞ遭われずにしまった。

十　うつむきて菫《すみれ》は咲くに

　二十三日昨夜は遅かったのに早く眼が醒めた。雨は止んで蒼い海が光って見えていた。八幡さまの境内に向いた窓を開けて髪を結んでいると、誰か石の鳥居を潜《くぐ》った。見ると昨日訪ねたあの重症の女の人の夫であった。たまらなかったので眼をつむっていた。写真機を持って外に出る、白砂島へ渡る前に大浦の返事をまつ間の時間を今朝は持っていた。ひょっとしたら行かずにしまうかもわからない大浦という部落を、遠くからでも見える所まで行って見たくもあった。小さい島の幹道は一本道、あっちこっち人が起き出でて働き出していた。雨上がりの村の道いっぱいに桃の花が散り、梨の花がうす緑の色を含んで白く露に濡れて咲いていた。土地の物持ちであるらしい構えの家の大門が二、三寸開かれて、長家塀の下に桜がしきりに散っていた。田圃《たんぼ》には水溜めらしい池があって葭《よし》の芽が伸び、蛙がもうゴロンゴロンないていた。
　もう山を越えて大浦へ行ってきたのであろうか、山の方から魚の籠を担《かつ》いできた人にも逢うし、大きな鰈《かれい》か何かのしっぽを摑まえて悠々と振って草道を帰ってくる人もある。皆お互いに声を掛け合って挨拶をし合って行き過ぎる、その仲間の一人に私も入れて貰う。

　村人はやさしかりけりそゞろ行く我にも朝の礼《いや》いひて行く
　桜散る大き家の門の一二寸ひらかれてあるをのぞきて行くも
　散りこみし花びらうける村はづれの池の小さきに蛙《かはづ》なきをり

もう少し川沿いの道を山の方へ行った所で私は大声をあげた——七、八尺に伸びた枳殻《からたち》が二十株もずらりと川沿いの家をめぐって花をつけていたので――濃緑の古い葉、薄緑の新芽の萌えた上に真っ白なその花が何という美しさであったろう。その蔭に十五、六歳の女の子が朝餉《あさげ》のお櫃《ひつ》を洗っていた。

からたちの濃緑の垣に新芽うすくもえてましろき花つけにけり

からたちの垣に花咲き花かげに朝のうつはを子が洗ひをり

どこまで行っても静かな道であり、静かな朝であった。道は上りになって大浦へ越える峠みちになる、もう松山の裾をめぐって雑木樹は豊かに芽ぶいていた。山鳩がほろほろと啼いている。私の胸は一ぱいにふくらんできた。

山行くは楽しかりけり雑木樹の芽ぶける山を行くはたのしき

松山の裾の雑木樹芽ぶきをる見知らぬ村をめぐりてみるも

木の芽もゆる島の朝あけこの道を行く人なしに山鳩のなく

峠の頂《いただき》に来た、忽《たちま》ちにひらける雄大な瀬戸の内海の朝景色、雨上がりの空気はしっとりと湿りを帯びて射している朝陽《あさひ》の美しさ清らかさ。

遠くに薄藍《うすあい》に煙って四国の山脈《やまなみ》がみえる。朝靄《あさもや》の中に三角に頂だけ見えるのが讃岐富士、その前に大きく小さく薄く濃く重なり合って波の上に見えるのは塩飽《しわく》の諸島か、私は夢中で峠から右手の石山の上の畑道をぐんぐん登って行った。除虫菊のもう間もなく花咲く頃であろう畑が、この山一杯を占めていた。麦の穂が芒《のぎ》の一つ一つにみんな露を担いで陽に輝やいている。山のてっぺんまで登って見ると、大浦の部落も富浦の部落も一目に右と左に見下ろされた。海の極みの遠い遠い空の上には朝の雲が悠々となんにも私なんかにかかわりなげにもまたとても親しい想いをも持たせつつ流れて行く。山の上に眼をつむる。目を開けてまたいつまでも朝靄の中に遠い島々や、山脈や、雲の流れを飽《あ》かず眺めている。人の声もなかった、鶏の声も聞こえなかった。何もかもが人の世の色々な想いを、いろんな出来事を越えた美しさと清らかさに輝やいているのであった。涙の出るような嬉しさの中に私は大きな大きな深呼吸をした、有り難い静かなひと時であった。無心の時が破れた、向こうの石山でもう石をうつ音が響き出してきた。

穂麦伸ぶ畑にかゞみ居て向ふ山の石きる音を聞けばさびしき

見れど飽かぬこの内海の春の陽に石きる人は何をおもへる

病友《ともと》訪ふと渡りし島の山の上に美《は》しき朝景《あさけ》をわがみつるかも

山を下るみちには紫の菫《すみれ》が一杯咲いていた、何と美しい景色の島である事だろう。山も海もこんなに美しい島に、そうして何にも知らないで純朴に昔のままに住んでいる人達に、私は一昨日から何を告げて歩いた事だったろう。――癩は伝染だと――「そうか、それがほんとうだったら、君こりゃ大変な事だぜ」と雨の中を言い合いながら帰って行った村の青年の言葉をも私は聞いた。「恐ろしい事を聞いたものです」「私は今まで何にも知らなかった」私はいろんな人の言葉を聞いた。それは皆一昨日来の出来事からであった、大きく言えば、この村の人達の心がひっくり返るような事を、私は女のくせに言って歩いてきたのだった。

こうして静かに山道を独りで歩いていると、一所懸命に言えば言っただけに何ら心に滓《かす》みたいな物が残るのであった。私はこの村にちっとも平和や喜びを与えに来たのではなかった。何も知らない、大かたは何も知らなかった村の人達をびっくりさせに来ているのだという事がしみじみと思われてくるのであった。

癩が伝染でなかったら——、このままにしてでもこの不幸がいつの世の中から自然と絶えるものであるならば——私は何にも言わないでもよかった、よいのだけれども——可哀想だけれども、すまないけれども、もっともっと大きな目的のために、もっともっと正しく広い人類全体の幸福のためには、私は病気の父親を、妻から、子から、その愛着から奪って連れて行かねばならなかった。そうして次の時代にはもう二度と、こうして泣く人達のない国を、善い世界を皆が持つ事のできるために、この辛い仕事をして歩くのが私の小さい使命であったのだ。こんなことを思いつつ山を下りながら、しなければならない自分の使命について静かに祈る心になっていた。祈り終えた心は道端に花咲いている蠶豆《そらまめ》の葉をつまんで口にふくむのだった。

うつむきてすみれはさくに眼をあげて癩伝染を言ひてめぐるも
蠶豆《そらまめ》のあをくにほへる葉をくはへ心幼く山を下れり
あをくさき豆の葉くはへ山下る足どりさへも児にかへりつゝ

山の裾まで下りてくるといきなりぶよが眼に飛び込んで、どうしても取れなかった。弱り切った心に私は母の乳が恋しくなった。幼くて野遊びにぶよを眼に入れて、泣き泣き帰ってくると、まだ赤ん坊の弟を持っていた母は、その乳首から乳を私の眼の中に流し込んでくれた。そうして乳と一緒に真っ黒な小さい虫が流れ出てしまうと、あとはもう何でもなかった。大きな態《なり》をして癩伝染宣伝隊でよそを歩き廻るようになっていて、私はこんな遠い島の山途に、こんな幼い事を思いなつかしむのだった。

　からたちの花をこぼしてかへりみちまた同じ道廻り来るも

　からたちの花の匂へる生垣《いけがき》を歩みゆるめて見て過ぎにけり

大分時間がかかった、宿には「大浦で今夜やって貰いたい、間違った宣伝が起るよりはこの際正しい認識を与えて貰った方がよいから」との電話が来ていた。お昼の弁当に握り飯を三つずつこしらえて貰って、いざ勘定となるとできていないと言う、待ってるからと言えば、お内儀《かみ》さんが留守《るす》で分からんと言う、それでは白砂の帰りにどうせ寄らねばならぬ道ゆえ、その時までにできているようにと頼んで出掛けた。宿の前の広場を横切ればもう海の汀《みぎわ》、分教場の子供達は遠足で勢揃《せいぞろ》いをしていた。「みかさ」と書かれた小さなモーター船が白砂に行ってくれるという。その船の小父《おじ》さんはもう親しげに私達に話をするのだった、伝染だという事を初めて聞いてこわくなってしまった事、私の隣りにも変なのがいるが（湿疹らしい）先生に診て貰ったらいいのに……昨夜お貰いしたパンフレットを夢中で読んだこと、など……。

十一　白砂島へ

空はすっかり晴れて真っ青な海であった、気持ちのよい白い波を立ててモーターの音も快よかった。この小父《おじ》さんも白砂の病者の話は聞いてるけれどもどこだか知らなかったので、家のある磯辺《いそべ》に着けて貰って聞いて見る事にした。とにかくこの島からも見える所だと昨夜の人が言ったくらいだから、白砂を一めぐりまわる必要はなかった。白砂の村落はぐるりと一廻り島をめぐった、この島からはまったく反対側の方にあるらしかったが――。

丘の中腹に藁屋根が一つ見える磯に船が着いた。この白砂の浜というのは花崗石《みかげいし》の細かに砕けた真っ白な砂浜である、船の舳《へさき》から跳躍《ちょうやく》の形でその浜の上に飛び下りた、細田さんもつづいた。あの家かどうか判らないので船と小父さんはここで待って貰った。磯はすぐ畑になり、麦の穂が出揃って間の菜畑は花がもう散りかけ、れんげが咲き、きんぽうげが風にゆれ、土筆《つくし》はもうすっかり伸びつくして、つぎつぎ草が青かった。むっとするような春の陽《ひ》が温《ぬ》くとく照らす野の道を、その丘の家めがけて駆け上って行く。

陽に匂ふ穂麦畑みちげんげ道探すは病友《とも》が家一つなり
藁屋根の家に近づいてみると、女の人が納屋に働いていたり、子供がいたり、奥から男の人も出てきた。どうも尋ねる人の家ではないらしい。ちょっとお辞儀をしてすぐに聞いた「かくかくの人で一人で住んでる家はないか」と、女の人が父親らしいその人に何か言った。「ああそんならあすこですらあ、この丘の一つ向こうで桃畑の中ですらあ」と教えてくれた。また丘を更に上の方へさっさと登って行く後方から「そっちへ行っちゃおえんぞな、こっちの丘からおいでんせえ」――。そうしてその家のお父さんが松山の間の道らしからぬ苔道を先に立って案内をしてくれた。粗《あら》い砂山道をすべりすべり、一つの小山の上に出ると、麦の畑につづいた桃の花がいっぱいに咲いている丘がすぐそこに見える。その桃の花蔭に小屋の屋根が陽に光っている。おじいさんはそこで立ち停って指すと、そのまま引き返して行ってしまった。

どうして訪ねて行こうかとちょっと私達は迷ったけれども、すぐにその麦畑の麦のあぜの中に飛び込んでさっさと穂麦を掻《か》き分けて行く。

胸の丈に伸びし穂麦の畔なかを分けて歩めばさらさらと鳴る

丘の上は桃の花畑《はなばたけ》畑中《はたなか》に隠れて病友《とも》が家一つあり

かたい子が十《と》年《とせ》を離《か》れて侘び住まふ家をめぐりて桃さきにけり

十二　桃畑の女

桃の大きな樹が沢山に植えてある丘の斜面をくぐって行くと小屋の前に出た、誰もいる気配のないような静かな家だった。風がしきりに桃の花をさそっては散らしていた。小屋の前は低い崖になっていて、でもまた桃の畑で、麦畑がまたそれを囲んでいた。小屋の陽に向かう窓に布団が干してある。小屋と崖との間には一尺程の道が通じている。

不意の闖入者《ちんにゅうしゃ》を迎えてどんなにかびっくりしたであろう、女の人は軒に近い土間に突っ立っていた。手は両方とも後ろに隠されていたけれど、顔面神経の麻痺のひどい顔は、明らかに病者であることを告げている。

桃の花散りこめる土間に踏み入りて我は病友《とも》を驚ろかしつる

「ごめんなさい、突然に来て、私達は岡山の病院に働いている者なんですが、隣りの島へ用に来て、貴女《あなた》が病気でいらっしゃるって聞いてお尋ねして来たんですけれど……」「……」「貴女方のようなお気の毒な方達がいらっしゃる病院なんです、貴女もいらっしゃったらいいと思って……」「…………」。

物言へど言ひ続くれど答へせぬまみに悲しき年月をみつ

黙ったままなかなか答えてくれないその人から外らした眼に、私は何をみたろう。南向きの壁に沿ってもう欠けかけた古ぼけたお雛様《ひなさま》がかざってあって、そこにこれだけは家から届けてくれたのであろう紅と蓬《よもぎ》の菱餅《ひしもち》が二重《ふたがさ》ねと桃の花を挿《さ》した瓶が立てられてあり、この人が海辺から掘ってきたのであろうあさりとかきがお皿に盛って、内裏様《だいりさま》の前に供えてあるのだった。上がり口には今までここで仕事をしていたのだろう、貝のはいった笊《ざる》がおかれてあり、剥身《むきみ》にしたあさりが摺鉢《すりばち》の中に入れてあるし、柄《え》のなくなった庖丁《ほうちょう》が筵《むしろ》の上に放り出されてあった。

ほんに今日あたりは閏《うるう》の三月の節句にあたる頃、この人は、この女の人は、この山蔭に独りでお雛祭をしていたのだと思うと、私はもう口がきかれなくなってしまった。

おみな子は愛《めぐ》しかりけり十年《とせ》を離れ住みてなほひいなまつるも

おもへ人はなれ小島の山蔭に癩女がひとりする雛祭りを

一杯になってしまった胸からやっと「淋しいでしょうねえ、こうしていらっしゃるのは」と言うのを反撥《はんぱつ》するように今まで黙っていた女の人は「淋しいことありゃしませなあ、朗らかなもんでござんすらあ」と不意にこう言うと両手を後ろに隠したまま二、三歩後ずさりをするのだった。

いさゝかも淋しからずと答へつゝ癩女は小さくあとすざるなり

「長島って島なの、そこに病気の人が千二百人もいて一つの村を作って住んでるの、そこへ行ったら皆何の気兼ねもなしに芝居や活動も見たり、浪花節《なにわぶし》も聞いたりして元気で病気の治療をする事ができるの、ラジオもあるのよ」そんな事が所詮この不幸な魂に対して何の慰めになろうと誰かに言われるかも知れぬけれども、私はそう言い続けずにはいられなかった。「うちらのような者、もうどうなったって仕方がありませなあ、こんな業病《ごうびょう》ですけん」と、この人の口を衝《つ》いて出るのは寂しい悲しい諦《あきら》めの言葉ばかりであった。同じ内海を僅かに数十丁へだてただけの事で、南島の癩者は公然と村をのし歩き、この女の人は本家にも帰ってくるなといって追い出され、山蔭にもう十年あまりを独りで泣いてきている。この人を私は長島へつれていってやりたかった。唯一日でもいい、この人に人間らしい楽しみをさせてやりたかった。淋しさを語り合う事のできる友達を与え、芝居をみせたり、浪花節を聞かせたり、また夏の夜を踊りつくして楽しむ島の灯《ほ》影《かげ》にも逢わせてあげたかった。この島蔭にたった独りで淋しくない淋しくないと自分独りに言い聞かせて生き通す人に、それは十分でなくても、この人達の世界で許されるだけの治療と、また療院の楽しさにあわせてやりたくなった。そういう意味で私はこの人を連れて行きたくなった。「ねえ行きましょうよ」雛壇《ひなだん》の花も時折りこぼれ散って行く春の陽の畑中の一軒家で、この女の人はいきなり土間につづく左側の納屋の奥に逃げ込んで、そこの柱につかまったまま大きな声で泣き出してしまった。

「わしらはなあ、病院へ行く銭がありませんじゃあ」「お金なんていらないのよ、なんにもいらないのよ、何もかも病院でして下さるのですから」「そいでも、そいでも、私には持ってゆく小《こ》遣《づか》いだってありませんで」と泣きながら言う。小遣いだって何にも要《い》らなかった、この人はまだ働けるのだし、働けなければ働けないで相互扶助《そうごふじょ》をしている病者達ではないか。柱につかまって泣きつづけている病女の肩に手を置いて、言葉が途切れ途切れに聞こえなくなってしまうこの人の涙を拭いてやりたい心はあせるだけだった。薄暗い納屋には高い所に細長い窓があけてあって、そこから流れ込む春の陽《ひ》が女の人の肩の辺りに明るく落ちていた。筵や縄や篩《ふるい》や鍬《くわ》やこの周囲の畑の事をするだけの道具が種々《いろいろ》と雑然と置かれてある納屋の中で、この女の人はいつまでもいつまでも泣き続けるのだった。「こんなにこんなに優しく言ってくれる人、今までになかったんじゃ」と言って柱からすべるように板の間に泣き伏してすすりあげるのだった。「貴女が行っても、いいってなら貴女のお家に行って聞いてきて上げましょう。いいって言ったら行きましょうね、行きたいってこと警察か愛生園に言ってさえよこしたら来さして貰えるんですよ。お家を片附けてね、病院へ行ってからの事なんか心配しなくってもいいのですよ」「本家へ行ったって甲斐性《かいしょう》のある者なんかおりゃしませなあ、無駄な事ですらあ」それでも行って見ねば判らなかった。病女自身が家に相談に行く事はできなかったのだから「家へは行かれませなあ、帰って来ちゃならんと言ってここへ出されたんじゃもの」と泣いて言ったのだから――しかもともにいるという甥の子もいなかった。壁に掛けてある紺絣《こんがすり》は確かに男物だと思うけれどもその人の様子も知りたかった。本家というのはどこに在るか判らない、女の人は泣き続けていたから――しかし小さい島のこと、松山の向こうに見える人家の辺りまで行けば何とか判るだろうと、そこへ下りかけようとするが、道がみつからない。砂松山の急勾配には昨日の雨が道でない道をつけていた、それを伝って松の木につかまりつかまりやっと小山の丘を下りた。

辞して立つ癩女が家の裏垣《うらがき》に咲き初めたるはぐみの花かも

十三　その父母

丘の下には松山沿いに北へ道が続いていた。山から見えた一軒の家で聞く。姓名を言っても判らなかったが、山の上の病女の本家と聞いたらすぐに判った。縁側に八十歳くらいになろう体格の大きな老人が日《ひ》向《なた》ぼっこをしていた。声をかけると四十あまりの働き疲れたような女の人が出てきた、老人は永年の喘息《ぜんそく》で、しかも耳が遠かった。「お父さんなあ、なか（病女の名）さんの事でなあ、あの人を病院へやれちゅうて、お人が見えてじゃがなあ」とその嫁らしき人は耳許《みみもと》で大声をあげたのが聞こえたのかどうか、起き上がる時に左手の指が皆中等度の屈曲をしているのを見た。「小母《おば》さんこの方も病気なんですね」「へえ、そうですらあ」とうなずいている。左の尺骨神経《しゃっこつしんけい》は相当に腫《は》れていた。軽いものではあるけれども、私は神経型と診《み》た。本家に来ている筈の男の子はなかなか出て来ない。尋ねるとあの子は何でもないというのを無理に逢わして貰った。二十三歳になる血色のよい、良い体格の人であったが、右の手に上膊《じょうはく》からすっかり筋肉の萎《い》縮《しゅく》があり、右手の指は全部曲っていたし、知覚がなかった。ここでも親指をつめたのがもとじゃと女の人が言う。これに比べると左の手は別人の手かと思う位に肥えていたけれども、尺骨神経はよく腫れていたし、左頸部の皮下神経も触《さわ》れるし、左足に水泡《すいほう》の痕《あと》があった。確かに知らないで作った水泡だと本人が言った。私はこの人もやはり神経型の病者だと思う。噂《うわさ》の如くなら代々病人のあるというこの家で、病気の解っていない筈はないのだった。帰るなと追いやった娘の処《ところ》への使いはこの子がしており、同居しているというのに何でもないと実際思って言っていることでは決してないと思われるけれども――。本当に山の上で女の人が泣き泣き言ったように「本家へ行ったって甲斐性《かいしよう》のある者はおりゃしませなあ」であった。お爺さんは昔のギリシャの哲人みたいに日蔭になる人を手をもて払うようにして、温《ぬ》くとく春の陽《ひ》を浴びて縁側に寝そべっているのである。お婆さんは今日は大師詣《だいしまい》りの日とかでどこかへお寺参りに行っててなかなか帰ってこなかった。待つ間を嫁さんとその青年を相手に病院の事や何かを順次に説明する。「ああそうけえ、岡山のおかみの何でも無償《ただ》だっちゅう病院へ、白砂島からもせんに一人行きよりましたんで、あれはとっくに死によったってえなあ」といつの間に来たのか、物珍らしげに近所のお婆さん達が一人二人集まってきて話の仲間にはいってきた。手拭いをかぶって盲縞の袷《あわせ》を着て福娘と染め出した酒屋の番頭がよくしている紺色の前掛けを当てた婆さんが、ぺっしゃんこの藁草履《わらぞうり》をはいて寄って来た。皆とても元気なお婆さん達だった。三人とも七十を越えてるというのに声でも話振りでも若い人のようだった――、細田さんの病院説明が続く。「へえ、ただで飯をくれて、着物を着せてくれて、活動も浪花節もあるんだって……」「まあ、なんたらいい事なら、銭の足りない者にゃ小遣いまでくれるってえ？　そりゃまあ、ええところじゃなあ、そんな事はおかみ様の病院なりゃこそできるのじゃなあ、そんな所なりゃ、わしの家にも厄介もんがいるんじゃが、連れてって貰えまいかなあ」と身振りまでしながら感心しつつ言い出す。待ってたお婆さんが帰ってきた。元気な人であったが山の上の話をすると「あれはなあ、恥さらしもんでなあ、あかんこっちゃ」と言うだけで、一向に取り合ってくれない。「しかしなあ、あれであの山畑をこの子と一緒にやりよりますんじゃ、あの山はこの家の爺さんが若い頃に独りで切り拓いたのじゃが、あの頃働きつめたお蔭で、もう年寄りはからきし駄目になりよった、ハッハッハ……」と長い間の苦しみがそうさせたのやら生れつきの性分なのやらちっとも本気になってくれなかった。「でもねえ、お婆さんだってあの娘さんでは随分と心配もされたのでしょうに」と言った時に流石《さすが》にお婆さんはしばらく黙っていたけれど……とにかく気丈なお婆さんらしかった。本人達が行くならやりましょうとも、最後までも言ってくれなかった。肝心な本人達が返事もしないのに、先刻からの近所のおばあさんの一人が、執拗《しつよう》に私にせまってくるのだ。「家の病人診てつかあさいなあ、そして、つれてってお貰い申したいんじゃが」と――「そりゃ行ってもいいけれどお婆さんとこの病気の人、手足が曲っていますんか、それとも眉毛が脱けとる？」と聞くと「何の何の滅相な、手も足も顔も、しゃんとしたものや、ただなあ、だるくてだるくていけん言いよって寝よりますんじゃ、初めはなあ、笠岡のお医者さんがなあ、何たら言ったなあ、小便に砂糖が出る病気だちゅうて言いよったんじゃが、そうじゃ、糖尿病《とうにようびよう》ちゅうた。それがもう十年も前のこったでなあ、もう病気が変っておろうも知れん、あんな厄介者を、おかみの小遣いもつかあさる所へ連れてって貰うたら、うちらあ大助かりや」と言う。私はこの無智なお婆さん達に癩病じゃなけりゃ連れて行かれないのだと言う事ができなかった。あの山の上の娘の病も何だか知らないかも知れない人達、ましてやこの老人や息子が病者だって事も知りはすまい。かがみ込んで話して行くべくまだ南島に用事を控えて船も待たせていた。「あんたらあ、ついぞみかけねえお人じゃが、何しにこの島へおいでんさったあ」と言う。「うちらあなあ、今言ったような可哀想な病人ばかり預かっている病院の者や、この先の島へ病院の活動をみせに来たんじゃ、そしたらなあ、白砂島にも病人がいるっちゅうて聞いたんで寄って見たんじゃ」と細田さんも岡山弁だ、「そげな活動うちらにも見せてつかあさいなあ」「駄目じゃ、活動は南島へ置いて来よったんじゃ、よかったら船仕立てて今夜大浦まで来んさい、婆さん！　婆さんたちの病人はまたこの次に来た時の事じゃ、今日はなあ、ちいっと病気のたちが違うよって連れてってやる訳にいかんけに」「そうかなあ、でも病人は病人じゃがなあ」とその酒屋の前垂れのお婆さんが渋々納得する。私達は青年に数種のパンフレットを渡してよく読んでくれるように、来る気持ちがすすんだら葉書を愛生園に寄越すなり、警察に頼むなりして早く叔母さんと来るようにとすすめて、このお婆さん達の重囲（？）から脱け出してしまった。

汗ばむようなぬくとい野の道であった、穂麦の畑の終る所に桃の花はここにも真っ盛りであった。とても大きな仰ぐばかりな花崗石の岩肌が、そぎ立てたように一刀彫りの粗さと強さとを見せて陽に向いてそそり立つ岩山の裾《すそ》には、ここにも雑木樹の芽ぶく林が廻っていた。田圃《たんぼ》道を少し行くと後から「オーイオーイ」と声が掛かる、行く手に待っている筈の船頭さんが全く方向違いから駆けてくるのだった。あまりに帰りが遅いので、崖の上の家から丘を下りたのは磯から見えたのに、なかなか来ないので、さては道を迷っているのかと案じて探し廻っていたという。この人が磯で私達を待ってる間に、山の上の病女の親類の人が海辺で魚を干しているのに遭い、昨夜の話や見た活動の事を話して病院へやる事をすすめてみたと言う。「そういう所があるならば、ああして置いても、ちっとも好《よ》い事はないのだから私もすすめて見よう」と親類の人が言ったと言う。「わしがなあ、ゆうべ本を貰って置いたから、また今度白砂へ来る時に持ってきて、あんたにも見せて上げると約束しました」と話してくれるのを聞きながら、海岸に出て来つつも嬉しかった。逢う人達が、話する人達が、皆この仕事に共鳴してすすめてくれるのだから、ほんとに私達の力はどんなに弱いものであっても心配は少しもなかった。皆が一人なしに手伝ってくれるのであったから――。

先刻の崖の家のある山裾《やますそ》をめぐり、石を切り出す海岸端の白い花崗石の切り石の上に腰を掛けて、もうとっくに過ぎていた昼の握り飯を食べた。浪打際《なみうちぎわ》からはもう青い深い海の色であった。海の底まで切り石の四、五尺角の大きなのが沢山に重なり合って沈んでいる、その上を浸《ひた》す潮に春の陽が深く射し込んで美しい綾を成し、燦《かがや》く日影が海の底の石の上にも踊っている。握り飯を喰べている私達が背を向けている方は、海の中からそそり立っている大きな岩や崖が高く聳《そび》えてその上は松山、その上のひらかれた桃畑の中にはさっきの病女がいるのだった。仰いでもここからは何も見えなかった。夢にも考えていない事、忘れていた、諦めていた種々《いろいろ》の事を、不意に見知らぬ人が二人も来て、底の底まで胸を掻《か》き乱して行ってしまった。取り残された女の人が今日よりは物を思う事も多くなるのであろうと思われて、本家でのこんなラチもない交渉のままに去って行くのが心に残ってならなかった。白砂島は鴻島外村《こうじまそとむら》といってここよりも更に三里、笠岡港に近い方の島に属する字白砂島と呼ばれて、役場も学校も駐在所もなかった。それに私達はさる人々の言葉を借りて言えば、まったく自分達だけで、勝手に脱線検診行をしているのだから、誰に頼み置いて帰る事もできなかった。

白石の浜の真白き石に下りて昼餉《ひるげ》食《た》ぶべく手を洗ふかな

白石の浜水きよし落したる梅干の種もよく見ゆるなり

握り飯をたべて元気になってまた船に乗った。南の島に近づくに従って白砂の崖の上に病女の家の屋根が見えてくるのだった。あの小屋は確かに昨日金浦からも見え、それまでは漫然とただ私の視野の中に在ったに過ぎない、それまでは何の縁もない家だったのに今は私には忘れられない屋根であった。あそこで一人の女の人が十数年を独りで泣いて来た、こうして置いたらいつまでも命の限り泣いて行くであろうあの女の人のこと、もう一度私はあそこの桃畑に行かねばならない。

白石の浜白砂にいつの日か病友《とも》を迎ふる船をつくくべき

もしもあの人がどうしても病院へ行かれないとしたら、私はあの人の友達になりたい。そうして何だか、何故だか、一人のほんとの妹でも残してきたような、妙な愛着が南島の土を踏んでからでも自分の心に引っかかるのであった。

十四　島のたつき

金浦の村に入った道で昨日の病者に出逢った。今朝早く親類の者が来て「とにかく行って見たらどうか、活動で見ればよい所だし、先生の話も聞いた、まさか殺してしまうような事もあるまい、自分のためまた皆のためにも治療しに行ったらどうか」と言ってくれたそうだ。「その中《うち》に私も御厄介になろうと思っとります」とニコニコと言う。この人に道を教わって山の上に登って眺める金浦の村は皆瓦屋根が陽《ひ》に照り、見知らぬ旅人がもし通りすがりに見るだけであったら、どんなに豊かな村かと思わせる。この島には藁屋根を葺《ふ》くだけ十分に麦稈《むぎわら》がない、藁屋根にするためにはわざわざよそから買って来ねばならず、その手数と費用と破損修理を考えると瓦屋根にした方がはるかに経済であると言う。

山の上から見下すとうらうらと春の陽に照って金浦の三百戸の部落は眠っているよう。一部落に四人の病者を持っているこの島の生活状態を記してみよう。東と南とにいずれも花崗石の石山をめぐらして日がな一日、その山のあちこちから石を破るハッパの音と石打つ槌の音に明け暮れて行く。この部落は北に水島灘続きの瀬戸内海がひらけて白砂島に対《むか》っている。内海と聞けば如何《いか》にものんびりとして、その景色で天下にうたわれるこの辺、春は菜の花咲き、桃の花散る小さな島々、船で過ぐれば恐らくその一つなしが詩であり、歌であるかも知れない小島も、上がって来て見、親しく聞いて見れば、やっぱり人間の住む限りの不幸を宿命に持った一つの村であった。南島村は主なる大浦、富浦、金浦の三つの外に小さな三つ四つの部落を併せて戸数約千戸、人口が五千人に二三百人足りない。周囲が七里のこの島はこれだけの人数が住むのに十分の広さではない。しかも全島の山は岩からなっているので、滾々《こんこん》とわき出るような水らしい水もない、川は雨が降ればさらさらと流れて、日照りがつづけばほんのちょろちょろの溝川に変ってしまう。冬でも雪の滅多に降る事のない一年中好気候に恵まれ、降雨は極めて少ない。それで長い長い年月が崩してくれた花崗石の砂地畑を、石山と石山との間の僅かな山懐《やまふところ》に、随分の急斜面をもひろげてつくっている。それでも水がないから、稲はとてもできない、「私しゃ内海南島育ち米のなる木をまだしらぬ」と子供でも唄い出すかも分からないほどに。僅かにこの畑には麦が育ち除虫菊が栽培される、麦の後には甘藷《かんしよ》を植える。この血と汗でひらいた麦山畑も、この土一尺の下に大きな岩石が採取できるという見込みがつけば、相当の代価をもって買い取られるのではあろうけれども、麦でも藷《いも》でも用捨はなしに掘り返されて、忽《ただ》ちにそこも石切り場に変えられてしまう、しまわねばならないのが南全島の山の耕地の運命である。良材が現れず廃坑になってもすぐその斜面に麦を蒔き畑を作る事はできない、滄桑《そうそう》いく度かの転変の後にこの石が粗《あら》くともせめて表面一尺の砂地になってくれなければ――。それだから島の耕地は年々この人達の努力で必ずしもひろげられるとは限っていない、その代りの石材発掘も必ずしも物にはならないし、なったからとて部落全体に金は落ちて来ない。島の利用できる耕地面積は島面積の何分の一であろうか、僅かばかりのものである。この山地平地の畑の耕作には殆ど全部落の女達が働く。それでは屈強の男の人は皆海へ出て働くかというに、房州や沼津あたりのような外洋《そとうみ》でないので部落総出で曳《ひ》く程の網もなければ漁もない。多少の近海の漁業にたずさわる人達を除いては、若い人達は大抵小学校を卒《お》えると京阪地方に出稼《でかせ》ぎに行く。大阪辺りの港の荷揚人足《にあげにんそく》になったり仲仕《なかし》になったりする。それでも定職があればよい方で、金浦部落民の多くは半期前借りで春になると兵庫県下の漁場に手伝いに傭われて行く。出て行ってその時の漁場の成績がよく行けばよし、悪くすると半期で五拾円くらいしか貰われぬのだという。しかもその金はもう前年の歳末に前借りをして使ってしまっているので、春になって出稼ぎに行っても、不漁の時にはかえって借金を背負って帰ってくる有様である。平均して金浦部落民の年収入は百五拾円くらいのものだという。その外に収入となる物といえば、除虫菊栽培と石斫《いしきり》の仕事である。この島の石材はその硬さと質に於いて全国有数といわれ、日本銀行の工事石材は全部ここから運ばれたと聞く。現にいま第三期工事の石材を納めていると言っていた。石山持ちでない人達はこの石材を切り出す仕事の手伝いをすれば、日当で月に約三十円近いお金は得られるのだという。長い間石山に辛抱していわゆる年期を勤めて親方に従って働いていると、自然に石山の石の面に対《むか》ってこの石から何尺と何尺の角材を何本、何尺の何に用いる物を何個取ろう、取る事ができるという事が判るようになってくるという。石の面に対ってハッパをかけてその石の割れて行く方向、石槌《いしづち》で打って行くべき、いわばその石の性質、石の筋が一目で判るようになれば、段々と石山の石材採取の方針設計をするようになれる。そうなればもう皆が掘り出した石の面に対って命令を下しさえすればよいのだそうだ。そういうように特殊な技術を習練し得た人達は、大変にお金も貰えて楽になるのだそうだが、何故か土地の人はこの地位になるまでの辛抱をようしないで京阪へ出て行ってしまう。今島の石山で主な指揮的な仕事をしている者は、石山の持主以外は大抵はいよもん（伊予の国の人）だそうだ。いよもんはとても辛抱強く年期を入れ、叩かれたり泣かされたりしても帰る事のできない孤島の石山で、面壁九年の涙を拭き拭き皆相当な石山の人になっているのだそうだ。土地の人が前借りやまたその上の重荷を負いこむような事をせず、地道に石山で働けば、よしや土工でも年に三百円の収入は確実だと思われるけれども、どうもそうは行かないものらしい。幕末の海軍の船を運転した人々は皆この塩飽《しわく》の島々から出たのだとか、何かの本で読んだ事がある。海に育ち波とたわむれて生成した祖先代々からの燃えやすい海の児の血は、潮の寄せて来る響きを離れて、地の底のような石山の石切り場の中では、とても長く抑えている事はできないのであったろうと思いやられる。この頃になってようやく土地の者が石山に出るのが増してきたという。こうした村に長い間住んで漁のない時は遊び暮らしてしまう部落民は、ついこの間まで数百年の間部落の貧しく投げやりな人達を自分の配下として対抗する二人の勇者の完全なる支配の下にあったのだそうだ。代々数百年の間この両家の確執《かくしつ》の犠牲になって完全に圧迫搾取《さくしゅ》されていたのだという。そして部落民はすっかり疲弊《ひへい》してしまった。このままではこの部落はいつの日に立ち上がれるか判らない。しかも長い間の被圧迫者としての心の捻じくれが、事毎に他部落との協調を被って一村の進歩向上の障碍《しょうがい》となり、南島村の癌《がん》は金浦と言われるまでに昂じて、分教場改築移転も数年間行き悩み、雨が漏り、村治が行き悩んでは村長さんが椅子を投げ出す、内海の難しい村として今日に及んだ。この貧しい土地では僅かに麦だけはあまる程に採れる。そして全島の八割までが完全に麦ばかりの真っ黒の御飯を食べている。野菜といって特に作っている物はない、僅かにねぎ、そらまめ、えんどう、菜等が畑の端や隅に作られてあるくらいの物（菜の類でさえ宿屋では笠岡町から輸入して用いている）、銭がかく取れぬから出す事もしない。副食物等はあればあるでよし、なければないですます。海の獲物があれば魚を喰べるし、なければ麦だけで過す。芋が取れれば薯《いも》をたべ、冬中はこれを囲って置いて主食の代用にして食べ継《つ》なぐ。井戸はそれでも殆ど一軒に一つずつ大浦、富浦にはある。金浦にもたいていはあるが、それが前言ったような土地でまったく地表水の井戸である。井戸側は土地柄花崗石で畳《たた》んであるけれども、内側に土管の伏せてあるものはあまりなかった、その中には、茶碗の破片やらブリキ缶やら縄切れなんかが沈んでいるのもあった。もちろん蓋《ふた》のある井戸等は見なかった（後に大浦に在り）。井戸端で流した水はまた畑中に浸み込んでまた井戸に帰って行く。下水などという物のありようはない、川の近い家からは川に向かって流され、または台所からそのまま道端に向けて流れ出ている、そこに桶《おけ》が埋《い》けてあれば良い方であった。分教場の子供達の小便する所の口が道端に開いてあったと思う。まずまず天水を使用しなくてもよいだけの水はあるとはいうものの、風呂などを焚《た》く事は稀《まれ》でしかないという。極《ご》く貧しい家でない限り風呂桶はあるけれども立てはしない。知ってる人の家や隣りの家に湯がたてられたと聞けば、そこへ行って入れて貰う。お互いに代る代るにこういう事をし合って、はいりっこをしているのだそうだ。病者の家の風呂も貰えば、そこの人達をも入れてもやる。それくらいにしてお湯に入るのは三日に一ぺん、四日に一度であるという。これだけの村の人達の心を静かに守って行っている宗教は全島の九分まで真言宗で残りは日蓮宗だけだという。山の上でいろんな事を考えていると際限がない、急な坂を下りるとまだ昨日の雨がさらさらと綺麗に流れて行く川のほとりに出た。両側には雑木が育って芽ぶき、藪がそよぎ桃の花がここにも散り、枇杷《びわ》の新芽が銀色にやわやわと大きく萌えている。血の浜で病少年の家に寄って見たが、表に廻っても裏から覗いても誰もいなかった。誰がいなくても病気の子供だけは行く処がなくて家にいてもよかりそうなものなのに、そうでない所に金浦の面目が躍っている。雑誌だの絵葉書だのパンフレットだのを、ちょっと潜《くぐ》り戸を開けて上がり端《ばな》の板の間に置いて、風で散らからないようにそこに放り出されてあった鉈《なた》を押えに置いて「サヨナラ」と小さな声で言って見た。

十五　官吏の弁

富浦へ着いて今朝の勘定をと言えばまだだという、出来ていないというのは実は嘘で、村長さんから宿賃は貰わぬようにと厳重に最初の晩に申し渡しがあったからだそうな。それでは白砂島を何遍廻ってきたってできていよう筈がない。村長さんの御好意は有難いけれどもこれは困る事だった。小母《おば》さんに困るからと百万遍言っても「でもなあ、村長さんがそう言わしゃったで」ときいてくれぬ。この真正直な小母さんを遂に陥落させる名案が浮んで来た。「小母さん、ねえ、私達はね、お役所から旅費は不足のないようにいただいてここにお仕事に来てるの、まあ活動写真なんかして遊んでいるみたいだけれど、これが私達の癩運動というものの仕事の一つなんです。これはね、私達個人の資格じゃなくって国立療養所の役人としてしている事なの、それだからそのおかみの仕事をするのに自分達の宿料を行く先々の村で払って貰っては、よく言うでしょう官吏の収賄《しゅうわい》ってこと、あれと同じように考えられるかもわからない。そんな事になると、せっかく村のために少しでも役に立ちたいと思って来たのに皆無駄になるのよ、そうして私達の首が飛んじゃうかもわからないんですよ。またゆっくり村のお客様で来た時にはお世話になりますけれど、今日はどうしてもそんな訳で困るから勘定して頂戴ね」と嘘と、ほんとを混ぜて頼んだ。「そうですかいなあ、そんな事になっちゃあ――それでもなあ、あれほど村長さんがなあ――」村長さんにはよく訳を話して小母さんの面目を立てるからと頼み頼み長い間待って、やっと勘定書《かんじょうがき》を貰った。これがよそへ出て官吏という言葉を使った最初の事だった。

家を出さえすればどこも春の陽が麗《うら》らかであった。今朝登った山の峠に来た。峠道の畑の上には桃の木が幾本かあって、それを子供達が棒切れでみちみちたたきながら、もう大浦本校から帰ってきた。

学校の行くさ帰るさの子供等に道辺の桃は叩かれにけり

十六　大浦

峠のてっぺんで驚いてしまった。山裾《やますそ》から蜿蜒《えんえん》と学校帰りの小さな子供達が山畑の間の五寸から一尺ほどしかない山道を一列に並んで登ってくるのに出会《でくわ》した。しばらく立っていたけれど、いつまでたっても切りのない行列であったので、反対に私達は道の草の中に避け避けしながらも、一足一足下りかけた。富浦の子も、金浦の子も、もう皆知り合いであった。一人なしが「こんちは」「こんちは」と頭を下げて行く。頭を下げるばかりでなく、いちいち直立不動でズラッと両手を膝の所へ揃えて伸ばし、立ち止まってはお辞儀をして行く。行き過ぎてから、「うちらあ、あの先生にみて貰ったんでえ」と言っているのは金浦の子供達であろう。見覚えのある顔はいくつも目にはいった。墨を附けていた昨日の子もいる。それが皆ニコニコニコニコとお辞儀をしては駆け抜ける。分教場の先生が列の中に一人まじって来られるのが、まったく巨人のように見える程に小さい子供達の長い長い行列であった。狭い山畑の間の一本道、午後の陽《ひ》は山の上から、麦の穂に風は真下の海から吹き上がっていた。逃げようにも立ち停っていようにも方法のない一本道の草の中で、一人なしの子供にお辞儀を返しながら頸《くび》が痛くなってしまった。「あのなあ、あれが活動写真の種箱だぜ」と私の肩に斜めに懸けてある写真機を後ろで説明をして聞かせている男の子もいた。

いつの間にか子供達は峠の彼方に消えた。私達は大浦本校に近く下りて来た。峠の道にもさらさらと綺麗な水がいい音をたててしぶきを散らせながら畑の間の谷を走っていた。雨後の水だけれども土質のせいだろう、とてもとても清冽《せいれつ》なものだった。ここでも肥料桶を担いで上ってくる人も草刈りをしている人も皆女だった。峠を下りて行く間も石きりの音は陽の中に響いてきた。

芽ぶきたる雑木を透きて大浦の瓦家並の陽にひかる見ゆ

家並も豊《ゆ》たにしづもる大浦の磯にさゞなみひかりて寄るも

豊かなる大浦人にかたい子を救はむ道を言ふとて行くも

大浦本校は海に真向かう丘の中腹に在って大きく綺麗だった。窓から覗いてる子供達も昨日までの子供にくらべて遥かに町の子に近かった。ここで私達はM氏という愛生園の知己に遭った。二度も愛生園を訪《おとの》うて下さった由で、この島に癩問題が起きた去年の秋頃に、愛生園をここで初めて紹介されたのはこの方であるらしかった。ここから金浦の分教場へ交代に教えに行かれる女の先生方は、癩がうつる事を聞かれてから、大変に恐れていらっしゃるとかで、種々《いろいろ》と御尋ねがあったのに対して、癩がうつることを理解していただいた上で、必要以上の心配はとらないでもよいことを諒解して貰う事は難しい事であった。

まだ陽があるので宿に赴《おもむ》く。二階からみる右の岬がずっと湾を抱いてよい港らしい。花崗石の大きな防波堤が海に突き出していた。この岬に隠れて海上一里に真釜という島があり、そこにも一人の病者があったそうだが、昨年死んでしまったそうな。なおこれから南西へ六里の海を越えて牟島《むしま》というがあり、そこにも病者がいるという事も聞いた。石切り場によいのは海岸の近くで、石山のよいのを掘り当てて一枚の大きな大きな石が出れば一年は寝て暮らせるほど儲《もう》けられるそうだが、里の奥ではよい石が見附かっても、運び出す費用ばかりを喰って損だという事も聞いた。いよもんの辛抱強い事はここでも感心されていた。何でも石山ばかりで三、四十万の財産を作った人もいるそうで「それはなかなか固い身代《しんだい》ですね」と言ってしまった。宿は優しくしてくれた。第一に横も縦も普通の人の倍もあるような温顔の小母さんに何よりの好意が持てるのだった。ここらの井戸には潮がさしてくるのらしい。

瀬戸近き家に泊りて潮の香のつよき番茶をのみにけるかも
ちょうどよい魚があったといってお膳中が魚だらけの夕餉《ゆうげ》をたべる。
漁船の入り来るをみつつこの浦にとれたりといふ鯛をたぶるも

十七　**野外講演**

まだ暮れ切らない学校に引き返して行く。今日は天気が好《よ》いから校庭で野外映写だというので、子供達が先生のお手伝いをして二階の教室の窓から黒く縁どった幕をつり下す作業が始まった。身軽といおうか、窓から羽目板の横にちょっと出ているような所や、庇《ひさし》を軽々と渡って手伝っている。集まっているのは子供ばかり、これでも大人が来るのかしらんと思う程であった。村長さんが袴《はかま》をはいていらっしゃった。玄関の横のまだ散らぬ桜の花に残っていた夕明りもいつか薄れた。映写のピントを合せる細田さんの所から一条の光が流れて白い幕があかるくなると、子供達がその前に立って手や頭をうごかしては光の中にうつる自分の影を楽しんでいる。

なか〱に人集まらぬ校庭に子らまちかねてさはぎてゐるも

丘の上の校舎の屋根にオリオンの星かゝりゐて時せまり来る

映写光の中に子等のび上り手をうつし頭うつしてよろこびてをり

とっぷりと暮れた幕の前に十数枚の筵《むしろ》が敷かれ、子供達は前の方に並んで坐った、大人はそれを囲んで林立した、これが南島の最後のしめくくりをすべき映写であり、講演であった。ここでは今までと話すべき事が違わねばならなかった。さっき宿で汗を拭《ぬぐ》い、肌着全部を着換えた。緊張を以て真っ先きに、大宮様の御歌について大浦村民に告げた。救癩浄化は病者自身が身をもって当たる事はもちろん、一村一郡の健康者が協力してその浄化を援助せねばならぬこと、それに際してはどこまでも病者に対する愛情を持ってやっていただきたい事、病者のある村はないようにするために、ない部落は永久にそんな不幸の来ぬように注意されるに止まらず、病者の住む村落に対して思いやりの援助の手を伸ばして貰いたいこと。そうして真に内海の理想郷を建設されたいと訴えた。大浦の人達にはきっと諒解して貰えると思ったから――。すぐに映写に移った。子供も大人もおとなしかったが、映画に対する弥次の飛んだのはここだけだった。それだけここの人達の生活の余裕を想わせた。

春とはいいながら気候の不順な昨夜まで火桶を囲んだ程の寒さは、今日も夜になってから戻ってきて、少しずつ風も出てきた。野外であったので心配になった。

夜の目にも桜としるき木の梢《うれ》のゆれそめたるは気にかゝるなり
スクリーンに絹江の顔の揺れてをり海を真正面《まとも》の風出でて来つ
雨霽《は》れの島の夜空は冷え〴〵し映写いさゝか急がせにけり

十時ちょっと前にニュースを少し残したまま散会した。皆が気持ちよく帰って行ってくれた。宿へ帰るみちで潮の寄る音が高かった。宿へ着くと見に行ってた小母さんは「ほんとに可哀想な写真ですなあ、でもまあ、よくあんなに綺麗に治るもんですなあ」と「夢に見る母」の絹江の母の事を言う。何事についても真正直な宿の小母さんに、「小母さん、私達明朝は一番で立ちますから勘定をして下さい。ひょっとしたら村長さんから、何かおっしゃってあるかも知れませんが、富浦でもかくかく言って断ってきたのです。だからここもそうして判るようにしといて下さいね」と頼んで寝た。

二十四日、浜の夜はいつしか明けていた。五時というのにもう東の空が赤々と燃えて、硝子戸《ガラス》を開けて見ている児島半島の上に爛々《らんらん》と陽《ひ》が昇り出した。太陽が昇りながら少しずつ位置を南方位に移して行くのをじっとみつめていた。四国多度津《たどつ》行の一番の出船の笛が早や鳴った。この早いのに小母さんが草履《ぞうり》でスタスタと帰ってきた。どこへ行って来たのかと思ったら宿料の事で村長さんの家へ相談に行ったのだという。「あれ程村長さんから言われとって貰ったといっては叱られようも知れんで、訳言うて断りに行きよりましたんじゃ」と――。

夜があけるにつれて風が荒くなって寒さが増してきた。風の吹く海岸に立って村長さんや駐在所の方や、学校の先生方や小母さん達に見送られて大浦を六時に出発した。船は岬を一廻りしてそこの村落から笠岡の町へ診察を受けに出て行く病人を載せた。どこが悪いのか判らないが、随分と痩《や》せた女の人で、足を投げ出して船室で行李《こうり》により懸っていた。診療所もあるけれども、大抵は少し重くなるとこうして町まで船に乗って診て貰いに行くのだという。

風はますます荒くなり、昨日の朝山の上で見た和やかな景色などは、まるで嘘のような荒れ模様の海になった。何もかもすんでしまえば帰心矢の如きものがあった。波は船に被いかぶさるように船窓に躍って見えた。病人を連れた小母さん達が、私も投げ出している足の先の茣蓙《ござ》の上に、袋からザラザラと、ビスケットをあけて「姉さん、あんたもおあがりんせえ」と言ってくれた。気の良いこの小母さん達の好意にお礼の首をかしげつつ、こういう気持ちを顕微鏡に換えてしまった自分を想ってみた。

風だけで雨にはならずに着いた町の署に出頭してこの間のお礼を述べた。署から出てかなり駆けて来ていた私達を追いかけて来て、衛生主任さんが小さな声で「白砂におりましたか」と聞かれる。「ええ、おりましたよ、三人も」と、私は少しおどかし口調で答えた。署の名簿では白砂島は無癩島の筈なのである。昼近く長島に着くと「只今ッ」と折から事務官とお話中であった園長室に駆け込んでしまった。

何しかも茶は習ひけむ帰り来て園長室に飛び込みにけり

日の暮れ方の誰もいない試験室に来て、持ってきた検査物の染色検鏡をする。疑問のお爺さんのは何でもなかった。病者の子供達も現在の所は無事な成績を得てほっとした。

暮れ近かき試験室にゐて持ちて来し鼻汁検査をひそかにするも

全身の血潮《ちしお》湧き立つ想ひなり昏食ひしめて検鏡し行く

検査の結果は学校長に宛てて送った。帰って来ると全生病院の婦長さんが、私にと大きなお菓子の缶を下さってあった。同じき道を行く者としてこの老婦長は私をも可愛がって下さる。このお菓子をもう一ぺん汽車に乗せて子供達に贈る。種々《いろいろ》と報告をして行く心の中に、忘れられないいくつかの影、色々の出来事、可哀想な人達、可愛かった子供達！

丘の家の桃咲く家に侘《わ》び住まふ友が歎《なげ》きは忘る日なしに

金浦の児等の笑顔を忘れかねいさゝかの菓子贈りてやるも

（昭和一一・四・二九）

小島の春（その二）

一　南島の村長さん

四月から五月中、次ぎ次ぎと講演の旅に追われていつの間にか夏になってしまった。六月の四日の昼頃に南島村の村長さんが、島の病者の親達を伴うて愛生園の模様を見せにはるばるといらっしゃった。重症の四十歳になる人の父親からも、あの時にお四国巡りで留守であった病少年の父親からも、何だか気持ちのそぐわない物が感じられ、二階の見晴しのよい室《へや》で愛生園の写真帖を見せたり、わざわざ園長先生も上がっていらっしゃって、種々《いろいろ》と御言葉を添えて下さるのであった。ちょうど昨日までは大雨だった天気が、気持ちよく晴れ上がって、長島の山も海も道も透きとおったように爽やかな日であった。試験室から治療室、病室、礼拝堂と下りて、山を越えて少年寮から豚小屋へ行った頃には、お父さん達の心はほんとに和《やわら》いでいた、「いい豚だ、いい仕事だ、いい所だ。皆がニコニコと元気でやっている。よく設備がしてある」と、とても喜んで畑の中の甘藍《キャベツ》の巻き振りまでが気に入ったのであった。南島への土産話にもと、鐘楼《しょうろう》に夕方近い鐘を撞《つ》くと殷々《いんいん》と峯を越え海を渡って行く音が島まで響いて行きそうに冴えて鳴った。

「どうじゃな、ええところじゃろが、注射で殺すような所じゃなかろうがな、これなら子供達をお頼み申しても思案あるまいがな」と村長さんが訊かれた。「ほんまにええ所じゃ、ようしてあるわ、何から何までなあ。ほうほう立派な納骨堂じゃなあ、ここに骨に納まってもええわなあ」と感歎して歩いて行く。村長さんも大変に熱心であった、愛生園のやり方が各村各郡各県に行われたら、世に生きる苦しみの半ば以上がなくなるだろうとまで思うとおっしゃった。貧しき者を援《たす》け、弱き者を庇《かば》って生きて行く愛生精神は、一般町村の指導だともおっしゃりながら松の間を縫うて行かれる。「私は『愛生』で四国巡りの記事を読んで、あとは他の者に順々に読ませておりますが、私達も微力ながら一村の浄化向上のためには全島協力して運びたいと思いましてなあ、それには強制じゃいかん。親達が納得して寄越すようにと思って今日は連れてきました」とおっしゃったのである。こんな村長さんがどこに在ろう。「君、警察から行けと云って来た、行くより外あるまい」という村長さんであっても致し方のないものを、何から何まで自分でなされて二人もの親達をはるばると療院にまで、見せに連れてきてやろうとされる熱情には感謝の外なかった。長島神社には潮の加減で渡れなかった。「よろし、よろし、またこの次に来た時に」と親達が言ったのが私に何かを感じさせた。

応接間に帰ってきた時にはお父さん達はすっかり快活になっていた、「ええところやなあ。わしはいにとうのうなった」と一人が言えば「ほんに、わしは家内中引っ越してでもここに来たい、何のかのと言われて、あすこにいようよりここがようなった」と少年の父が言う。夕方桟橋にお別れをしたが、後で園長先生が村長さんをお泊めして話がしたかったとおっしゃった程、園長先生も村長さんの真実《まこと》と熱意とを買っていらっしゃった。なお村長さんは長島神社の鳥居に、ぜひ南島の花崗石を献納して癩浄化の日の記念にしたい、実に意義深い事ですからと話して帰られた。その後のお手紙によると行く時はとても難かしかった二人が、帰路笠岡の宿で隣室に泊って語り合っているのを聞いていると、一人が「××さん、あんたどうなさるんか」と言えば「俺《わし》はぜひ御厄介になろうと思いますんじゃ、あれだけの所で注射で殺すような事はありはせん、つまらぬ事を言いふらす者もあるもんじゃ」「そんなら俺《わし》もええ所じゃと思うで、何なら耳だれのあの女の子も、一緒に御厄介になったら一番ええと思いますんじゃ」と言い合っていたそうで、村長さんの心尽くしが無にならず、島の救癩問題に数歩の前進を思わせられる御便りであった。

二　再び南島へ

六月の十三日午前中に鴨方の生石女学校で、午後に笠岡の津田明導先生の淳和女学校で癩についての話をせよとの御命令があった。その講演の帰途をいよいよ南島に寄っても好《よ》い事に定《き》まった。その日の試験室で「南島で降られなきゃいいなあ」と言って園長さんにお叱りを受けた。どなたか大変に偉い方が、よそへいらっしゃして雨に降られなされ、お附きのものが恐縮していると「いいえ、雨に降られて滅多に見られない景色を見る事ができて、かえって嬉しいと思います」と仰《おお》せられたそうだ。「僕はこの話に感心しているんですが、人間はいつでも最悪の場合に腹を据《す》えていれば、どんな事があっても感謝です」と申される。この御説法には一言もなく降参してしまった。

今度の島行きには持って行く物があった。この前に撮った写真だとか、白砂の女の人の所にも出来れば訪ねて行きたかった。その人にも持って行ってあげたいと思うものなど……。講演も無事に二つとも終えた日の夕暮れの笠岡港から、再び南島行きの船に乗り込む。あの船の中でよその小母《おば》さんに挨拶されたが少しも私には憶《おぼ》えがない。「今度も話しにお出でんさったあ？」と聞かれるので南島の人だと思う。大きな汽笛を鳴らして一途《いちず》に大浦の港にはいった。宿の前の道でこの間の電気屋さんに遭った。「先生こん度は上等な電気が来とりますぜ」と笑って言う。つい先頃から広島電灯会社から供給されるようになったとかで島の灯はとても明るくなっていた。宿の小母さんは大変によろこんでくれた。この前の室《へや》で校長先生よりその後のお話も承《うけたまわ》った中《うち》、村長さんは明日は日曜なのに村会があるけれども、助役さんに一任して患家訪問に同行して下さるという意気込みであった。お湯が終った島の薄暮に小母さんが呼ぶ、船の生簀《いけす》の中の魚をみせてあげるという、舟を三つ四つ飛び越えて行くとまいかが沢山に泳いでいた。みている間に背の色を変えながら——。大きな鯛が立派だった。「持ってお帰りんせえ」とお土産《みやげ》にくれそうなことを言う。珍らしいのは鮫《さめ》が泳いでいた事——私の大好きな蒲鉾《かまぼこ》の材料だが少し怖かった。

夕方のお膳は水烏賊《みずいか》のおいしい刺身にその酸の物に、鯛のお刺身に平目の塩焼に、ありったけの生きのよいお魚をみんな料理して持ってきてくれた。私は小母さんのまるで家の娘が帰ってでもきたように気持ちを籠《こ》めて、何でも世話をしてくれるのが何よりも嬉しかった。蠍座《さそりざ》のしっぽの星が岬の上にくるりと巻いて光っている夜を、長島にはまだいない蚊がもう沢山にせめよせてくる。小母さんに蚊帳を吊《つ》って貰う。夜が明けた、夏の陽《ひ》は随分と遠い方から昇ってきた。

南天の花咲きてゐる縁端にあしたの髪を梳《くしけづ》るかな

三　親心

島の山はもうすっかりと山の肌《はだ》をみせて麦が殆んど刈り取られた後であった。そしてあっちこっちの谷間などにまだ所々に白い花が見られるのは、除虫菊の畑がまだ刈り残されているのであろう。この花のまっ盛りは五月の二十日頃、それから月末までの間に大抵は刈り取ってしまうのだそうな。海岸にはもう朝早くから筵《むしろ》が並べられ、刈り取った除虫菊の花が干され、茎《くき》は束ねて山と積んであった。この茎は畑の肥料にするのだが、除虫菊を作る畑に入れるとどうも次の菊の出来が悪いそうである。宿の娘と二人後ろの山へ滑り滑り登りかけていたら、村長さんの影が向こうに見えると大きな声で小母《おば》さんが呼び返したので、大急ぎで飛び下りて来てしまった。今日は診療所の船を借りて金浦へ渡ろうというのである。山越えをするにはもう暑すぎる夏であったから——。雲が一つも飛んでいないあおい空であおい海だった。壺網《つぼあみ》の縄が海の蒼い底の方に張ってある上を、どんどん船が躍り越えて行った。昨夜吹いた「やませ」の名残りで波が高い。海岸に近くもやっている船の上でお洗濯をしている母親があったり、一つの船から一つの船に何か物を渡し合っている風景もみえる。あの人達は広島の方から来ている漁船だそうで、年が年中船の上、船同士でお嫁にもやったり貰ったりする。陸に上がるのは飲み水を貰いに行く時くらいのもので、行く先々で取れた魚を売っては米代に換えるのだという、学校等へはもちろん行かない。この人達は海よりも、地震があったり、馬や車が駆けていたりする陸の方がずっと怖いそうだ。何でもこの間の徴兵検査の時に、初めて陸に上がったという男の人があったという。ここにも私達が知らないというだけで、一つの生活があり、人生があるのだ。

血の浜で下りた。分教場の先生方も日曜なのに私が子供のワクチン反応を診《み》るばかりに子供達を集めると、分教場を貸して下さるのとで同行して下さった。来る時にして来た反応を先生にみせたら「ああそんな工合にならなっていましたよ」とおっしゃったので安心はしていた。少しも出ていなかったら大変だった。注射だったので種痘の時のような結果になるものと思っていらっしゃったようだった。

血の浜ですぐに病少年の家に寄って見た。塀の内の庭一杯に十二枚の筵を敷き、除虫菊の干したのを混ぜ返しては陽《ひ》に乾している最中であった。お母さんには初めて逢うのだった。子供はいなかった。このお父さんは村長さんに長島へ連れていって貰ってから、すっかり子供を寄越す気になり、子供もまた進んで行く気持ちで、もう着物も何も一切用意しているとの事であった。この間笠岡署の方が来て、外に遊んでいた病少年に「お前行くんか」と訊かれたそうな、その時に家に帰って「おらあ行く心算《つもり》だと答えちゃったけんど、お父っちゃんは何と村長さんに言ったんなら？」と父親に訊いたそうだ。それ程だから何の躊躇《ためらい》もなく「明日は十五日で暦で見るとこの頃にない吉《よ》い日じゃ、大安だで、どうかな、お父っさん、ちょうど先生も来ておられるので御一緒に御願い申したら一番好《よ》いと思いよるんじゃが、どうじゃな」と村長さんが尋ねた時にすぐに、

「へえ、わしらあ御厄介になると定《き》めたからにゃ、一日も早い方がよろし、仕度《したく》はできとりますで、早い方がよろし」と言い、お母さんも「よろしくお願い致しますで」と手拭い被りをとるのであった。「河畑の子は、まだなかなか行く決心がつかんと言いよってじゃが、わしんとこじゃ独りでもやります。ああしてあれだけの事して病気の児を預かってくれる所があるのに、預ければ子供も安心、わしらも安心、この島がわし等のためにあとあとまで辛らけりゃ、わしらあ家も畑も売り払ってでも息子に随《つ》いて行く」といきおい込んで言うのであった。

人やらずとも吾子はやらなと言ふ親の言葉つつしみ吾がきゝにけり

病児のためによき事を言へ親心幾日悩《こ》みてありしかをおもふ

かく許《ばか》り親を苦しめ連れて行く癩児等の病はよくみてやらな

四　逡巡

学校には子供達がまだ集まっていなかった。やっと来た子供達をもう一度丁寧《ていねい》に見直したり、斑紋《はんもん》の疑問の児には温・冷感の知覚検査もヒスタミンも十分にやって診《み》たが、その結果では癩性の斑紋との診断はつけられなかった。河畑の男の病者（四十歳）の二番目の石採り山へてこ（助手《すけて》）に行っている児の足の知覚がどうしてもはっきりしない。痛いと言ったかと思うと次には分からんと言い、その次には続いて痛いと言い、ヒスタミン反応も異常がなく、念のために血液は採って見たけれどワクチンは出ているし、重症の結節癩の父親の子だから将来の事は判らないけれども、現在では発病しているとは言われなかった。その兄弟の幼い女の子を診ていると分教場の天井に閊《つか》えるような大きな男の人が入ってきた。「先生この児に病気が出とりませんか、これはわしの姪じゃが、よくみてつかあせ」と言う。ああこの人だ、あの喧嘩になった座談会の時に一所懸命に聞いていたのは――。「先生一つ河畑の所へ行ってぜひ行くようにすすめてみてつかあせ、わしらは行く方がええと毎日言うとるんじゃけんど、たとえお前行って死んだとて親や子供の将来のために善い事をするんじゃないか、後の事は心配せんで早く決心して行けと、毎日のように言っているんじゃが、なかなか決心がつきよらんで親戚でも困っとりますんじゃ、この機《お》会《り》にぜひ連れてってつかあせ。皆の者は行ってくれた方がええと言いよりますんじゃあ」と言う。この人は病者の妻君の弟さんになるらしかった。かなり手間をかけて、子供達の反応のとにもかくにも出ている事を確かめたのち、村長さんに随《した》って河畑の家へ行って見た。金浦の畑も麦を刈り終えて麦扱《むぎこ》きに忙《せわ》しい最中で人が大勢働いていた、もう藷《いも》の苗が伸びていた。河畑の家では病者はちょうど庭で働いていた。ここはもう麦扱きをすませて穂が庭いっぱいに敷かれた筵の上に干してあった。この前来た時に撮って上げた娘さんと一緒の写真を渡してあげたりしながら、明日帰るから長島へ一緒に行くようにとすすめる。「わしもなぁ、この前の先生がお出んさった時から御厄介になろうとは思いよりますんじゃが、何せ今は麦刈りの季節じゃ、これが終えて、せめて子供達の節句などして上がろうと思っていますんじゃ、親爺も行って見て来て結構な所じゃと言いよりますんで、病院がどうこうとは決して思いはしよりませんのじゃが……」しかしこれが終えてからという思いほど際限のないものはない、端午の節句がすめば麦のあとには藷《いも》を植えねばならない。藷苗の植え附けが終れば盂蘭盆会《うらぼんえ》が来る。盆がすめばもうすぐに藷掘りの時期だし、それからまた麦蒔きと、農家の仕事に片附くという日は一日だってない筈であった。

扱《こ》き終へし麦を陽に干す庭に居て病友《とも》は去就に迷ひたりけり
「明日なあ好い日じゃけになあ、長太さんは行くちゅうて言いよる、どうじゃな、お前も一緒に行かんか、幸いに先生が御座ってじゃが、もうこの次に先生もよう来て下されぬ。同じ行くんじゃったら進んで行きゃなあ、先生も悪うはあつこうてつかあさるまい。県や警察から無理に行けちゅうて言われるようになって行ったんじゃ、やっぱりそこにお互いの気持ちが違《や》って来るというものじゃ。あんたが行かれたあとの家の事は悪うは村でせん。わしが仕事を辞める時には、後の者に頼みつごうし、まあこうしてあんただけの時ならともかくも、子供達が次ぎ次ぎに発病して、二人も三人も一緒に御厄介になるようになるかも知れんちゅことを思ってみんさい。今の中《うち》に早く一人で行ってよくしていただく方がよかろうがな」と村長さん。「そんなら川辺《かわべ》の長太は（病少年のこと）行くちゅうて言いよりましたんか、そりゃなあ、わしも決して行かんたあ申しませんが……」

私は庭の隅の筵の端にかがんで麦の穂をいじくっていた、病人はシャツ一枚の野良姿で縁端に、それにむかって村長さんは日向《ひなた》で汗ふきふきすすめている。私も口を切った。

「行きましょうよ、そんな事言ってもお百姓の仕事に限りのある時はないのだし、明日は好い日だっていうので、川辺さんを伴《つ》れて気持ちよく出掛ける心算《つもり》なの、行って早く治しましょうね」同じ病人なら、同じ伝染《うつ》る病気なら、何故自分や川辺の子にばかり行け行けとすすめて、あの老人や女の病人を一緒にやろうとしないのか、自分達二人だけ先にやるというのはおかしい、皆行くという日に一緒に行く、というのが、この頃の、この人の、精一杯の抗議の摑《つか》まえ所だという話である。「あの爺さんはすぐにまた後でやるけに、床屋の隣りのも大病の後だですぐという訳には行かず、あの人達を送って行く時にはまた村の者も御見舞いに上がらせて貰うしなあ、少しでも先に行って癒りに向いた方がよかろうがな」と村長さんが言われる。

それはほんとに突然だった、「それじゃ、あした私も一緒に御厄介になりましょう」と言ったのは——。私には何だかほんとうに思われなかった。しかし行くって言った以上はもういつまでもすすめる訳にも行かなかった、「きっと行きますね」という言葉を残して、いじくっていた麦穂を筵の上に戻してさよならをした。お昼がもうとっくに過ぎた島の初夏の陽《ひ》はとても暑かった。帰り道にこの間死に近かったあの病気の女の人の家に寄って見た。誰も働きに出てたのかいなかったが、病人だけ箱枕をして床の上に寝ていた。声をかけると「この間は御苦労でした」と言う。この前よりかも少し元気らしかった。元気だといっても神経癩の萎縮の上に内臓の疾患を持っていてはこの人もなかなかの重症だった。「病院の先生が御ざったで、御見舞いしたんじゃが、あんたもここにいては病気がよう治りはせんで、もう少し元気になったら病院へ行った方がいいんじゃがな」「わしのようなもの、もう長いこってすで、それにもうこんなになってからよそへ行くよりか死んだ方がましですらあ」と病気のために閉じる事のできなくなった眼尻から涙がこぼれてくるのだ、「いやなあ、病院といってもなあ、そこらの病院とは違いますんじゃ、なかなかようできとる、とても大したもんじゃ。まあここで医者の手も足りずに不自由な思いをしていようよりは、御世話になった方がためじゃと思うんじゃがな」「そうかなあ、まあ、またみんなに話してみてお世話になりますらあ」と寝たまま言うのであった。可哀想な女の人！　きょうもまた二階に上がる梯子段の下に、ボロの着物や何かがゴタゴタと沢山に突っ込んだままになっていた。

血の浜を越え、富浦へ出て帰りは山越え、夏至《げし》に近い晴れた日の太陽がさんさんと麦を刈り終えた畑土に注いでいた。石を運んでくる車、除虫菊を刈ってになってくる人々、みんな「村長さんどこへ行ってござった」と訊く、「なになあ、金浦の病人さんのことで……」「そうかなあ、御苦労のこっちゃなあ……」。

暑い陽の下を村長さんのお話を伺いながら帰る。この村長さんはもう一年近くも村の仕事をやっておられる。南島といったら昔から難しいので有名な島——ひょっとしたら水島灘の合戦の時にそれぞれの部落に源氏と平家の落武者が住み着いたのかも知れぬ。その時以来の仲悪しじゃないかしら、何だかそんな風に思うとせめて島の争いがなまなましさを失くしていいんだけれど——、などと思う。「去年前村長が辞職した後を皆に頼まれて断るに断り切れず、それじゃ嫌になったらいつでも辞めるという約束で受けましたが、何一つ仕事はようしません。まあ南島から病人がいなくなって村が浄化されれば、私のした仕事の唯一のものになるかも分かりません」と言われた。まだお見受けしたところ、随分若手の村長さんだと思うが、「部落の浄化を機会に金浦の人達をもっと指導し向上させて、村全体が歩調を合せて進まにゃならん」と言われていた。今まで好《よ》い指導者のなかった事が金浦の今日の不幸の原因だったかも知れぬ。「一村一郡一国の政治の要諦《ようたい》は皆同じ、預る者は誠実をもって事に当たりたい、十人の富者を作らんよりは一人の貧しさに泣く者をなくしたい」と言われる——。私は○○に出掛ける数日前の夜、岡山からの帰りの自動車の内で、園長先生から中庸の御話を承った——中庸の三十三章を貫く思想はただ至誠の二字だと——薄暗い灯の車内で漢文の字が、車に揺れてよみ難かった事までが思い出されてくるのだった。

二度の島訪問の日に於いて、それとなく村の人達から聞いた事を綜合して見ると、何でも村に病人があって、治療費が足りない事を聞かれると、御自分でまずその家に出向いて行ってから村として出来るだけの事を済世委員《さいせいいいん》の人達の手を通じてやられるのもこの村長さんだそうである。困っている人、病気の人の話は誰の耳によりも村長さんの耳に真っ先にはいるらしい。

五　眠られぬ夜

山越えは何ともかんとも暑かった。それに昨日の二つの講演をつなぐべく車を数里駆け続けさせたのが祟《たた》ったのか、大浦の宿まで帰りつくと頻々《ひんぴん》として催す嘔気《はきけ》の中《うち》に私は横になってしまった。夕方までにはまだ時間がある。あの桃畑の女の人の許《もと》に行くべき用事が残っている。あれから何の便りもないあの家に、ここまで来て、そうしてこの島の人達が行くと定《き》まった今日、あの人はどうするだろう。どうしているだろう、聞きたい、行ってみたいとあせるものの、大浦にいてはあそこまで船では相当な時間がかかるし、再び山越えはできそうも無い嘔気！　誰か一緒に来ていてくれたら頼んで行っても貰えたのだが、自分独りで来たこの度は、頼むとすれば村の人より外ないが、誰も白砂の、しかも癩者の家へ行ってくれる人はなかった。ましてや明日の船に一緒に行くかとまで聞いて来るとなると、どうしても私が行かねばならないのだと起き上がるとまた嘔《は》く。心配をしてついてくれる小母《おば》さんの顔を眺めながら、私は白砂島の事はいえず、うとうとと眠るともない胸苦しさが夜まで続いた。海も暮れた、山も暮れた、明日の出発の時刻の知らせが届いた。あしたの朝六時前に出て七時には金浦から出帆したいという……。明日朝の出発が間があるようなら夜明けからでも押して白砂へ渡ってみようと思う頼みも切れ果てた。南島の人達が村長さん初め夢中になって尽力をしておられる浄化の日に、私が起き上がれなくては困るのだ。とにかく嘔気を静め切らねば――明朝は早くなおって出かけねばと、何やかやと持ってきている薬などを服《の》んでみたりして、あせりながら夜更けて眠りに入ったらしい。桃畑の人は神経型だから強《し》いて同行せんでも、またすぐ夏の休みが来るから、単身白砂にだけ行ってゆっくりと相談して連れて来てもいいのだから、こうなっては南島の患者収容だけでも無事にし終らすようにしなければと、喰い違って来た心の予定は流石《さすが》に十分に眠らせてくれなかった。

六　哀別離苦

嘔気《はきけ》は夜中から下痢に変った。しかし寝てはいられない。六時にはもう港を出ていた。今朝もよい陽《ひ》が昇った。血の浜に着くとあっちこっちの石垣の間から畑から人が駆け寄って来た。すぐ見える少年の家の横から行李《こうり》を肩に担いで近所の人が来る。少年が今日初めて着たのであろう、メリンスの新しい単衣《ひとえ》を着て、新しい足袋《たび》と下駄《げた》で、まことにきちんとして、如何《いか》にも旅立つ日を、淋しいけれども待っていた心構えのある仕度で乗りこんで来た。

潮は満ちていたと思う。皆が砂の上で「先生さん、お頼みもうします」と涙を一人なしが目にためている。お母さんが駆けてきて丁寧《ていねい》に挨拶をされる。この間一緒に遊んでいた児も弟妹達も皆除虫菊を乾してある海岸の砂に立ってさよならをした。子供はお父さんが随《つ》いて行くのだし、心構えができているので元気であった。

船はこの人達から別れてもう一つ岬を西へ金浦の海岸へ廻った、ここから河畑の病人が乗る筈である。しかし少年のお父さんは言っていた。「あそこじゃ、昨夜来よって行かんちゅうて言うていたに、船を廻すのあ、時間が遅れるだけで無駄じゃがなあ、昨日村長さんが帰りがけに河畑のも行くって言ったと、じゃが、どうも可笑《おか》しいと思いよったら昨夜来て、わしゃどうしても行きとうないと言いよった、あんな心の定まらんものを……」とお父さんは独りで船の上で憤慨している。

金浦に船が停まると村長さんは飛ぶようにして下りて行かれた。私達は船の上で待っていた。「明朝七時に船を廻すけに、海岸に出ていてつかあせ」という事は迅《と》っくに昨夜の中《うち》に大浦から通達されてあるのに来ていないという事がもう既に妙であった。五分！　七分！　十五分！　いくら待っていても肝心の病気の人は来なかった。ただ村の人達やおばあさん等が磯にいつか集まってきた。分教場の子達もまだ始まらない時間を運動場をも兼ねた海辺で遊んでいるのが駆けてきた。

こんなことには関わりのない部落民の仕事も海辺で始められた。刈り集めた麦を扱《こ》いている女人の群れもあれば、除虫菊を扱いている人々もある、菊もまるで麦を扱くと同じように歯形の麦扱き器にかけて花だけ扱き落してしまうのだ。花の好きな人達にはちょっと見ていられない光景である。そしてその花を葭簀《よしず》のような茣座《ござ》や筵《むしろ》を海辺の陽当たりに並べて干して行く、昨日も干したであろう、花の色のもう茶っぽく小さく萎《な》えしぼんだのを、籠《かご》から取り出しては筵の上にひろげ、干し返している人もある。晴天三日を干し続けて後は容器に入れて湿気を防いで置く、この頃は一貫目が二円あまりにしかならぬという。景気の好い時には十数円もしたことがあったが、この頃はどこでも荒地を拓いて菊作りをするようになったのと不景気とで値は下る一方だそうな。また菊もよい畑だと一畝歩《いっせぶ》で乾しあげて四貫目は採れるが、金浦の地味は悪いのでとても大浦のようには行かぬという。乾してる菊を混ぜ合せて平らに陽を浴びさせながら、そんな事を話してくれる小母《おば》さんもあった。この辺の麦はとても痩せた麦であった、束ねられた麦をみても尾張《おわり》辺とは比べものにならない粗末なものだった。島はほんとうに農繁期だった。麦の穂を道端まで干しひろげられてある道を、流石《さすが》に私も心許《こころもと》なくなって出て行って山の方へ行って見た。とうもろこしの茎《くき》を割り竹で押えてずっと垣根にめぐらした河畑の病者の家では、病者の声が高く必死の調子を帯びて村長さんと庭の真ん中に向かい合って立っていた。病者はシャツ一枚にズボン、地《じ》下足袋《かたび》の野良姿で背負子《しょいこ》を地面の上に突き立てて、その上に手を置いて何か頻《しき》りに言い続けているのであった。「どうか、わしは後《あと》の便《びん》にしてつかあせ、きょうは勘弁してつかあせ、この次に田岡さんの女子衆が行かれる時には文句なしに行きますで、必ず伴《つ》れてお貰いしますから、今日は止めといてつかあせ」と言うのである。村長さんが駆けてこられた時に、ちょうどこの人は背負子を担いで山へ働きに行く所だったという、山へ行ってしまったら一日中探したっても見附かりっこはなかった。お嫁さんはとっくに山へ行っていた。「悪い所じゃない事はよう分かっとります。しかし、わしゃいま行きとうありませんのです。この次までに色んな事し終《お》おせて、後の人達と一緒に行きます。で今日は勘弁してつかあせ……」「お父っさん、あんた何とか言ってすすめにゃいかんがな」と村長さんが言うのに「そりゃなあ、わしあ、いつもいうように、これのええように病院の事はよく見て知っとるで、これが行くと言いさえすりゃ、わしに異存はないんじゃが、まあ今はこう言っとりますんで、まあこの次にしてつかあせ」とお父さんも言うのであった。庭の隅の井戸端に女の子が米を磨《と》いでいた手をやめて、垣根の方を向いたままじっと立ちすくんでしまった。村長さんの言葉は時に厳しく時に諄々《じゅんじゅん》とさとして行かれる。その一言一言が解らない人では決して無いのだ。ただ子に残る心、妻に残る心、親に残る心が必死のもがきをしているのだ。昨日干していた麦は今日土間の中に山と積まれてあった。この麦を誰れが打って粒にはするぞと、昨夜も一晩思いつづけた事であろう。私は何にも言えなかった、庭の入り口からそうっとはいって、ただ立っていたばかりであった。村長さんにさとしつめられると、じっと私の方をみる。村長さんの言葉を聞き、村長さんに言葉を返す時の眼が爛々《らんらん》と燃え立つのを、唇を嚙んで見つめていた。

これ程までに残る心を、苦しむ心を、つれて行って幸福になるかどうか、私には分からなくなりそうだった。行ってこの人が不幸になるとは少しも思わない、残って家族の者が不幸になるとも決して思わなかった。行く事がお互いの最も好い道である事は分かっていながら、私は唯目の前の押しせまる感情の波に押し倒されてしまいそうだった。「どうか頼みます、そうしてつかあせ！」と、もう一遍言った言葉を村長さんが押し戻された。押し戻された眼が私に向けられた。私は一言も物が言われなかった。ただこの判らない、分かっていて判らなくなった思いのままの眼で病友をみつめただけだった。

沈黙の数秒間が経った、「それじゃお世話になります、お伴します」と病友は背負子に掛けた手を突っ放して、きっぱりと言った。背負子が影を曳いてバタンと倒れた、ハラハラと私も泣けてきた、ワッという声がして、いる事を忘れていた井戸端の娘が泣き出した。

誰かが「山から母ちゃんを呼んどいで」と言った、いつの間にか垣根の外に出ている村の女の人達が覗いていた。「いや、いや、出掛けるのにはかえって未練じゃ、逢わずに行くがよい」——「何にも持っていかいでもよい、そのままで行くがよい」——。病者は「今、着換えますで、先に行っといてつかあさい」と縁に上がったまま言う。シャツが脱がれた、村長さんは立ったまま待っておられた。私は野道を海辺に向けて帰ってきた。「先生さん御苦労さんなあ、早く癒して帰してつかあさいなあ」と村のおばさん達が私の後に随《つ》いてきて言い続けるのだった、辛い野の道であった。

七　三十里を揺られて

長い時間であった。悲しい時間であった。この朝の一時間あまりの苦しみの時間が過ぎた。お父さんが一緒に野の道を麦悍帽《むぎわらぼう》を被って歩いてきた。忽《たちま》ちに村の人達が砂浜に立った。山から駆けて帰ってきたお嫁さんが野良着のまま声をかけた、「先生、お頼みします」——「お母さん勘忍して下さい」と私は謝りたいくらいだった。みんなが懐《ふところ》にお餞別をねじこんでやっていた。砂浜の上に引き上げてある船の船端にうずくまって泣いていた女の人がお母さんであった。親類の人や何か大勢で笠岡まで一緒に乗って送って行くのである。人数だけはにぎやかな船出であった、それはもう、とっくに笠岡に着いているべき八時半に近い時刻であった。

海はおだやかで、真に紺碧の色であった。飛んで行く雲の影一つなかった。艫《とも》の方に莫蓙《ござ》を敷いて村長さんや駐在の方と腰を下ろした。遠く水煙りする水平線に眼を投げつつ「一つの善い事、正しい事をするためには罪な事もしなければなりませんなあ、決してその人が憎いでする事ではないんじゃが、その人のためを思えばかえって、きつうせねばならぬ事もありますんじゃ」と村長さんは言われるのであった。話し続けている中《うち》に、いつか海の色が緑色を帯びて、船は港に近い島々の間にはいって行った。六月の風にあっちこっちの島々の丘の上に、病友が心残した鯉のぼりがへんぽんと翻っていた。

予定よりも二時間も遅れて港に着いた。遥々と廻わされてあった病院の自動車は、昨夜からここに来て待っていたのだという。

村長さんにも村の方々にもお別れをした。運転台に近い椅子に駐在の方と村会の方や方面委員の方で愛生園視察に行かれる四人の方が乗られた。私達は病友とその父親達と一緒に後部の患者さんの乗る方に乗った。署の前で下りて署長さんに挨拶に行った島のお巡《まわ》りさんは、園まで護送しながら病院を見て来たいと署長さんに言われた。署長さんは「警察でかかる際に随いて行くべきものか」と私に問われた。「ハア大抵はどこでも来て下さるのですが」と答えた。私は南島の人達に本当の愛生園の姿を知らせて貰うためにも島のお巡りさんをのせて行きたかった。「ハハン、私はついぞそんなことを聞いた事がないがなあ」チリンチリンと署長さんは、衛生課へ問い合せの電話だ。「ああ衛生課ですか、笠岡署です、癩患者の収容に際しては管轄警察の者が随《つ》いて行く事になっておりますんじゃか、どうじゃかお聞きしたいんじゃ、主事補さんはおられるかな」主事補さんはいなかったらしいが、衛生課の返事は「随いて行け」であったらしい。「へえ、そんな事わしは聞いた事がないんじゃが、どういう訳でそうなっているか訳をききたいんじゃ、訳をな――」と言っている所へいつまで経っても帰らないので、島の村会議員さんが署に飛び込んできた。「南島のお巡りさんきてませんか」という大声が署長室に筒抜《つつぬ》けだった。「まあいい、これは後でも判る、君はそれじゃ行って来給え」とお許しが出て、私達は飛び出した。

岡山まで十七、八里あるという、この道は或る所は狭く、或る所は酷い凸凹道で、私達は後ろの方で天井にぶっつかる程揺れた。土佐のトラックの上では、つかえるものがなかったが、病院の車には屋根がすぐ上にあって、それに突き当たりそうになっては、揺れたままシートから腰がすべり落ちてしまう。あの辺りの道は実に悪路であった。海なんかなんでもない中年の病者も、車には全く弱かった。苦しそうにしていたが、とうとう六十のお父さんの膝を枕にして眠ってしまった。眠ってくれた事は有難い事だった。二時間少しも休む事なしに岡山駅まで駆けつけた。下痢は車に揺られ初めてから、すっかりいけなくなってしまった。できるだけ我慢しなければと、いつにない忍耐をして口も利かなかった。車の行く先に、酷《ひど》いでこぼこや石ころ道のあるのが硝子戸《ガラスど》を透して見えると、越えない先からもうお腹を抱えて待機の姿勢をしてしまった。しかし岡山までをやっと耐える事だけはできた。中休みをして元気を取り戻した病友と、新たに神戸からの二名の病友を駅で受け取って、長島に着いたのは三時、自動車の行程が二十七里、南島までは三十余里の道程であった。誰だかこの日の私を

三十里意気揚々と眼が凹み

と落書をしていた。病友は皆がよいようにしてくれた。消毒をするとて病少年が持ってきた行李《こうり》を開けるとパンツだのシャツだのが、いくつも新しく揃えられてあるのに、またも親心の悲しさを思いやったのだった。

お客さん達がよく愛生園を見て安心して帰られたその翌日。「ワクチン」の注射に行く少年はとても元気がよかった。畳んだ蒲団により懸りながら河畑が言った「来る時にはあんなにお世話を懸けましたけんど来てようござりました。わし等の様な者はここにいる事が一等よいのじゃと思いよります。今朝皆が帰るけにいうて別れに来てくれよりましたが、わが家へはもう帰らんけにと言うた、といってくれと言うたりました」と私に言ってくれた。村長さんにお礼の葉書を二人とも、もう出したと言う、御餞別も村からといって十分に下されたのだった。「早く馴れてうんと治療しましょうね」と言う私も嬉しかった。北の海から吹き上げて来る風に追われるように吹かれて、この人達のいる収容室の坂を越え来ると、南の海の方からも風が吹いて来た。二つのさわやかな六月の風に吹かれて、私はとても嬉しかった。昨日の朝の出来事はもう夏の雲のように、大空の光の中に吸われて消えて行ってしまっていた事を——。

南島万歳！　であった。村長さん、校長先生、有難うであった。それでいてみんなが「よくや

った」とほめてくれると一抹の寂しさが胸をかすめる。

慰さまぬ心なりけり白砂に独りの病友《とも》を残しおきつる

八　子の泣く声

その後の日々は多忙に暮れた。南島では金浦部落と富浦との中間にある血の浜に両部落合併の分教場建設の議が進捗《しんちょく》しているとの事だ。かつてこの建議があった時に、富浦の人達は、何を好んで癩者のいる血の浜に学校を建てるのかと抗議して、とても行き悩んでいたのである。色々の哀別離苦の涙を拭いてきたであろう人達は、毎日の様に島に収容されてきて千二百人を超える日がきた。南島への通信もとだえ勝ちに日が暮れた。例年よりも遅れて梅雨《つゆ》が六月の末近くなって降り出した。

七月三日、仕事を終えて帰りかけると、今夜南島から収容があるという事を突然に聞いた。残っているのはあのお爺さんと重症な女の人とである。「幾人！」「女一人です」……あの人が？　あの女の人が？　よく来た、よく寄越されたと思う。七時頃の予定が遅れて八時近くに南の海岸に辿《たど》り着いた船には、M主任が附き添ってこられた。潮の工合がよくなくて南島から七時間を要したとの事だった。

突然に船が着いたと知らされて飛んで行った時には、もう皆船を上がった後であった。Mさんの話は何もかも意外な事ばかりだった、「あの金光教《こんこうきょう》の爺さんが死によりましてなあ、先月の末に突然になあ……それからなあ、白砂島に先生が行かれて、見附けて御座った病人は、二人ともこの間大島の方へお願い申しましたんじゃ、県からの命令で……。わしはこちらにお預けしてと……」白砂の？　あの人達が……大島へ？……。Mさんは私の気持ちなんかにかまっていられない、「白砂に三人あるってお話じゃが、もう一人は誰ですらあ」と聞かれる。隠しても仕方のない事ではあった。「あの人達のおじいさんがいますでしょう、八十ぐらいになる人、手が曲って神経が腫《は》れていますが、でもあの人は……」もう何にも言いたくなかった、白砂島！　白砂島！　桃の花！　ごめんね、ごめんね、私の手提げの中には、あの時に持って行ってあげるべき筈の写真や何かがまだそのままになっていた。あの人は警察に頼んだのだ、警察にたのんでも、もちろんここに来るつもりだったのだ。夢にも大島へやられようとは考えてもいなかったのだろうに、寄ってみればよかったのだ。私がわるかった、何もかも私がわるかったのだ。あのくらいの苦しさを押し通さなかったばかりに……とんでもないことになってしまった。七月の一日に大島へ行ってしまったという。あの日私は雨の中を西大寺町《さいだいじちょう》の吉井川の河原に病者の天幕を尋ねていた――知らなかった。きょうこの船に一緒に来さして貰えなかったかなあ、山椒太夫《さんしょうだゆう》の船ではあるまいに。別々なんかに……。べそをかいたまま附添人宿泊所へ駆けて行く、病人の夫になるあの八幡様にお詣りをしていた男の人と、十七歳ぐらいの女の児とが今持ってきてくれたらしい夕飯の親子丼を前にして、六畳の室《へや》に涙を一杯に溜めてつくねんと坐っていた。「御厄介になります、御願い致します」と言う間にも溢れそうになる涙であった。どんなに苦しい旅立ちであったろう。この間の日の別れとは特にも増して辛かった別れであったろう！　女の人は、当直の先生がすぐに私の病室に入れて置いて下さった、消毒衣を着て行って見る。白いシーツの上に、白いお蒲団の上に、さっぱりと丸くなって置かれたように寝ていた。この女の人は「よく来てねえ」と私が声を掛けた時に何と言ったろう！「娘さんの泣く声が聞こえていますが、あれは私の娘じゃないでしょうか」……後で聞いた事だったが、送ってきた父と娘と病人とが離され、船から上がって別れねばならなかった時に、この娘は母親に取りすがってひた泣きに泣いたという。船に七時間も揺られてきて、まだ揺れてるような気持ちのしてるであろうベッドの上で、南島で泣き別れた娘達の声、今取り縋って泣いた子供の声だけが、この人の耳に現《うつつ》のように夢のように聞こえているのだ。「違う、違う、娘さんはいま、御飯をたべてあっちにいますよ」その娘さんは御飯をたべたべ泣いているのに違いないのに、私は嘘を言っている。強心剤をなだめて注射する、赤酒のはいった薬がすぐに届けられる。

次の朝を官舎で目があく。白砂の人だけが、あの人だけが来られなかった、縁の柱によっかかってぼんやりと庭をみている。

雨にうたるるマガレットの花眺め居つゝ心うつろになりにけらずや

重症の女の人には次の日から一〇パーセントの葡萄糖が静脈に注射される。「どんなにしてもなあ、先生の御ひいきに預かって治してつかあせ」とこの人は私に言う。私はできるだけの事をこの女の人のためにしてあげたい。

九　夕映え

御回診があった、園長先生が「南島は全部収容になったそうですね、白砂のは大島へ預かって貰ったそうな」とおっしゃった、「そうだそうです。白砂の人、可哀想で、すまなくて……」「可哀想？　可哀想な事はない、皆療養所へ行く事ができれば、皆仕合せです」とゆったりおっしゃった。ほんとうにそうであった。あの人達がここへ来られないからといって、淋しく想うなんて事は私の狭い感傷でしかなかった。どこだってよかったのだ、どこへだって救われれば、あの人達にも静かな幸福がくる日があるに違いない。あの山の上の人達はどこの療院に行っていても、やはり私の親しい友達の一人であった。どうかどこにいてもあの人達二人が安らかでおりますように、いつまでもお雛様を飾っていた気持ちを忘れないで……。でも私はやはりすまなかった。

梅雨《つゆ》が上がった、長かった梅雨が急に夕立のように変って荒ら荒らと降った日の夕方近くなって、どんどんと空がはれてきた。雲が、白い雲とまだ薄黒い雲とが空の高処と低い所とを流れ合っていた。

夕陽《ゆうひ》が大平山の彼方に沈もうとしていた。久し振りに晴れた蒼空になった。まだ内海の上からわいて行くような霧のような雲がどんどんとそのまま空に昇って行こうとしている。そうしてその雲が大平山と玉かつら山との間あたりから射す夕陽の光の中にまで上昇して来ると、金色に光り出すのであった。お空の高処の雲は金色になった、掃いたような所、流れたようなところ、鱗《うろこ》雲《ぐも》のようなところがみな橙黄色《だいだいいろ》に輝いて、これから晴れつづくであろう明日からの青空を約束するような夕焼けの色であった。本館の壁の蔦《つた》にもぽっと夕明りがしている。

小豆島《しょうどしま》が裾の方は雲の海でありながら、山なみの線がくっきりと空に描かれた。久しぶりの小豆島であった。長い雨が洗ったよごれのない塵のない空気の中に、島山の松の緑の伸びたのも、はればれとあかるい夕方であった。

御回診が終えて、お風呂もすんだ坂の上で、いつまでも夕焼けの空の色、しかも静かに移ってゆく雲の姿をあおいで、私は祖国浄化の完成をする日の夕映えを想っていた。その日の夕映えはどんなに美しい事だろう。今日の夕焼けなんかとても及びもしないような綺麗さが想われるのだった。

梅雨の洗った空気のように、幾百の幾千の病者が流す涙、血族が流す忍苦の涙の幾十年、それがすっかりと拭《ぬぐ》われて、はればれとした日の、その日の夕映えの色が想われてならなかった。

綺麗だろうなあ、きっと綺麗だろうなあと、私は両手をぐるぐるとお空に向けて廻しながら、本館の坂を駆け下りていたのだった。

（昭和一一・七・一五）

後記

いつの事であったろう。園長先生が「検診行の記録は全部悉《くわ》しく書いて置きなさい。時がたつとその時の気分がうすらいで千遍一律《せんぺんいちりつ》の物になってしまうから、その度々すぐに書き残しておくんですな、土佐日記はできてますか」とおっしゃった。私が目を丸くして先生の後ろに突っ立っていると「出張してその報告書を提出するのは官吏としての義務ですよ」と重ねておっしゃられた、義務という御言葉が強く心に残った事がいまも忘れられない。そうして拙《つたな》い手記ができ上がった。

検診には毎々赴《おもむ》いた、昭和八年の九州の患者収容が初めで、次いで九年に土佐へ、十一年の一月からは毎月のように出かけた。因美《いんび》国境の雪の山村の朝に二・二六事件の飛報を聞いた。三椏《みつまた》の花に春の霜の置く日もあった。宇垣内閣の組閣行き悩みの騒然たる日にも瀬戸の海の船中で庶民の政治感想談をきいていた。それぞれの出来事を背景としつつ検診は続いた。決して不快な義務ではなかった。検診報告書も心には懸りながら、妙に怠り勝ちになってしまって、私はまだ沢山の報告義務を残したままに腑甲斐なくも床についてしまった。でき上がっていたのは僅かにこれに収められた四篇だけである。あとは唯私の心のうちに過ぎし日の想い出としてのみ残される事になってしまった。でき上がっているものを集めて本に纏《まと》めたらという話がおこり、病中、園長先生や内田〔守〕先生がしきりにすすめて下さった。何の奇もない報告書に過ぎぬものをと幾度か躊躇したが、とうとう御厚意を否《いな》み難く、総《すべ》てをお任せすることになった。あまり分に過ぎた御尽力をいただいてお蔭をもって、高野先生、下村先生の御序文をいただき、また土井晩翠先生夫人〔八枝〕は御一家をあげて救癩のために常に御力をいただいているのに甘えて土佐の国の御出身であられるために、四国浄化の進展をと願って御跋文をいただいた、厚く御礼を申し上げる。

この四篇の検診行の時日の順序は九年秋の土佐の旅日記が初めてで、二度目のは十一年の正月、「小島の春」が十一年の春から夏にかけてでそれに次ぎ、「国境の雲」がその夏、「淋しき父母」は十一年の七月と、十二年の四月、五月の出来事の集成で、最後になる。この順序で顧《かえり》みると、いつか検診行に馴れて行く心の姿が我ながら生意気に覗《うかが》われる。

以上の順序に四篇を置くべきであったが「小島の春」の最後の一章に、祖国の浄化の完成する日への憧れが書いてあって、これが併せて四篇の締めくくりをしてくれそうなので、検診行の時日の順序に依らぬ配置をなした事を御諒承願いたい。検診地名は大てい更《か》えておいた。何もかも田尻〔敢〕、内田〔守〕、上尾〔登〕諸先生の御配慮に負った。多勢の方々の御厚意によってできるこの本を、私のたった一つのこの道での記録として、拙《つた》なき身を七年間その御庇護の中において下さった光田園長先生の膝下《しっか》にお献げ申したい。先生からも過分な序文をいただいてでき上がったこの本を、また先生にさし上げたいというのはちょっと妙に思われるかも知れない。しかし先生の序文はいただきたかったのも本当で、また園長先生にまず第一にさし上げたい心もまた本当であった。ちょうど子供が親から貰ったお金で旅行をしながら、かえりに買ってきた土産物を親にさし出して得々としている気持ちででもあろうか。

私の歩いた道は僅かに七年で尽きようとしているが、先生は四十年という長い間この道をただ独り黙々として歩んでいらっしゃった。先生が明治三十年の春東大の病理学教室在勤中、会々《たまたま》運ばれてきた癩患者の屍体解剖の際、山極〔勝三郎〕博士の助手を誰も嫌ってなさなかったのを敢然と独り引き受けてやられた結果、先生は大変に癩に対して学術的に、また人道的に御心を動かされたという。その年にちょうど万国癩会議がベルリンで開催されて、日本からは土肥〔慶蔵〕博士が赴《おもむ》かれ、その報告は先生の心を益々《ますます》動かした。遂に先生は明治三十一年の六月東京市養育院の癩収容室の主任となられて親しくその診療に従事されるに至った。二十三歳の青年であられた先生の生涯の道はかくて定められ、祖国浄化の火はこの時から燃え初めたのである。それはまだ私達が生れない前の事であった。

現代文化の中にあり、皇恩のあまねき日にさえなお病者の歎きは深いのに、今から四十年も前の遺伝思想の中に救いの手の乏しかった日の病者達のみじめさは想いを超ゆるものがあったであろう。その頃から病者の姿を凝視していらっしゃった先生には、私達の知らない深い悲惨な病者の実情、出来事が山のようにその胸の中《うち》に畳み込まれてあるに違いない。しかし先生は何もおっしゃらず、また書きもされぬ。こういう話をよそから聞いた、この長島で三十余年の病者生活を静かに終った大川ハナさんは、うら若き日に病気になり、開院後間もない全生病院に光田先生の診断を受けた。「癩と定《き》まった上は家に帰れぬからここに入れて」といくら泣いて願っても先生は承知なさらなかったという。良家に生れて世にもまたかかる不幸があるものかと、さる人々を歎ぜしめたという程に、ハナさんは絶世の美女であったそうである。「ここは貴女《あなた》のような人の来る所でない」とおっしゃる先生の御心が解らずに泣いて泣いて駄々をこねているハナさんに、先生は悲痛な声で唯《ただ》一言「それほど入りたければ乞食になって来なさい」と涙をこぼしておっしゃったまま顔を背《そむ》けなされたという。その頃の病院は浮浪癩者の集まりで、全くこの世の地獄であったそうな。そのような中に救い入れる術《すべ》のない美少女への深い歎きと憫《あわれ》みとがこの一言になったのであろう。ハナさんに先生の涙がわかったのはそれから長い年月がたってからだという。

その折にこぼされた先生の涙は、月日とともに凝《こご》って遂に立派な恩賜寮処女舎となり、良家の子女もそのまま家から病院に救われるようになった。これまでになる長い月日の歩みを、何もかもその深く長い御苦心とともにしみじみとお感じになられる先生には、私のこの拙ない記録をも、その四十年の御経験に裏打ちなされて文字以上に読んで下さるのである。誰がよろこんでくれなくとも先生がよろこんで下され、また白砂の丘の上の女のひとの上に、また「国境の雲」に涙をこぼして読んで下さったという事は、何よりも私にとって嬉しい事であった。

こんな厚かましい事が許されるならば、先生の救癩満四十年になられる今日の日に、その喜びとしてこの書をお献げするという言葉をお許し願いたい。先生がこぼされた涙の道を自分も少しでも歩ゆませていただけた事は、私にはほんとうに嬉しい事である。

神戸の女学校に講演に行った時である、長い間司法官であられたという愛生園の同情者である須磨のさるお宅に御厚意によって御厄介をいただいて有難かった。ちょうど「愛生」誌に土佐検診行「土佐の秋」が掲載された直後の事であった。その方がおっしゃられるのに「『土佐の秋』を読んで感心した事が一つある。記録の内容はこりゃ癩者の生活としては当然の事、こんな事もあるであろうと思われるが、感心したのは、こいつではないんだ、貴女が病者を収容して帰ってきた時に、重症の女が背負われてはこび出されるのを見て、園長さんが涙をこぼされたという処《ところ》があるね。これなんだ、一体どんな事業でも一つの事を十年、二十年やっていると、いつかその仕事に感激を失ってゆくのが当然である。それを救癩四十年、なお病者に涙をこぼすということは、並み大抵な人間にできる事じゃないんだ。僕は逢ったことはないけれども、これがほんとうだとすれば、光田《みつだ》健輔《けんすけ》という人は、これはなかなか大した人物だと思った」とおっしゃった。美しい須磨の夕暮れであった。広い応接間の窓の外に紫の藤の花がこぼれていた。「一つの仕事に三年従えば、それは一つの事業をなしたと言える。しかし十年同じ仕事をし通したという事は、腕でも才能でもない、唯その人の人格に因るのだ」という言葉を聞いたことがある。十年の月と日の間には、雨も降り、風も吹く、貫ぬき通す誠心！　顧みられる言葉である。その十年が四つ重なる我等の師の道は、常人のたやすく到り得る道ではない。尊い四十年である。

検診講演の思い出はつきない。この書を阿波の国の浄化の火の手を挙げて下さった徳島市の林梅枝夫人に読んでいただけないのは残念の一つ。この方ゆえに長夜の眠りから徳島は覚めたのに、その人はもう逝かれてしまった。少しでも私がこの道に役立った事があったとすれば、それは皆その処々《ところどころ》に於いて隠れたる多くの尽力者があったからである。その方々の御恩にも報い足りなかった悔がのこる。南島の浄化は小学校の校長先生と村長さんの力である。やさしい心で私を励ましてくれた土佐の夕月の夜の若者、さては、雪の日に、ある小島からの帰りの船の中で、ぐしょぐしょになった靴下や手袋を鋳物の火鉢の縁《ふち》に押しあてて乾かしていると、物をも言わずいきなり、その一つをとりあげて乾かしてくれた、見も知らぬよその小母《おば》さん、私はこんなかざり気のない親切を一度も他人にしてあげた事がない。何もかも検診行の想い出である。関係県の衛生課や警察の方々にも随分とお世話をいただいた事を想う。あまりに一途な私が、その方々におかけした迷惑は多かった事を、お礼とともにお詫びを申し上げたい。

長島に私が来たのは七年前の六月十二日であった。光田先生にだけ、「お手伝いをさせていただきたい」という手紙を差し上げたのみで突然に栈橋に上がった。ちょうど折柄来客の見送りに栈橋に出ていられた医局の先生方は、来るという話も聞かぬ女の医者が不意に栈橋に出現したために、大変に驚かれたらしかった。そうして「栈橋から来た娘《こ》」という綽名《あだな》が私に長い間ついていた。その栈橋からきた娘は、十年にも足らぬ月日の裡《うち》に、腑甲斐なき者となり終《お》おしてしまい、沢山の御心労を光田先生におかけしてしまった事は申し訳のない事である、どうかお許しをいただきたいものである。

救癩満四十年を迎えられた先生がどうぞ、ますます御健在でお戦い下さるように、患者さんの一人なしが護られ、また救われるように、心身の健やかなお医者さんやその他のよき働き手がどうか沢山に栈橋から上がってきて下さるように――。

これらのすべての事を、祈る事だけがいまの私に残されている。

（昭和十三年九月三十日木犀の匂う窓にて）

跋

私が初めて小川女史に御目にかかったのは昭和十年の秋、郷里高知から仙台への帰途長島の愛生園を訪《おとな》うた折であった。それ以来文通を続けてその人格とその文才とに傾倒した。その翌年、私が受け取った一月十六日附の女史の手紙が——私をいたく感激せしめた手紙が——私の敬服を誤らぬことを裏書きするものである。私はこの度刊行せられたる女史の文集の跋文を書く事を命ぜられたが、左に掲げる手紙が本書の全性質をよく表明するものと思うから、勝手ながらこれを転載させていただいて跋の代りとする。

「……御蔭様で新春の収容の為め土佐に参りまして十一名の重症患者を連れて帰りました。中《うち》一名は足が立たぬ者、一名は盲目、一名は重症の老人で汽車の乗り降りに非常に困難を致しましたが、幸に神様の御力で無事に其日の中に長島まで帰り着きまして、大過なく御用をさせて頂《いただ》きました。（中略）その盲目の患者は一昨年或山間《やまあい》を訪ねました折に逢いました人で、その時は眼は健全で御座いましたが、収容の日未明に、駅に自動車で送られて参りました時、見ますと、あわれにも全《まった》く両眼がつぶれて居りました。私は直に声をかけましたら、一昨年の私の声を憶えて居てくれ、泣いて喜びました。私共にとりまして、こういう事は何ともいわれない程嬉しい事で御座います。九日には第一高女で、不充分ながら御話させて頂《いただ》きました事は感謝でございました。癩は遺伝でなく、伝染である事を十分にわかって頂きたいと存じまして、私が五年間の実験の数例を挙げました。そして伝染である以上は隔離が何よりも大事であること、又隔離の現状と上　御皇室の御仁慈、又一般社会の自覚と患者の決心等に就いて御話致しました。」（下略）

右の一段を読んだだけでも、十分に女史の熱意と人格が窺われる。憐むべき同胞のために純清の一身を献げつつある女史——聖徒の聖業にいそしみつつある女史に対し、ここに深厚の敬意を表する次第である。

昭和十三年十月末日

仙台にて　土井八枝

小川正子「小島の春」

小林秀雄

小川正子氏の「小島の春」は、近頃読んだ本のうちで、最も感銘の深いものであった。

小川氏は、国立癩療養所の医官であり「小島の春」は、片田舎に隠れた癩患者を検診する旅行記である。僕は救癩運動なぞには凡そ無関係な人間だが、この種の本が、もっと沢山出て、もっと世間に読まれることを切望する者だ。この種の本とは、人間が其処で嘘を一つも書かぬ本、というより寧ろ書く必要のない本という意味なのである。

この手記の筆者は忠実な記録を作ろうなどとしていない。余り本当の事で心が一杯で、嘘なぞ書く暇がないのである。そういう人間記録ほど、世の中に面白い読み物はない。嘘ばかり読まされて喜んでいる世の中の幾百万の小説読者のうち若干名が、この種の本を少し努力して読み、嘘より本当の方が、どれほど面白いものかを知って欲しい。

この種の孤独な事業に献身する女性は、一般にどこか病的なものを持っているものだが、この手記にはそういうものは少しも現れていない。この人の精神が健康な聡明さに輝やいて見え、僕は感服せざるを得なかったのである。甘い感傷もなく、頑なな概念もなく強く柔軟な著者の精神は、決して一女性医官のうちに閉じ込められている様なものではない。著者のやっている事は、真の意味での教育事業で、いわゆる「教育座談会」に出席する一流教育者達も一読して驚くところがある筈である。現代日本にもこういう官吏がいるのだ。

（『東京朝日新聞』一九三九年一月十一日／『小林秀雄全集・7』新潮社、一九七八年十一月）

石打たれる人々

「お手伝いさせていただきに参ります。」

いつ行くと云うことも書きませんでした。ただこれだけを手紙にしたためて、私は岡山県の長島にある国立癩療養所愛生園の光田院長にさしあげておいてから、東京を発ったのは昭和七年の六月十一日でした。

関西へ走る汽車の中で、やっと思い通りにやることができたと思うと、ほっとしながらも母がどんなにおどろくだろうとそれが気がかりになったり、親族の反対や、ながいながい間、このことをしようとして東京にすごしたいろいろなことが、ひっきりなしに頭に浮んではめぐってゆきました。

私が癩と云う言葉を初めて耳にしたのは甲府の女学校一年にいるときでした。修身の時間で先生が「博愛」のことについて述べられてから、私たちに人類や社会につくした人をたずねられたのです。みんなナイチンゲールなどをこたえました。すると先生は、

「そんな人ももちろんそうです。が、もっと身近に立派な方があります。」

そう云って、熊本の回春病院という癩院に、リデルという外国婦人が、日本のそうした気の毒な方々のためにつくしておられることを話されました。それが生れて癩と云う言葉をきいた最初のもので、そのお話をきいたとき、私はすっかり感激してしまって、大きくなったら私もリデルさんのように、癩者のためにはたらこうと思いました。しかし、それが、私を癩院に行かせた動機のすべてとは云えません。

女学校を出てからは、そのときのことを忘れたように、私は家で家事やお針をならっていたのですが、ふと医者をやってみたいと思いたって、東京の女子医専へ入ったのでした。母は大変喜んでくれました。卒業したら開業させたい希望だったのです。東京で医師をやっている兄は兄で、開業したって駄目だから研究して学位でもとれと云ったようなことをすすめてくれましたけれど、学校にいる間に、私は母の希望も兄のすすめも容れることができない、別の希望をもつようになったのです。

それは学校から村山の癩院見学に行ったことからでした。その日は朝から雨で、引率して下さる先生は中止されるつもりかいつまで待っても池袋の駅へ姿をみせては下さいませんでしたので、待ちきれず私がまるでリーダーのようになって雨の中を村山の癩院へおしかけて行ったのでした。光田《みつだ》健輔《けんすけ》先生は当時ここの院長でしたが、私たちが雨の中を先生も待たずにおしかけて来たのを大変喜んで下さって、他の院の先生方がおどろかれるほど、熱心に説明と案内をして下さいました。初めてみた癩院でしたけれど、私にはすこしも人の云うほどいやできたなくもなく、ただその中でこんなにも熱心にすべてをささげてつくされている光田先生のお姿だけが、私には尊く気高く印象づけられました。

　昭和四年春、学校を出ると、母はすぐにも開業をすすめましたけれど、家に責任もなく、生活のことを考える必要もない立場だった私は、何かもっと社会的な、ひろい意味にはたらきたいと考えて、一応、その頃改築のため大久保病院に移転していた駒込病院に入り、二木謙三博士について細菌学をまなびはじめたのです。

　女性は何と云っても結婚することが幸福なんだからとも云われました。あるいはまた、大いにがんばってものになれと云って下さる方もありました。そんなことを考えさせられて一年ばかりたって来ると、私のすすもうとする道は、やっと、いろいろなものを押しのけてはっきりして来ました。女学校の時の癩の話……村山の癩院、光田先生の尊いお姿……いや、そればかりではありません。村山の癩院で死の迫った患者の方に、死ぬまでに故郷のわが家の水が一口のみたいとうったえられて、はるばる福島の田舎へでかけ、その家の水を汲んでかえって呑ませたとか、またある看護婦さんは、瀕死の患者が西瓜をほしがるためにわざわざ東京まで買いにでたけれど、かえって来たときには既に死んでしまっていて、西瓜をかかえたまま泣きくずれてしまったと云ったような話が、思い浮んできたのです。それに何と云うのか、世をすて、世にかくれてはたらきたいと云う感傷もあったのでしょうけれど、私はとうとう思いを決して、村山の癩院に再び光田先生をおたずねして癩者のためにはたらかせて下さいとおねがいしたのですけれど、既にそこには同級の大西さんがつとめられていて、私の入る席はないと云ってことわられました。

「長島の方ができたら入れるかも知れませんが、とにかくもっと細菌を学んでからやるんですね。」

先生はそんな風に云って私のねがいをしりぞけられました。そんなことで私の志がひるがえりはしなかったけれど、それは本当に淋しいことでした。が、あとになってそれは決して必要でないために拒絶されたのではなく、癩院に働こうとする者の決意を試されるためであったときいて、私はいくらかほっとしながら時を待つことにしたのでした。

きけば、内務省から辞令をもらって赴任するばかりになってからも、親族や父母の必死の反対にあって、やめた人も何十人となくあると云う。無理のないことでしょう。治療の方法もなく、全治することのないしかも伝染すると云われている癩者の集まりの中に生活することは、癩者と同じ苦しみを血縁の人からうけねばならないことですし、また血縁の人たち自身も社会から苦しめられねばならないのです。だから、どんなかたい決意をもっていても、いざとなれば周囲の人がとめさせてしまうのでした。また一時的な感傷から志願した人は、ひとたまりもなく癩院の現実にぶっつかると志をくずしてしまいます。それを光田先生はあまりにも多く味わわれていたのです。あるときは、癩院にはたらきたいと云って来た女性の父から、「君はわしの娘を誘惑するのか！」と怒られたことさえあったとききました。それをきくと、ただ一度たのみに行った位で、願いをきき入れていただけると思っていた私がおろかだった、もっともっと学び、そして志をかたくして、時を待たねばならない、と思いなおしたのです。

それから半年も大久保にいたでしょうか、私はもっと広い世界ではたらきたくなって、お友だちに紹介され、本所の砂町の、荒川の堤の下にある平和村と云われている貧民窟の賛育会が経営している診療所へつとめました。

「君なんか山の手型だよ。こんな下町にはふさわしくないね。」

つとめる早々、私はこんな風な皮肉をうけねばなりませんでしたが、でも、ここの生活は、私の癩院への志と、癩院ではたらける自信をよりつよく動かないものにしてくれるに十分でした。

行ってまもない夜中、平和村の会議が決裂して争いとなり茶碗を投げつけられて額に傷をうけた、血みどろの人をかつぎこまれ、私は初めて傷を縫わされたことがあります。手術のあざやかな筈はありませんでしたけれど、しかし、このことは私にある度胸をつけてくれました。

三畳の部屋に三人も五人も住んでいると云う私は今まで想像もしなかったひどい世界で往診にゆくときまって虱《しらみ》や蚤《のみ》をもらってかえって来ました。そんな中で、正直に云えば怒るし、お世辞も云えませんので困りましたけれども貧しい人は本当に気持がきれいでみんな慕ってくれました。

私は大久保にいるとき大変贅沢に薬をつかっていたので、ここへ来てもタンシャやクミチンキやその他のものを豊富につかっていると一日分十銭の薬にそんな贅沢をしては困ると云っておこられたこともありました。

そうした間にも私は癩院への関心はすこしもゆるがせにはしませんでしたけれど、一向入れそうもないのです。これはどんなにか淋しいことでしたけれど、しかたのないことでした。

私が癩院へ入る希望をもっていることを知った故郷の人たちは、その頃からやかましく私を思いとどまらせようとして手をつくしはじめました。母は、駅前にある自分の貸家が空いたからそこで開業するようにしきりにすすめて来ました。そんなことから、急には癩院へも行けそうにもありませんし、平和村の診療所も経営難で閉鎖することになったりしましたので、私は和泉橋の小児科へ移り、そのかたわら、十条に妹たちと家《うち》をもって小児科を開業したのでした。

しかし、親族からの癩院行きへの牽制は相変りませんでした。行くのなら絶交してゆけと脅やかされました。また親兄弟ないものとしてゆけとおこられもしましたけれど、私の志がそんなことでゆり動く筈はありません。一年がすぎた昭和七年春になると、私はもうこんな生活のつまらなさが思われて来てたまらなくなりました。耐えがたい気持です。自分一人の生活を充たすにすぎないこの生活が、意味のないことに思われて、癩院への志望が制《おさ》えがたいものになって来たとき、私はある医学雑誌で岡山県の長島に施設中だった療養所が完成したことを見たのです。私はもう、何もふりかえる、何も考えてみる必要もなく、新しく長島の院長になられた光田先生へ手紙でおねがいしたのでした。しかし、その御返事はやはりそれとなく拒絶されたものだけでした。何が私をそんなにかりたてていたのか知りません。しかし、私はそれだけであきらめることはできませんでした。同級の大西さんをたずねてともにたのんでいただこうと村山の癩院を再びたずねました。たずねる大西さんは長島へ、既に出発したあとでしたけれど、ここの女医の方たちに、決心したのなら自分から押しかけていかなければとおしえられ、私は意を決して十条の家《うち》へかえって来ました。そして妹たちに私の決意をつたえました。既に婚期が来ようとしている妹にとって、私の癩院行きは、どんな障害になるかもしれません。それを思うと、しのびないものはありましたし、妹たちも、その夜は眠りもせずに泣かんばかりにしてとどめようとしましたけれど、私は唇をかみ、眼をそらしてそれをはねかえし、妹たちを親戚へおくって行ってただ一人、私は別れて家《うち》にもどると、長い長い、訣別の手紙を母に書きました。
　この手紙を読んだ時の母の気持を思うと、私は何とも云えないものがこみ上げて来るのですが、私は、心に母へ詫び、母に別《わかれ》をつげ、泣きながら封をして出してしまいました。

　小さなバスケット一つを小脇に、車窓をながめながら、ここまで思いめぐらして来ると、さすがに私の眼は、ぼーっとかすんで物がみえなくなるほど涙がにじみでてくるのでした。しかし、今私が行こうとしているところには、私よりもっともっと悲しい訣別ののち、尊い奉仕をされている方や、私たちの手をどんなにか待ちわびておられる多くの、苦悩の中に生きねばならん宿命に泣く人々があるのです。それを思うと、私一人の悲しみや淋しさは何でもないことでした。

　十二日朝岡山でのりかえて、西大寺《さいだいじ》の終点でおり、丘から丘のつづく間を虫明《むしあげ》まで長い間バスにゆられました。そして虫明から病院の船にのって夕方私は長島の桟橋へ上がったのでした。桟橋にはちょうど客を送って出られた光田先生と医局の方が数人おられましたが、突然の訪問にみんな呆れてしまって、医局の方などは、私がどこから来た者とも知らないで、しばらくは「海から来た娘《こ》」と云うニックネームで呼ばれていたほどでした。
「えらい元気ですね。」

光田先生はそう短かに云って、またしばらくして、

「淋しいところですよ。」

としみじみ云われました。しかし、私は、ここへ来た喜びでいっぱいでした。あくる日には、まだ雇われてもいないのに、私はつとめた気になって友だちの大西さんといっしょに、消毒衣をつけて患者の中へ入って行きました。

気味悪くも、恐ろしくもありません。しかしこの救われることの何一つない世界、くずれてゆく肉体をどうするすべもなく生きている人々の怪異な姿と、診察室の膿のにおいのむんむんする中にあって、私は本当に涙をこぼしながら、文明国と云われていながら、これは何と云うことであろうとなげきました。

この悲しみと苦しみに関連したあらゆる言葉と心と行いを背負わされて、しかも生きている人たちに、私は何をしてあげることができるのでしょう。何をすればいいのでしょう。

あくる日から内科の診察にあてられたけれど、その初めてのくずれた肉体をもつ患者の手をにぎったまま、私はただ泣くばかりで何を診《み》ていたのかわからないままにすぎてしまいました。

糜爛《びらん》した患者、髪も眉も脱落してしまっている患者、棒切れのような手足になっている人等々……それは何ものもない陰惨な恐ろしい世界でしたけれど、私は忘れたと云うのでしょうか、いつのまにか手にふれ、患部にさわっても、平気でおられるようになっているのでした。

小児科をやっていた経験から、その癖がぬけきらず、思わず患者の手をにぎって、

「いかがですか?」

とか、

「どこかお悪いんでしょうか？」

などと叮嚀にたずねたりして、患者に眼をまるくしてみつめられることがよくありましたが、それでも、知覚検査に患者の皮膚を針で刺しながら、ふとあやまってその針を自分の皮膚に刺すことがあったりすると、何とも云えない妙な気持になってしまいました。ぞっとするのでも慄然とするのでもない、ただ変な気――そう表現するよりほかに云いようのない気持です。

親しい患者の子なんかは、結節だらけの手で私をみるなり首へまつわりついて来ます。私はさすがに困って顔をくもらせてしまうのですけれど、すぐと、あの子の慕ってくる気持をにべもなくはねのけたことを悔いるのでした。

またある患者は、わざと私に菓子をすすめてたべませんかと笑いかけました。とてもたべる勇気はありません。有難うと云ったままひきさがってから、私はもっと患者の中に入らねばならない。菓子もいっしょになってたべられるようになりましょう。そう心に反省しながら、私の部屋にかえって来たときでした。私の机の上に母と親族からの手紙がのっていました。

親族からは、病院につとめていても、年がたつと世間はお前までを病人にして云いつたえるようになる。そうなると一族はどんなに困るかしれない。一生心配さすようなことはしないから、ぜひかえってくれと云う手紙でしたけれど、母の手紙は私の心をどんなにせめたか知れませんでした。

「お前の手紙をみて驚いて母さんは東京へ出て行って十条のお前の家《うち》を訪ねました。しかしもう空家で戸がとざされていたのです。母さんは悲しくて開かないその戸にすがって泣きました……」と云ったことが、こまごまと母の心をにじませているのです。

母さん！　すみません！　私はしばらくは面《おもて》もあげられないほど手紙をいだきしめて机にうつぶしてしまいました。

考えてみるまでもなく、これほどの不孝が他にあるでしょうか？　しかし、私はすぐと、患者の姿をかぎりなく思いうかべました。そして私はただ一言、

「カヘラヌ、ヨロシクタノム」

と電報を母にうって、私一人におそいかかるさまざまな感情の痛みを断とうとしました。

私のもとへはいつの間にか光田先生から心のこもった辞令がとどけられ、正式の長島愛生園の医官となることができました。しかし開園間もない愛生園は、まだ患者の気持もおちつかず、奉仕する私たちの態度もゆきとどかない所が多かったので、患者の中にはずい分乱暴な人もありました。殊に新任の医官を一応はいじめると云う患者もあって私はその方たちのために、あるいは追っかけられ、「畜生！」だとか「貴様たちは人間ではない鬼だ！」とか悪口《あっこう》をきわめてののしられたり、またあるときは、患者の注射を終って室《へや》を出ようとする所を、なぐろうと待ちかまえている患者があったために、窓から外へ飛びおりて逃れたり、あるいはまた、私の室の窓ガラスを石を投げて割ってみたり、事務室の廊下に座りこんで何としても動かないで苦しめてみたり、夜は夜で、深夜起されてかけつけると、わずか五分もたたないのにおそいと云ってののしられた

りしました。

そんなとき、私は一晩中寝もやらず泣いてあかすのでしたけれど、すべての人が、それに耐えていられるのを思うと、私もまた涙のうちに神に祈り、耐えようとつとめました。

光田先生は患者からどんなことをされても、平然としてしのんでおられます。それをみることは、私の忍従のもっとも強い力となりました。それに、医局には、みんなクリスチャンで強い信仰と清い生活があって、それがどんな苦難に遭っても救ってくれるのです。私も無教会のクリスチャンではありましたので、日に夜に、聖書をよみ、祈ることによってどれだけ力を得たことでしょう。汚いとか恐いとか、気味悪いなどと云うことを、ことごとく捨てることができ、平然として患者にすすめられる菓子をたべられるようになったのも信仰の力だと云えましょう。

しかし、乱暴な患者への理解をもち、その乱暴を許せるようになったのには、ほかに大きい理由がありました。

それはある夜でした。患者の室をまわっていた私は、壁につかまってはげしくむせび泣いている患者をみかけました。それは昼間私に乱暴した患者だったのです。私は何とも云えない気持になりました。どうすることもできない気持が、乱暴せずにはおれなくするのではないでしょうか。それからと云うものは気をつけてみると、その人は乱暴したのちには、きまって責められて壁をつかみ、シーツに面《おもて》を伏せてはげしく泣くのでした。私は可哀想になって来ました。あの人もほんとにいい人なのだ。ただ、じっとしていると、くずれゆく肉体の中で、死ねない生と、絶望とがたたかって、その頂点が乱暴させてしまうのでしょう。そしてそのあとでは、そんなことをしてもどうにもならないのにと云う悔《くい》と淋しさが、心をせめているに違いないのです。私はそれを思うと、どんなに乱暴されようと苦しくない気持になることができたのでした。

みんないい患者です。そしてみんなどん底の悲苦の中《うち》に耐えている人たちばかりです。

夜なんか行くのがおそいと怒った人も、死ぬときは、心から詫びて静かに死んでゆきました。

またある女の患者は、

「先生、先生だけは生きていて下さい。私はだめですけれど、先生だけは生きていてもっともっと私たちのためにカをたのみます」

と云って死んでゆきました。すぎてみるとみんないい人たちばかりです。

またある少年は、父が酒呑みで母が家出してしまい、父親の手でそだっているうちに発病して入院したのですが、我慢強い、そして悲しみに馴れているのか腸結核にやられ、死ぬまで父母の名を呼びませんでした。やっと死んでから父親がたずねて来て、「私のことを何か云っていなかったでしょうか」とたずねられましたけれど、私は少年のいじらしい気持に泣かされて、何をこの父にこたえてやっていいかわかりませんでした。

そうかと思うと、ある盲目の老患者は、非常にやさしく私たちにあまえるので、みんな可愛がっていたのですが、ふと熱がでてその熱のために三日ほどして急死してしまったことがあります。しかし死を知らせる先も判りませんので何かありはしないかと、行李《こうり》の底をさがしてみたとき、一通の手紙がでて来ました。それは娘から来たもので、鼻紙ようのものへ鉛筆で、「こないだの手紙は父の本名で来たので困った。今は父は死んだと云ってここへ嫁に来た、子供まであるのに、あんなことをされてもし病気のことが判ると、私も子供も共に不幸なことにならねばならない。幸いにあの手紙は主人のいない時にうけとったからよかったけれど、私と子供が可愛いと思うなら、これからは絶対に手紙をよこさないように——」と云ったようなことが書かれてあったのです。この手紙を、娘からつきつけられたこの爺さんの心を思ったとき、私は胸が一杯になって思わず、

「お爺さん！」

と叫んでしまいました。どんなに、どんなにつらかった一生だったことでしょう。

私はこうして悲劇の極みにあう度《たび》に、たまらない心をいだいていつもゆく所は丘をこえた向うの小児舎でした。ここには貧しい子供たちが明るく癩の自覚を忘れたように生きています。その子供たちも、かつてはここへ入るとき、かえりゆく父を追って狂ったように泣きわめいたのです。ほんとにいじらしい子供で、ある時など診察しようとしてある子供の手をにぎったとき墨で手首の所を横に一本ひものように塗っていました。私はいたずらしたのだろうと思ってアルコールで拭いてやって、ひょいとかえしてみてはっとしました。腕の裏側にはぎごちない時計の絵が描かれてあったのです。

「おや、これは腕時計だったのね。ごめんなさい。」

私が笑ってあやまると、その子供は結節にゆがんだ顔をはずかしそうに微笑むのでした。雑誌などみているうちに、腕時計の広告をみて、それが欲しいけれど買えず、こうして満足しようとしていたのです。みんなみんな、そんな悲しいことをして、島のこどもたちはたのしんでいるの

です。

私は、こうして日がたつにつれ、この癩院の中のいたましい、けれども美しい人情の中に私は喜びと感謝とをもちつつ生きてゆけるようになりました。昭和八年初めて九州へ患者をひきとりに行ったときも、つれてかえる道すがら、門司の駅で、岡山の駅で患者の荷物を運んでくれないで困ったことがありましたけれど、私は癩院の人たちの美しい心を思い、私への信頼を思うと、そうした世の無理解が本当に腹立たしくなって、貨車に飛び上がり、あるいは荷物運搬車を自分で押して患者をかばわずにはいられませんでした。

それからも、私は四国の山の中に、瀬戸の島々に、あるいは中国の山の中に、癩者をたずね、その家族の人たちを訪《おとな》いました。たとえようもない苦しい日がつづいたこともありましたけれど、癩者の悲苦、その家族の方たちの致命的な苦悩を思うと、私の苦しみなど、何でもないことでした。いいえ、どんな苦しみにも耐えねばならないと云う覚悟をさせられずにはおれなかったのです。

そうした日のつづくうち、あの昭和十一年の愛生園の騒動が起ったのでした。私はすっかり絶望してしまいました。私の誠実のたりないことがどんなにかなげかれ、心貧しく無力なことが、再びたてないほど私のすべてを打ちひしぎました。

しかし、やがてその騒ぎもおちついて、しばらくの日がすぎたある日、私はあの騒ぎのとき、もっとも兇暴であった患者の一人の死にあいました。その人は深い信仰をそのときには得ていて、私はもう死ぬのだからと五日も前から絶食し、いよいよ絶望になったとき、すべての人に静かに詫び、親しい友人――と云ってもその人も既に眼を失い、手の指もありませんでしたけれど、その手をにぎって、しずかに、さようならと云って息をひきとりました。

摺古木《すりこぎ》のような手と手は、握っているのではなく、ふれあっているだけのもので、他からみるとそれは汚いだけのものでしたでしょう。しかし、私はそのときほど、人の心の美しいことをみたことはありませんでした。あの兇暴であった人も、結局はいい人であったのだ。と思っていると、光田先生は、涙をぬぐいながらしずかにおっしゃるのでした。

「すべての人は善良です。乱暴であった者ほどこんなに早く、こんなにも判ってくれるのですよ。」

私はききながら、不覚にも涙をおとしてしまいました。しかし、それは決して悲しいことばかりではないのです。私たちは、やはりここにいて、あの人たちと共に生きてゆけるのだと云うことを信じ、ふるいたつことのできた喜びの涙だったのです。

あの人たちは決して乱暴したくてしていたのではないのだ。死ぬこともできず、全治することもできない、あの絶望と苦悩のたとえようなき焦燥が、そうさせているのだ。私は美しく死んで行った患者の面《おもて》に白布をかけながら、こう思い、かつての日、壁につかみかかって泣いていた人のことも考えました。

絶望してはならない。どんなことをされようと、じっとあの人たちの心を偲んで、私たちは許すのだ。そして、もっともっと身と心のすべてをかたむけて、患者の方のよりよき友にならねばならん。たとえ癩に私自身が身を食い荒されようと——。私はそう心にかたく誓うことで、再び、新らしい力が、ぐんぐんと血管の中にあふれほとばしるような気がしました。

それからと云うもの、丘の向うの子供たちと共にいるときも、重傷者の中に夜を守るときも、また院長先生に、健診旅行を命じられる時も、私は前よりも一そう感謝と勇気をもってのぞむことができました。

それはひどい雨の中を健診旅行を了《お》えて寒さにふるえつつ、島への船の中に夜をすごしたときのことでした。びしょびしょにぬれた靴下をぬいで、火鉢の縁に押しあてかわかしていると、どこの人とも知れぬ小母《おば》さんがだまって片方を手にとってかわかして下さいました。母のようなあたたかさに、泣けてきそうなほどうれしかったが、しかし、その寒さは、私の健康をむしばむもとになってしまいました。春頃から変だった右の肺は、初夏になっても私を起たせてはくれません。じっとねていると、重症者の人々の苦痛をうったえる声が、注射をもとめる叫びが、そしてまた丘の向うの子供舎の子供たちが、淋しく私を待ちわびて呼んでいる声がきこえます。私はいたたまれなくなって、熱を耐《こら》えベッドをぬけては病舎へ走るのですけれど、そうしたことはかえって私を病の床から起ちがたいものにするばかりで、一年が、耐えがたい焦燥のうちに、長島の私の病床にすぎてしまうと、私はもう再び起てないのではないかとふと死を考えたりするようになってしまいました。しかし、そのあとで、その感傷をはねのけてくれるのは、癩者の友になれる人のすくない癩院のことでした。一人でも癩者の友となり得た者は、どんなにもして生きねばなりません。それを思うと、私は必死になって生きねばと願い、病を征服しなければとふるい立つのです。

一ときもはなれがたきを知りながら、私はこの十月故郷へかえりました。ひたすらに病と闘い、それに捷《か》たなければならないからです。

不覚にも胸をすこし病んで――、こうして私は今故郷甲州の山の中にねていながらも、あまりにも静かすぎる日毎に、私の思うことは、長島のあの人たちのことばかりです。一日も早く……私はそうあせりながら、あの人たちの中へかえりたくてならないのです。

（『新女苑』一九三九年一月号）

続「小島の春」

花に寄せて

松原某、幼くて癩を発病した関東地方の或る村の青年、長島愛生園へは、開園の折に、東京東村山の全生《ぜんせい》病院から、新しい療院の開拓者として光田園長に率いられて来た八十名の患者の一人であった。

全生病院では何の仕事をしていたか知らぬが、私が長島へ渡った頃には、島の患者さん達が、それぞれ自分の好みに従って、療養しつつ働いている、園内作業の中の農芸部に属して、花卉《かき》の栽培に従事していた。頑丈な長身な青年で、島へ行ってすぐに名を憶え、顔を知ってしまった程に、医局にとっては、当時大変に怖い存在であった。もう病気の経過年月も長くあったし、また湿性（結節型）であったから、日毎夜毎を襲って来る、癩の神経痛はかなりに劇《はげ》しかったらしく、殊《こと》にまた眼は角膜にも病気が侵入して薄目にはなるし、続いて紅彩炎から、毛様体炎《もうようたいえん》という様な炎症をもおこし、激痛と充血の酷《ひど》い日が重なる様になった。こういう炎症から来る眼痛と云うものは、仲々とても体の（手足などの）神経痛などの比ではないと云う。松原は頑健であったから、他の普通一般の内科的の疾患は全然なく、松原イコール神経痛とも云える程であった。

神経痛は癩という病気には、実にかなしい附属物《つきもの》で、神経痛の無い人はない位であるが、その劇《はげ》しい時には、一時何かの鎮痛剤を用いねばならず、甚《はなは》だしい時には患部の神経の一部にメスを入れたりせねばならぬ事もあるのだ。

何分にも大勢の人達が、それぞれに神経痛を持っているのであるから、一人なしをその度毎に、医者が診察をしてから注射や処置をする訳には行かないので、軽度の場合には、その日その日の当直の看護婦や看護士の裁量によって処置される様になっており、痛みが酷《ひど》くて、強力の注射剤の処方が必要の場合には必ず医者の診察を受けてからして貰う事、と云う医局規則にのっとって、それぞれに手当てがされる。しかし、医官といえども、軽々にモヒ剤、パピナールの類を使用する事は禁じられていた。これは病院の経済では使用し切れないと云う事もあったろうが、そんな上に、これらの注射剤の連用を誘発していわゆるモヒ中毒を起さぬ様にする事が眼目でもあった。一度モヒやパピナールの注射をすると、まったく忘我の境といった様な、快い鎮痛麻酔の作用のため、一時は神経痛は忘れられる。しかしそれは根本的の治療でないのだから、薬が効かなくなると再び神経痛は活動を始めるのである。そうすると、一度射して貰った薬の効き目が忘れられず、再三、再四こういう薬を射して貰いたくなるし、また時を重ねるに従って薬なれの為に、量も増やさねばならなくなり、注射と注射との時間的間隔も短くなって来る。そしてしまいには一日中、モヒを射さねばいられなくなるし、薬が切れると、まるでバカみたいにぐったりとしてしまい、薬を注射すれば元気づく。こうなれば立派な中毒患者になったもので、神経痛は忘れられるけれども体はどんどん衰弱して遂に斃れる。だから、社会にいて神経痛があって、かつお金の自由の利く病者の多くは、モヒ中毒にまでなりやすい。中毒になれば、人間の一番に大切な意志が、云う事を聞かなくなって、心では悪い、いけない、止めよう止めようとしていても、どうしても麻酔剤の注射の誘惑には勝てぬ。「社会にいてはとても中毒から脱けられませんから」とわざわざ社会の癩者が中毒を抜いてもらいたさに、夫婦揃って、或いは友達同志が揃って入園して来る等の事も、決して珍らしくはない。その他に、モヒ中毒を起すと種々の悪結果が発生しても来るし、療院の如き集合団体では、厳重に注意しなければならない事の一つである。モヒ剤でなくて他のもっとなるい注射薬でも度々《たびたび》していると自然に習慣性になり、初めは1%の燐酸コデインで効いたものも、2%でなければ、いやそれでも効かなくなる時が来る。訳の判った人達は自分でもよくわきまえていて、どんなに痛んでも、自然鎮痛の時期の来るのを待って耐えている人もあり、注射の回数を減らしたりして努力をしつつ、日々病《やまい》との闘いをつづけている人達もあるが、痛んで来れば、心細くもなり、淋しくもなって、ひっきりなしに医局へ来る人も出て来る。こう云う人達には、注射をしてやりながらも、我慢しなさいとか種々の言葉の注意と慰めとはぜひ必要であるのだが、それが病人にとって素直に受け入れられる場合と、そうでない折とが起って来るのはぜひもない事である。

神経痛は年がら年中、同じ人に常におこる訳ではなく、軽度のものは常にあるがそれも折々増《ぞう》悪《あく》したり、軽減したりもする。

松原が病んでいた神経痛は、神経痛の中でも重症の方であった、手足に来るものにしても病気そのものが重かったのだから、酷かっただろうし、殊に堪え難いのは眼の痛みであった様だ。随分と痛いんだろうとは、思いやっても、そうそう、松原の請求する度毎に、彼の気に入る様な注射許《ばか》りはし続けられなかった。効かない時には、医務課長から叱られるのを覚悟でやったモヒ剤の注射でも験《げん》がなく、一時間も経つとまた松原は「先生エー居る？」って云いながら、内科室のドアを開けるのだった。昼間はなるべく我慢する様に云ってみたり眼科の大西女先生の手でなだめて貰ったり、新薬を使って見ては薬馴れの松原の体に、新しい反応効果を期待して見たり、或いは言葉ですかしても見た、また叱った事も幾度かあり、喧嘩したこともあった。

松原は気が早くって、乱暴であった。それに体は大きいし、手は早いしするから、気に入らなければ、いきなり内科の診療机を引っくりかえして、何もかも壊してしまったり、ドアの硝子《ガラス》を握り拳で叩き破り、看護士と取っ組む位はいわずもがな、お医者さんにも砂や灰のめつぶしを投げる事もあった。神経痛の劇《はげ》しく襲うて来る夜は、終夜当直の看護士さんを寝かさなかった。その頃は当直室は清潔区域にあって、患者はこの区域に来てはいけない事になっていた。が、松原は夜中に、当直室に病室からつながっている電話のベルを鳴らさないで、真夜中の暗い島の坂道を、手さぐりしながら、いつか見憶え、聞き憶えの当直室の窓下に来たり、渡り廊下の隅に来て、踞《うずくま》る事もあった。看護士さん達も松原の激痛は知っているから、云う通りに注射の請求の度々にしてやるのだけれど、駄目のときは何のお薬をさしても駄目だった。「お前じゃわからん、医者を呼べ」と、彼が一歩も退かないから、当直の先生が起されて出て来る。なだめられたり、叱られたりして、素直にかえる日もあれば、何と云っても戻ってくれない夜もあった。モヒを多量に射してやったらと思わない事もないではないが、そんな事を一組の当直が施行したとしたら、医局はどうなってしまうか？　それに当直室の窓際まで来たことは叱らねばならないのだ。何が何であったにしても。

天候の変る時、雨の日や風の荒い日は、殊にいけなかった。潮風に吹きこまれた雨でびっしょりになった渡り廊下を越えて、試験室の坂の所まで来ている松原を、なだめに行く暗夜にはこっちも悲しくてべそをかいた。

日々の当直は朝七時に、前夜の当直と交代する。交代の挨拶は「御苦労様でした」ではなく「松原、昨夜どうだった？」であった。日の暮、医務課長の林文雄先生が退出される時は「松原をたのむぞ」と仰言《おつしや》るのだった。園長先生が御用事で七日も十日も旅にお出《い》でになると、島でならば日々の彼の動静も眼の症状もよく御存じで、「あれは（眼のこと）ひどい、痛いだろう、中毒しない様にたのみますよ、ハハハハハハ」って仰言《おつしや》るのだけれど、松原の消息不明の旅の日には医局の人々にお葉書で、

山里は松の聲のみきき馴れて風ふかぬ日は淋しかりけり

と蓮月尼《れんげつに》の歌をおかきになって、医局には忍耐を、松原にはいたわりをお寄せになるのであった。

そんなら松原は、どうしようもない様な、徹底的の乱暴人かと云うに、そうではない。一言で云えば彼は江戸っ児、関東人であった。強い者に対えばどこまでも強く、園内では常に、何事でも弱い者の味方であった。彼の友達が種々《いろいろ》の病気で入室したりすれば、飽かぬ親切でどこまでも世話をしてやっていた。「盗汗《ねあせ》の衣を換えなずむ」重症の子や、不自由な友の寝台に来て、夜中の二時、三時頃の病室に心届いた更衣の世話をしてやる事もあった。それに非常に潔癖で、何事でも恩に被せなかったし、また求める事の無い心であった。神経痛の注射でこそ、要求もすれば、乱暴もしたけれども、まことにその他の慾に対しては美しい許《ばか》りに淡白な、奇麗さがあった。松原を知っている患者さんで彼の悪口を云う者は無い。神経痛の劇《はげ》しい日の松原にして見れば、職員は所詮強い者の側の人間共でしかなかったのだ。

こんなに酷《ひど》く松原を悩ます神経痛も、注射の薬が奏効するのでなくても、ケロリとおさまる日が来る。癒って来ると、彼はせっせと温室で、その周りの花畑で、花作りに余念なかった。彼のいる舎《しゃ》の前に広い百坪たらずの空地があって、そこ全部が松原のスイートピーの花畑であった。彼はこの花だの、泰山木《たいざんぼく》だの、薔薇が好きであった。初夏の陽の中に松原は、ニコニコして私達にも、いくらでもスイートピーの花を切ってくれた。病室にいる重症者達の、九〇許《ばか》りの寝台のけんどんの上におく花瓶に、十分に挿せるだけの花を切ってやるんだと、松原はまぶし相に陽《ひ》にむかって花畑の中にいた。

「おれ、先生、この花が一番好きなんだよ、匂いが何とも云えないんだ。今頃が一番いい時季だなあ、おれもどうせ長生きは出来んのだけれど、いまっ頃死ぬのは一等いいと思うんだ、気候はいいし、花は咲くし……」

機嫌のよい松原の声に誘われて、「じゃ、そん時には、お棺の中一杯に花を入れてやるからなあ、毎年忘れずに沢山作っといてくれな、もし私の方が先だったら、そいつは松ちゃんの役だぜ」なんて云うと、「うん」と云ってひどるい顔をして笑っていた。スイートピーの花の頃には、舎の前のこの花畑にかまたは隔離室の横のスイートピーの丸い畑に行きさえすれば彼を見附ける事が出来た。泰山木の花が咲いたと云って告げに来た松原と花畑にかけて行った朝もあった。球根類は年毎に増えるから、その時季になると、定植《ていしょく》をした余りの小ぶりの球根が温室の横にごろごろしていた。患者さんが個人的に、自分のなぐさみに、庭先に埋めておきたいと、貰いに来ても、つっけんどんに遣らない時がある。「やりゃいいじゃないか、こんなに残ってるのに」といっても「駄目なんだよ、あいつは、たびたびあんな事を云って来て持ってっても、何一つ育てあげた事がないんだよ、先生、おれにゃあ、花を可愛がる人と、そうでない奴とは、ちゃんと嗅ぎ分けられるんだよ、可愛がってくれる人でなけりゃ、職員にだってやらないんだ」と云う。私が官舎を貰った話をしたら、水仙とヒアシンスと鉄砲百合の球根を持って来てくれて「埋めときな、手がかからなくて先生にゃちょうどいいよ」と云ったから「馬鹿にするなよ」と云って貰った。

松原の病気は、まるでその両の眼に凝《こご》ってしまったかと思う様に、時をおいては反覆する紅彩《こうさい》炎《えん》や毛様体炎《もうようたいえん》のために、花の世話をしていない松原を見る日が多くなった。眼科の先生が作って下さった、仮瞳孔《かどうこう》にも、更に襲いつづける眼の炎症が、最後の閂《かんぬき》をおろす時が来た。彼は前から「盲目になって生きている俺じゃない」と、口癖に云っていた。他の盲目さん達に聞いてみると、眼がうすくなりかけて、つぶれてしまう日までの、半年、一年の期間の焦燥は他人には告げられぬ程の切なさだけれど、いっそ盲目になってしまうと、やっと心がおちついて、俳句でも作って見ようかと云う気になって来るものだと云う。松原もちょうどその時期に来ているのだと思えたし、その頃五十人はあったかと思う盲目さん達が、眼あきに劣らず元気で、盲目同志が七八人つながって、散歩に出かけて行ったりする朗らかさにも、私は気を取られていたから、松原の将来のこともそんなに切実に考えられなくもあった。がしかし遂にもとに戻るべき術のない眼である事が、はっきりとした、八年の秋の十一月の或る日、彼は潔く、平常云ってた通りに、辛《つら》かりし病《やまい》の一世の命を自ら断った。

松原が死んだ時に、患者さんの一人が、こう言った。「痛快な事をしやがる奴だなあ!」と。私はこの言葉を聞いて、松原が運命への反逆をしたのではないかと思った。無理もない、無理も無いとおもいながら、淋しくてたまらなかった。

松原の柩《ひつぎ》をかざる花は、霜におごる菊の花だけだった。あれ程好きだったスイートピーの花も、地苺きのものはもちろんの事、温室のものさえも、まだ二ヶ月もの間があった。

松原が私にくれた球根は、島の官舎に更に引越してから、九年の春から咲き出して、年毎に球《きゆう》も増えた。私はこれを「松原の花」とよんでいたが、水仙だけは、どうしたのか、中々に花がつかず、貰ってから六年目の十三年の春になって、初めて蕾をつけた。「あまり深く埋め過ぎたのだろう」と云う人もあったが、「松原の花」の事は松原でなけりゃ判らない。初めて咲いた水仙を、私はそのしばらく前から、寝ついていた島の官舎のベッドの上から眺めた。官舎に病む日は、焦燥と寂寥に明けて暮れて、癒ゆる日の頼みには遠い日々だった。その頃のベッドの傍《そば》に置いてあった帳面をきょう取り出して繰りひろげて見たら、水仙の花の歌が鉛筆で書き残されている。丸野看護婦さんが一本を切って、納骨堂まで、松原に見せに行ってくれた事も想い出される。

いく年も花つけざりし水仙の花咲く春を病みにけるかも
松原よ汝《なれ》が呉れたる球根の花は咲けども汝はかへらず
盲《めし》ひなば死ぬる死ぬると云ひて居し汝が淋しさに思ひいたるも
盲ひたる後も雄々しく汝が耐へて生きてあらばと吾《あ》はおもへるぞ
松原が器物《もの》投げて居る治療室を逃げて出で来し海蒼かりし
投げてのち壁につかまり泣き居たる松原よ汝も淋しかりにし
神経痛襲ひ来ぬ日は花の本ふところにして笑みて居たりし
咲き出でし水仙の花切らしめて捧ぐる霊《たま》よいまは安かれ

一昨年の春の日には、こんな様に松原を考えおもい出していたのだ。その五つ目の歌には来歴がある。書いて見れば今は一つの喜劇でしか無い。

松原の逆鱗に触れて診察机を引っくりかえされた私は、入口には遠い側の窓の方によけた、松原はひっくりかえしてから、内科室のドアの外に頑張って私を出られない様にした、私が飛んで逃げ出なかったから、彼は更に憤慨を増したのだった。入口の反対側はずっと窓で、窓の下には礼拝堂へ通じる広い道、道の先はその頃は松林で傾斜しながら白い砂浜となり海に出ていた。午後の事であったから、治療室には人気《ひとけ》が尠《すくな》くてドアの外の松原の様子に気のつく人はなかった、机を引っくりかえされた時は内科係りの看護婦がいたが、危険とみて看護士さんに援《たす》けを求めて、駆け出したままだった。ドアの外にいるのだから別に心配はない様なものの、逃ぐるに如《し》かずとおくれ馳せながら、道の方の窓を、音せぬ様にあけた。コンクリート建ての室《へや》の窓の縁に立てば、道までは、一間あるなしだった。一遍見下して、窓の外の左右もみてから、上草履をぬいで手に持って、窓の縁にのぼった。女学校時代体操の時間には、飛越台が出されたら最後「いまの小川さんの姿勢はよろしい」と毎時間必ず賞《ほ》められない事はなく、「飛越台の用意！」って先生が命令されると、傍《そば》の人達が「ほーら、小川さん、また賞められるわよ」と云ったものだ。だからジャンプにかけては、かなり自信もので、こんな窓の一つや二つなんだいと、「何時《いつ》までも松原番してりゃいいや」と、一、二、三で飛び下りた。試験室からの渡り廊下に沿った坂道は、直角に曲って二、三間して治療室の角に出て来る様になってる道だった。足袋跣足《たびはだし》でとび下りて草履《ぞうり》を履《は》いて、少々「すっ」として眼を挙げると、何の事、眼の前に、四五人のお客様を案内されるらしい、園長先生が先頭で、治療室の角からかなりこっちへ来ていらっしゃる。はっと思ったっても、もう間に合うどころでない。お客様方は皆マスクをしていられたから、どんな表情をしていらっしゃったか判らないが、園長先生のその情なさそうな顔と云ったら、この世の外《ほか》の物だった。やっぱり賞《ほ》めて下さるのは体操の先生の外には無かった。二分や三分を待てない程に、切羽つまっていた訳でも無いのに、何と云う意地悪の曲り角だったろう。言い訳の利く事で無いから、私もつくづくと情なかった。お客様が通り過ぎてから海辺へ下りて、砂浜にしゃがんでいた。海は蒼かった。園長先生は怖かった。いまいましい松原は憎かった。「辞めちゃおうかなあ！　こんな病院！」砂の上に字は書かれたり、消されたりした。

いつ迄もそうしてもおられず砂を払って試験室につながる渡り廊下へ出た。そこから治療室の廊下を覗き込むと、松原は内科室の外側の壁に向って泣いており、婦長さんと内科の看護婦さんとが傍《そば》に立ってて、婦長さんはずり下っている松原の三尺帯を結び直していた。ちょっとホロリとしながらも、余芸がありすぎての自分の現在の窮境だとは思いかえされもせず「何だい、泣虫！　こっちゃ泣けるどころの沙汰ではないぞ」狼を避けて、虎に遭遇する悲運も、皆お前のおかげじゃないかと、憤懣の余燼はおさまらなかった。四、五日の間、園長先生に顔を合せない様に逃げて廻った。「逃げて出で来し」と「海蒼かりし」の間にはこんな出来事も埋まっていた。

松原の鉄砲百合が遅々として居る病寮の六月の陽に開いた。南の島のあかるい陽の中に咲いた花は、南向きの室で、南にある庭ゆえに、百合は皆太陽にむけてその白い筒を開くから籠り居のみしている室から許り《ばか》朝夕眺めていると、まるで百合の花は皆私にお尻をむけて咲いているみたいであった。一茎に沢山に花をつけるのは、稀には北にむいて咲くのもあるけれども、十も十五も咲き出しても、殆どそっぽをむいていると思った。今までは自分自身が陽の中にいるから百合の花がどっちをむいてるか、なんてことを想ってもみた事が無かったのに。六月十四日と括弧して百合をみてのその時の歌が記してある。

臥《こも》り居る室より見れば鉄砲百合我に尻むけて筒開き居り
緑色に白あしらひし洋服はすがしからむと百合みつつおもふ

緑の衣《きぬ》似合ふべくありし若き日を紺の制服着てすぎにけり

「松原の花」の歌はもうこれっ切りしかない。もしも彼が生きていたとしたら、私がこんな事を考えたと話をしたら、松原はきっとそう云うだろう、「そうなんだよ、先生、長い病気をすると、何でもかんでも尻をむける様な気がして来るんだよ」と、そんな松原になっていたろう。夏から工合が悪くなって、熱が出ると窒息するかと思う様な呼吸困難の日がある様になった。松原の球根を掘り上げもしないで秋になり十月になって、とうとう長島に一旦のさようならをした。またたっしゃになる日が、働らける日があるとしたら、帰って来たいとは願いつつも、ともかく一応は何もかも片づけねばならなかった。「松原の花」は放っておかれたままに、もう水仙は新しい青い葉をのばし、百合も地べたにくっついた様な青い芽をみんなのぞかしていた。これからはもっと淋しくなるであろう日々の慰めに、連れて行きたい心は山々であったが、然し考えてみれば果して故郷におちつける状態がつづくものか、それもわからないし、芽を出している球根を掘りかえす事は心が痛む。傷つけてしまうよりは、と官舎の花のすきな人達の手に最後に託すという気持になった、淋しかったけれどもこれが一番よく松原の心をついだことだったろう。あんなに大切にしていた松原でさえも、花もまたずに死んでしまったではないか。

癒えて再《ま》た帰り来る日のありとしも思へぬ別れの手をふりにけり

故郷の療養の日々は、富士を仰ぐ二階の室《へや》にあけ暮れて、土とは遠い一冬がすぎた。働くと云う事に、誰のためにではない、ただ自分への真心《まごころ》にむけて、一生懸命にはたらく事に希望をかけていた様な私にも、くず折れねばならない日が来た。遠く島を出て、患者さん達からも仕事からも離れてみればまこと「命をうしなったもの」のまさびしさをおもった。西側の土塀に沿う樫の並木に、枯れ切ったまま縋《すが》りついている柏の高い高い樹をゆすぶって盆地に金峯颪《きんぷうおろし》の荒く吹く日がつづく。日暮、十何年振りかで見る故里の冬の空気の澄み透った、空の黄なる夕焼けの下《もと》に木枯の吹く音を聞いて寝ていると、ふっと松原の淋しさがわかって来る様な気がして、沁々《しみじみ》と泣いた。物こそ投げなかったけれど誰にも逢いたくない日が続いた。しかし、私には早くなおって帰って来いと仰言《おっしゃ》って下さる園長さんがあり、患者さんの手紙があった。もう一度お働き下さい、祈っていると云う未知の多くの人達の慰めとはげましとがあった。嬉しいと思う日と、帰られないかも知れぬと思えば、淋しさがますます強まる日もあった。若い日の歎きからは若さの力が起たせてくれた。しかし心が疲れ病気が加わった今後のいたでからはいつ立ち上がれるだろうか、自分にもわからなかった。しかし何と云っても私には細い、強い一条の希望の綱があり、またそれを離すまいとする頑固さがあった。

春となり、夏、秋をめぐって、再び富士山が二度目の冬の衣をつける様になった。土に親しむこともなくて籠る冬の日、零下十三度などと云う日にも、明け放しておく私の室には、なまなかの温室の花はとても駄目であった。朝鮮槇の枝に、四季咲きのバラでも挿してもらったり、藪柑《やぶこう》子《じ》をねこじにして活《い》けてみる位のこと。春になるのをひたまちにまっているこの日頃であったのに、甲府の町にいる従妹《いとこ》が、嫁《とつ》ぐ日の希望を持ったあかるさとともに、一鉢《ひとはち》の可愛い桜草を持って来てくれた。桜草の鉢を貰って、急に室中が明るくなった様だった。生きてる花を育てられる事は、もう何年ぶりであったから、去年は一鉢の花もない冬をすごした。自分の心にも一輪の花も咲かなかった。生きているものを育て、眺める日々の自分の心をみていると、びっくりする様に生き生きとしていることに心づく。一日中花のことばかりに気を取られてる日もあった。花の数を勘定してあすはこれが咲くと想う、あしたになって咲かなかったからとて悲観もしない。ベッドの上から、附添いの小母《おば》さんに夜は「おやすみ」と云う代りに「花をしまっといてね」と云った。寒い室だから、夜は隣室に運んで大きなボール箱の中に寝かせる事になっていた。それだけは小母さんにして貰ったが、水をやるのも花の数をかぞえるのも、枯葉をとるのも私の仕事であった。陽脚《ひあし》を追って風の当らない場所への移動を夕方までやっていた。床の間の隅っこに、夕暮まで残る陽に、花鉢をあずけてもみたりした。一夜、小母さんも私も何か大変に大わらいをして、いつもの様な「花しまった?」「しまいましたよ」を忘れて寝た朝、私は枕許《まくらもと》に、痰壺の水まで凍りついている暁《あかつき》の冷えの中にぐったりとしている鉢をみねばならなかった。「寒いから寒いから」と後から追いかけて、小母さんが、かけてくれようとする掻巻《かいまき》を払いのけて、私は「こんな事をしちゃって、こんな事にしちゃって」と云いながら、両掌《りょうて》の間に、凍りついた様な葉っぱをはさんで温めてもみた。スタンドの電気をつけて持って来てみるやら、火鉢の傍《そば》に持って行くやら、冷たい水を根もとに注いで見るやら、仲々元気にならない花を眺めながら、沁々《しみじみ》と恒心《こうしん》の難さを悲しくおもった。花をすきだと誰も思うだろう、花を愛するということは誰にも云えるだろう、しかし花を育てると云う事は、恒《つね》に変らない心を持って愛して育てると云うことは、何と云う難しさか、「すきです」だの「愛します」なんて言葉は何の足しにもならない様なところに、花を育てる真心があることが顧みられた。殊《こと》にこんな婀《しな》やかな花になるとなおさらの事であった。「馬鹿《ばか》にするなよ」と、私は松原に云ったけれど、松原の云った言葉の方がほんとうであった。二日許りはとても望みなしと、思ったのに、やっと花柄《かへい》にいくらかの癖《くせ》がついたのと、凍傷になった葉を切り落す事だけで生きかえってくれた。これに懲《こ》りて小母さんは、それからというものは、夕飯の時に私が花を眺めながら何か考えていようがいまいが、自分が気がつきさえすれば、さっさと早くから鉢を隣室に運んで行った。朝になって「花はまだ寝てる？」って、催促をしても「まだ寒いから駄目ですよ」と十時頃になって陽が室の中に這入って来る様にならなければ持って来てくれなくなった。苦笑いをしながら死なしてしまうよりかはよいとおもって、小母さんのしてくれる様に任せておくけれども、鉢の花はますます元気になって、花柄も十本を越えて伸びて、伸びながら一つ、二つずつ花を咲かせて行く。葉も初めよりずっと緑が増して、葉並が揃って、もとは鉢一杯に拡がっていたのに、今頃はぐんぐんと上の方を向いてしっかりと立って、沢山の花柄をとりかこむ様になって来た。

峡《かい》の国の二月の風はまだかなりに寒いけれども、それで陽のあたる室の中に、じっと伸びて行く花鉢《はなばち》をみていると何かしら春が来るらしいほのぼのとしたあかるさが、心の隅々にまで浸みこんで行くのを感じる。じっと花をながめていると「島のことが、花のすきであった松原のことが、それからそれへと想いつづけられて来る。松原の愛していた花は、否、花を愛していた松原のことが、松原の心は、いま私がこうして花をみておもっている様な浅いものでは決してなかったのだ、花は松原にとっては、その命のすべてでであり松原の生命そのものでさえあったのだ。病気の騒がない日の松原が、どんなにして花を世話していたか、その姿をおもいうかべておもえば、松原には花を外《ほか》にして生命はなかったのだと云うことが判って来る。少年から青年へと育って行く彼の心の成長のすべては花と共にあったのだ。松原は頭は鋭かったがとりわけて所謂教育というものがあった訳では無かった。しかし彼は折々、世の事、園内の事などで、種々《いろいろ》の感想や批評を鋭くすることがあったが、彼がそう云ってる時は「何のそんな馬鹿な」と想う様な事も、松原が死んでしまってから、折々に彼の言葉の箴《しん》をなしているのに気づく事があった。私はこんな風におもう、花をおもう一事に徹して、彼は見知りもしない世界の真実を感じ知る事が出来ていたのではなかったかと。こう云う風な松原であって見れば、乱暴をする日の松原は、もちろん彼のその日の病気の工合、心持のありどころ、天候の変化にもよる事が大部分ではあるのだけれど、またしかし一方に当直をしたり、診察をする私達の側から、顧りみて見れば、例え悪意でなくて要求を拒んだにしろ、なだめ損なって怒らせてしまったにしろ、机が引っ繰りかえされれば、診察の種々の器具を再備せねばならず、硝子《ガラス》が壊されてしまえば、その日その日の当直番に当ったものにしてみれば、殊に私の様に、一対一で騒ぎを起した者は、お互いに察し合える医局同志の外の人達に対しても、あまり面目のよいものではなかった。「松原が今日もやりました」と報告が行くと、園長先生も「そうか、今日の対手《あいて》は誰かね」と仰言《おつしや》る、案じて問うて下さるのにしても、たびたびどうも上聞に達するのは光栄の至りでない。だから何とかしておとなしく戻って貰えるならば、それはどんなに有難いかわからない、おとなしく帰って行って貰えるだけの、心からの誠実を持っていないで、私が、多少は医者の立場としての手前をも持って、松原に返答をしたとすれば、或いはうまくごまかしてやれ、と云った気持で口を利いた日があったとすれば、その理由は、言葉の体裁はどんなに美麗であったとしても、それで納得の出来る様な松原ではなかったのだ。彼の心の底ではその日その日の対手《あいて》の心の、まことか否かを嗅ぎ分ける事の出来るものがあったに相違ない。そう想って見れば乱暴をされた日の私には、私の心を中心とする勝手なきもちがあったからであろう、そんな言葉を聞かされるよりは、松原にとっては、むしろ真正面につっかかって来てくれた方がまだ増しであっただろう。

いつか冬風の海から来る寒い日に、昨日の午後破られた、内科室の窓の硝子が修復されずに次の日の朝の診察を始めねばならぬ事があった。係りの看護婦さんが、しきりとこぼすものだから「いいじゃないの、おかげで仕事しながら、小豆島も、白い帆もみえて、松原はありがたいよ」と言った。もちろんその硝子は、私の返答の不良によって、松原を激発させた結果の窓穴であった。ところが患者さんは患者さん同志、好奇心もあってか、内科の診察がえりに松原にこれを注進に及んだらしい。「小川の野郎、そんな事を云ってるか、よーし、もっと見晴しよくしてくれる」と松原が怒っているという事がまた内科に通達されて来た。それから、診察半ばで松原に捻じ込まれて一時間許り応答をして、二人ともけろりとしてしまった。

乱暴の日の彼と、機嫌のよい日の彼との間には、百八十度の回転があって、中間現象は決してなかった。粗忽《そこつ》をした対手《あいて》にむかって詫びたとか、医務課長の許《もと》に謝りに行ったと云う事も聞かない、「よーし小川の馬鹿野郎」から直《す》ぐに「先生エー、薔薇やろうか」であり「うん、くれや」

であった。逆に「どうだい、松ちゃん眼は？」で「うん、いいんだ、昨日から花作りだ」である、そうしていて、態度にも口にも些《すこ》しも、無理がなかった。強《し》いて言えば「薔薇やろうか」がおわびであり「うん、くれや」が和睦であったのだ。松原の気持のよい日に、何故《なにゆえ》乱暴をするかの気持について、彼に訊いて見た事は無い。始まれば「始まったな」と思うだけだ。そんな時には私はなだめ役に廻った。時には私と松原とが医局の他の人達をして「始まったな」と云わしめる日もあった。誰も彼《か》も松原の気持をのみこんでいて、荒れたからとて憎むものはなかったが、手が早くて何が飛んで来るかわからないので、「松原も機嫌のよい時は、可愛いけれども」と言う、荒れる日の松原は、誰にとってもあまり好《い》い気持のものでなかった。花の話でさえあれば、いつもニコニコとよい子であった。私が花を知らなければ、綺麗に彩色された花の本をふところに入れて、持って来て見せてもくれた。「貸してやるよ」と置いても行った。ライラックを松原は紫だと云う。私は紅かった様な気がすると言う。どっちも自分の知ってるだけの本当を主張するから解決しないが、そうしては本を調べて見る事もあった。花の事ならば、悪口《あっこう》を云っても、私が負けなくても、怒らなかった。神経痛の注射の事となると「ああ、ちょっと待っててくれ、いま忙しいから」位のことでも、その返答が気に入らぬと怒る松原であったくせして。

私は初めて長島に来た頃は、患者さんの診察の時に、どうしても、「どうなさいましたか」「いかがですか」と云う調子で、患者さん達を面喰らわせ自分も途方に暮れた。それがいつの間にやら「どうしました」になり「どうしたの？」になるようになった。「そんなことありませんよ」が、「そんなことないよ」になると共に心も軽く近所交際《づきあい》の言葉を使う様になってから、真個《ほんとう》にみんなの心の中に這入り込めるようになった様におもう。講演にやらされれば鄭重に果して来るが、園内では「先生エ！」と山で誰かが呼べば、私は「オーイ、何だい！」と返事をした。患者さんが嬉しがると云うよりも私自身がうれしい方であった。女の子供達、娘達や不自由舎の人達、それぞれに自由に使いわけての言葉づかいは、書くよりかも患者さん達の方がよく知っていてくれる。乱暴になったものだ、と歎いた事はない、問題にして考えた事もない。水の流れる様に変って行った事柄であった。私許《ばか》りかも知れないけれど。

がしかし、いまにして想えば、これらの何もかもは、皆表面にすぎて行った事、長島の仕事の上での小さな起伏でしかなかったのだ。ほんとうの松原！　別の松原は、ひっくりかえされた内科の机の後にいたのだ。

花を見、松原の想い出をたどっていると、何かしらん、松原が死んでから七年もたって、自分が病んで二年を越える月日になって、私はいまやっと、松原のほんとの気持がわかりかけて来た様な気がするのだ。

松原こそは、真実に、花を愛した人であった。生命のすべてを、希望のすべてを、真心のすべてを、注ぎつくして、花を育て、花と共に生きていた人であったのだ。花の蔭に松原の黙々の一世の生命はあったのだ。松原の眼がつぶれた時に、彼はただ一つであり、またこの世のすべてであった生命の花をも見る事の出来ない暗黒の世に立たねばならなくなった。花の無い命！　花を育て、花を見る事の出来ない世の中、そんな体の生命が、たとい、この後《のち》何十年続いてくれたとて、そんな事が何だろう、花を育て、花をみながら心を育てて来た松原にとって、もうこの世に思い残すことは何にもなかったのだ。

松原の死は運命への反逆ではなかったのだ。松原は絶望をして死んだのだ。癩と云うこの世の中の一番不幸な病を負うて生きねばならぬ一世の生命の、ただ一つの愛するものへの希望を失ってしまったのだ。死んでしまったのはもっともだった。また何か外の望みに縋りついて盲目の日を生きつぐには、彼の心は羨ましい許《ばか》りに一途に、純粋であったからだ。

花に一世の生命を注ぎ尽くして生きていた松原は世にも淋しい人であったのだ。想えば淋しかったであろう松原の心は、おおどかな母の様な心もちで、身が痛めば心も痛む神経痛の夜をいたわってくれる人が欲しかったのだ。痛む夜の心には親をもおもったであろう、姉妹《きょうだい》をも想って泣いた事であろう、関東の幼い日の故里の川瀬の音をも聞きたいと思った事だろう。忘れられなくても、忘れねばならぬ病のゆえに、常は雄々しく堪えて行ける松原にも、神経痛のいたみなのやら、人間の心の痛みなのやらわからない苦痛の夜もあったろう。松原にして見れば、彼の周囲の同じ病の人達は、みな自分よりかも弱い、自分がいたわってやらねば、世話をしてやらねばならない人達であったから、松原には松原を慰めてくれる人の手が、人の心が必要であったのだ。だからそんな暗《やみ》の夜を、うす眼になった不自由な体をして、海沿いの坂を手さぐりにする様にして医局に来ねばおられなかったのだ。それを、それを、私達は規則の故《ゆえ》を以って叱らねばならない立場で迎えるこころに何で充分に松原へのなぐさめが与えてやれる事が出来るものか。ああ、それが、そうまでの思い遣りが、むかしの私に半分もあったなら、松原にしても、して貰う注射の回数も、量もその頃の二分の一、三分の一であったにしても、彼は遥かに慰められ、癒やされた事であったろう。松原は注射がして欲しくて暗夜の坂をのぼって来たのではなかったのだ。

母の様なおおどかな心!! そういうものを私はまだ持っていなかったのだ。喧嘩の対手《あいて》はしたけれど、花の話の対手にはなったけれど、寂しい松原の心が呼ぶ母の心には遠い遠い私であったのだ。そんな心を私達が持っていたとしたら、或いは松原が見つけることが出来たとしたらひょっとしたら松原は、盲目になっても、生きつづけていてくれたかも知れない、否、所詮死なねばならぬ運命であったとしても、生きて在りし日の日々を、もっともっと慰められただろう。自ら病みて寝ておもう故里《ふるさと》の日々に、松原の心持を思いやって見れば、何よりもかよりも、自分におおどかな母心《ははごころ》の足りなかったことがおもわれるのだ。「松原、気がつかなかったんだよ、堪忍してくれな」机の上の桜草の鉢にむかっていて、私は、そう声に出して云わずにはいられないのだ。

一鉢《ひとはち》の花を前にして、死んだ松原をおもいながら、遅々《ちち》として、一進一退ではあるけれど、静かに体力が戻って来るのではないかと、思う自分を感じている。何日《いつ》、また御用に立ち、御奉公の日が来てくれるかはわからない。わからないけれども、花に心の希望をいまだおき得る日の自分の心には、大松原は死んだけれども、長島には、まだまだ沢山の小松原がいる筈である。おおどかな母心《ははごころ》を病む日に拾ったとは思われぬけれども、松原が見失ってしまった希望を、松原の分までも、拾って、私は小松原達のいる長島へ、帰りたいと願わずにはいられない。

一鉢の桜草に寄せて松原を憶ふ歌併びに短歌二首

なまよみの　峡《かひ》の故里《ふるさと》に　胸病みて　癒ゆる日知らに　籠る身の　月日重ねつ　冬の日は
わけて侘びしも　野も空も　風吹きすさび　ぬくき陽《ひ》の　射す日ありとも　蒼草は　裏枯れ
果てて　置く霜の　白きに悩む　これの野に　何時《いつ》花咲くと　ひそかにも　心待つ日に　町
に住む　若き従妹《いとこ》が　見舞ひ来て　我に呉れたる　一鉢の　桜草かも。
花見れば　そのたまゆらに　思ひ出づるは　島の友等の　作り居る　終日《ひねもす》陽射す　温室の
玻璃戸《はりど》に透《す》きて　この花の　鉢あまた並《な》み　咲き競ふ　その春の日ぞ。
日本一の　荒らび男と　人も云ひ　我も怖れし　松原が　かの島里に　癩病みつ　花作りせ
し　鬼のごと　人怯えしが　松原よ　汝《な》が心こそ　花にむきて　やさしかりしか　花の本
懐に入れて　内科室に　我にも見すと　寄りて来し　日もありにけり　その昨日《きぞ》は　医者《くすし》を
なぐると　追ひ行きつ　狂ひしものを。
花に対《む》きて　思ひ出づるは　過ぎし日の　夢には非ず　曲りたる　手もて水やり　盲《し》ひかけ
し　眼を近づけつ　花鉢の　枯葉とり居し　松原が　その日の姿《かげ》ぞ　松原よ　汝《なれ》は縊《くび》れて
死にしかど　生きてありけり　いまもなほ　生きてありけり　花みつつ想ふ。

反歌

神経痛のいたまぬ日には花つくり笑顔洩らししが面影に見ゆ

スイトピーの花の咲く日に死なましと常云ひてしを死にいそぎたり

野を行きて

本読みにも飽きて、遊びに出る日の暮れがた、今日は丘の道を左に取って、萱原《かやはら》の唯踏みつけられただけの道を、どこまでも行ってみる。直《す》ぐに道は細くなって、いくらかの下り道、二つに岐《わか》れるのをなお左にとって、家《うち》からみれば一つの丘の更に向うの丘になる筈の、落葉松林のずっとつづいている山の中へ這入って行くらしい道の方へと歩ゆんで行く。所々のつつじの樹の枝の先っぽに、或いは錦木《にしきぎ》の下枝に、「渋温泉裏道」という木の札がぶらさがっている。ああこんな所から渋の湯へ行けるのか、旅も知らない様な幼い日にも、「信州渋の湯」と云う言葉は、耳の知己であった。その渋への裏道だ。秋草枯れのいま頃はよいけれども、冬は雪が深いし、夏は萱《かや》草《ぐさ》が身丈《みたけ》を越えて生い茂る。ここら辺りの山々の道は、地上に建てた道標《みちしるべ》では、一間あまりのものをたてても、用をなさない事があるであろう。道の傍《はた》の大樹の下枝に、三寸に五寸位の札がぶらさげてあるのは、それが赤い色をつけてあるだけに冬の日はさらなり、木々が芽ぶき、葉が茂る頃になっても、容易に見出しまた仰ぐことが出来るだろう。何かしらん嬉しい心遣いのある様な道しるべだと思った。

からまつの林の丘に入るとて、道が谷に下りかける所に、谷川がある。暮れの秋の川端に、松虫草の残りの花が一株、二株、水は尠《すくな》いけれども、川幅の広い谷に、落葉松の丸太が四本縄でくくって、横たえてある。ピーッピーッと弧を画《えが》きながら頭の上を鳴いて林の上の空を南にとぶはセッカであろうか。橋を越えた辺りは雑木の林で、「よすず」であろうか、大きな樹に赤い実が固まって沢山にうれて鮮かだ。道はただ五寸幅位の踏みつけただけの草みち、袖が触れてゆすれる薄《すすき》は、びっくりする程に、たけが長くなって、七、八尺位はあるだろうとおもわれる。真夏この道をよく独りで歩けるだろうか、どんな風にしてあの向うの山のからまつ林につづいて行くのかと、木の枝の道案内に随って行く。薄《すすき》の中の道は右に折れて、心もち坂になってから、から松林の中に入る。ふと気がつくと傍《そば》の落葉松は、枯れたかと思う様に真っ裸になって、来年の芽が丸い小さな球の様になって枝に残っている。細い細いからまつの葉の黄褐色の落葉が、下駄の歯をうずめる程に道に積っている。日暮れの風もなく、我が歩む音もなくて、林の中には折々、細かい葉がこぼれ落ちて来る。足を止めてしばらく立って、耳を澄ましていると、遠くの方で、チユンチュンと云う様な鳥の声がする、気の故《せい》か近くになって来る様だ。

　道は林の中で三つに岐《わか》れて左に行く広い道のからまつの高い枝に、赤い札がつけられている。右に夕陽《ゆうひ》の沈む方につづく道と、目の前の小さい勾配を下りて、また別のからまつ林に入って行く道と、ここまで来て見めぐらせば、もう四方八方が、からまつだらけの林の中、南の方が少し下りで、木も疎《まば》らになり、梢の間から、甲斐駒《かいこま》かとおもう雪の山の頂が見える。横雲の中から真っ紅な夕陽が林の中に赤い日暮れを送って来て、その赤い陽矢《ひかり》の通る所の落葉松の黄葉《きば》が照って、時ならぬあかるい林の中になって来た。

　　梢々《こずゑ〳〵》を透《す》きて入り来る夕つ陽に落葉松林の黄なるあかるさ

夕陽の射す方へ歩ゆんで行くと、林の中の下草の小さい雑木々の紅葉が赤い。木苺《きいちご》の葉の朱を混ぜた様なのは渋味のある美しさで、そのとげに刺されたら毒だという「黒つばら」の細かい、丸い小さい葉の紅葉は、実に可愛い。折ろうとしても折れないから、引っ張ったら尻餅をついた。「ジュンジュン」とすぐ傍《そば》で声がすると、紅葉しおくれた様なあけびの叢《くさむら》の中に、緑に灰を混ぜた様な小鳥が啼きながら飛び移っている。

まだ陽の没《い》りには間があると思うのに、雲が隠したのか、林の中が一遍に暗くなって来た。何だか淋しくなって、根ごと抜けて来た「黒つばら」の根の方をつかまえて、刺されない様にして歩ゆみをかえす道の岐れ路に、ふっと見つけたのは木苺の木と落葉松の落葉に埋もれておわす、小さな石の地蔵様の横顔。

落葉松の落葉の中にうづもれて黙在《もだい》ますかも石の地蔵は
からまつの林の中の日暮れにも石の地蔵を見ればやすけし

ああこんな所にお地蔵様がと、その儘《まま》自然とさがる首を、ちょこんとお地蔵様の横顔に、お辞儀をしてまた踏んでかえる、音もせぬ落葉松の落葉のみち。

こんな林の中を越えて、何百年前からも渋の湯へ通う道はあったのであろう。誰がいつ建てたお地蔵様かは知らない、何の供養のものかもわからない。が、お地蔵様を見つけたので、とても、急に林の中が親しいものに思えて来た。残る山の日は何日か、雨のふらぬ日が何日あるか、わからぬけれども、またここまでは来てみたい気になった。病気も山の空気の中にあれば、心までも小康を得ているが、明日はわからぬ現身《うつしみ》とおもうと、来年の春を山に再《ま》た来ることはいまから予期出来ないと思っていたのに、何だかこの林の中でからまつの芽ぶく日をお地蔵様と一緒に、見たいものだと思われて来た。

落葉松の林の中の地蔵尊再た来むと希《ねが》ふいのち守りませ

私は地蔵様というものを、どう云う時に、どんな場合に、どんな風に建立《こんりゆう》するものか少しも知らないが、いずれは何人《なんぴと》かの供養のために建てるものなのであろう。それがまだ幼くて死んだ児のために建てられたものだとすれば、その地蔵様には、その児の父母の深い涙が、歎きが籠められているのであろう。殊にもしも昔、昔、泣きながら現代《いま》の世の人達よりかも、もっと一途な真心を持っていた人達が多かったと思える昔の日に、生きて泣き、歎いて耐《こら》えた人のかたみの地蔵様であったら、なおいいとおもう。この山の中に寄る辺なき心に死んだ旅人への供養であったとしたら、なお心からおがむことが出来るだろう。何でもいい誰のでもいい、その総《す》べてのお地蔵様だとおもえる。山を行っても、野を行っても、石のほこらよりかも、道端に立っていますお地蔵さんが好きだ。現世《うつしよ》の人の姿に似せて、この人形《ひとがた》の石彫りには、お観音さまもあるのだと云う、お地蔵様もあるのだと云う。が私にはその見さかいがつかない。つかなくてもいい、山の中、野の道、立っています石の人形《ひとがた》は皆私にはお地蔵さんとして親しまれるのである。

お観音様と云えば、相州湯河原の山の奥にも大きな光輪を負うてお観音様がある。春は蘭が陽に匂い、白や紫の菫《すみれ》の咲く、南なぞへの丘の上に、山鳩のなく声に明けて暮れる湯河原の奥の山であった。二十何年か前には落葉松こそなけれ、椿や樟《くす》の木の艶々《つやつや》とした緑に照りかえす春の陽の中に南の国の山の中にもこの落葉松の林の中の様なしずけさがあった。震災があってから、大人になってから湯河原の山の中にまたのぼって行ったのも、あの山のお観音様が恋しかったからであったが、その肩に昔は鳩のとまっていたお観音様は、建てた許《ばか》りの、人形箱《にんぎょうばこ》の様なお堂の中に入れられて、お賽銭箱があったり、番人の家が建ってあったりして、広場にはいくらまっても、もう鳩の声は聞けそうにもなかった。おじぎをするのも忘れて呆然として独り藤木川沿いに戻って来た日のことをもおもい出す。

雨の降る日に道端の地蔵様を見れば、濡れては寒かろうと、日暮れの道には淋しかろうとおもうけれども、それでいてやっぱり私は、お地蔵様は石に刻まれて、草に埋もれて、独りで、風に吹かれて雨に濡れつつ立っていて欲しい。小鳥の糞も、道端の埃《ほこり》もみなかぶったまま、陽の照る日、照らぬ日いつもいつも寂然《じゃくねん》として立っていてくれるお地蔵さんに、私は生きている人間以上の親しさと心やすさを感じる。お地蔵さんは黙って生きているのにと、否生きてた人があったと思えて、親しさとなつかしさとで、おのずからさがるあたまなのである。

なげきつつ君ををろがむひともあらば守りたまへや南無地蔵尊

生きる日

木村さん（愛生園保育所）

山の十月ももう終りに近く、さわやかな秋の風が白樺の黄葉《もみじ》をゆすり、呆《ほお》けつくしすぎて薄褐色になった穂薄《ほすすき》の丘を吹き過ぎて行きます。

東南のこの室《へや》からは真正面の八ヶ嶽の峰々は、もう真っ白に雪を被りました。乗鞍《のりくら》の山に初雪が来て六十日、八ヶ嶽に降ってから四十日と云えば、この高原も雪になる相《そう》です。乗鞍にはもう九月の中《うち》に雪がふりましたから、間もなくここも雪の原でしょう。乗鞍も木曾の御嶽も雪だと、私が喜んでさわいでいた十月の初めの日に、自分達の親しい者が白馬山の奥で吹雪で遭難しかけていたのだと云う事を、二週間も経ってから知りました。こうして見ている雪の山は白い雲が悠悠とその裾をめぐって流れているのですけれど、腹を立てた日の高山は怖しいものでしょうね。私の所ともう一軒しか残っていないと云う高原の真昼には、音と云えば風の音だけです。落葉松を吹く風の音、白樺の風の音、芝栗の木、椹《さわら》などの木に渡る風の音、皆それぞれの風の音ね。

　八ヶ嶽はここから真っ直に行くとすれば十里とはあるまいと思う位の近さですけれど、それから南の方へ、甲斐《かい》駒《こま》ヶ嶽《だけ》の頂きも、鋸岳《のこぎりだけ》も、そして奥千丈《おくせんじょう》も真っ白です。南アルプスはそれだけしか見えませんが、甲斐の白根《しらね》も赤石山系もきっと雪でしょう。それからまたずっと西南に高い山脈《やまなみ》が聳《そび》えています。伊那の山々なんでしょう。夏の中《うち》はこの山脈の上に光る稲妻がとても綺麗でした。

　　寂しかるいのちは耐へて在り経なむ伊那の山々遠稲妻《とほいなづま》す

もちろんこの山の上も雪です。この山並みに朝の日が射すのが美しいのです。この頃の夕陽《ゆうひ》はこの山脈の中に射しこみますから、今迄毎日見ていても気の附かなかった山の尾根の線や天龍川の渓谷に落ちて入る山々の線のすばらしいのが浮き出して見える日もあります。遠山《とおやま》並みの空をかぎる線を真正面から見て許りいてもつまらないけれど、おてんと様がこんな深さやあつさを、時々見さして下さるから有難いのです。

　この頃の陽は、木曾の御嶽さんのおてっぺんも南寄りの方へ沈みます。羽織と足袋《たび》位では寒くって、もういられないでしょうよ。御嶽さんは、伊那の山々の様に一連の山脈でなしに、それ一つだけ、ずっと高く雲を抜いています。ここからは一番遠い山でしょう。

こないだの朝、雨があがったら、八ヶ嶽が初雪でした。だけどもあんまり近いのと、それに秋の雪ですし、山はかなりのごつごつ山なものですから、斑《まだ》らなのです。そしたらいきなり「婦長さんが煉白粉《ねりおしろい》をつけたみたいだな」と思ってしまいました。どうして婦長さんをおもい出したのかわからないけれど、そうおもっちゃったんです。怒るでしょうかね。

北アルプスは乗鞍の山だけ見えます。霧ヶ峰のスロープがその前の方に北から走って来て諏訪の平《たいら》におちこみますから、北のその他の山々は見えません。霧ヶ峰のスロープって、仲々きれいです。名の通りの霧ヶ峰、雨の降りそうになる日などその峰に沿って雲が谷々に下りて来るさまはちょっと物凄いものです。晴れている日でもここらあたりの山々は谷が深いし、谷には川がきっと流れていますからね。日暮れになると、谷々はみんな雲が湧きます。朝は見下す谷々、村々、山々幾重《いくえ》、みんな白雲に埋まっていて、高い山の頂上は霽《は》れています。陽が高くのぼるといつか雲が動いて、お空の中へとんで出て、消えてしまうのもあり、増えるのもあって、やがてカラッとはれるんです。夕方になると、またみんなどこからか帰って来ては、谷間に眠るんです。雲が遊んでいるっていう感じです。もちろん、かえって来ない日もありますから、ちょっと心配することもあります、――なんてのは嘘ですけれども。
四、五日前の山の雨は、夜上がりだったので、このお天気は貧しい人達の結婚式で、長持ちはあるまい。なんてあまり頼みにもしていなかったのに、ずっと引き続いて素晴らしいさわやかな秋晴れです。

　昨日の夕方、庭の下水の落ちる所に野菊の根を沢山に植えました。菊が茂ったら溝が見えなくなるだろうと思いましてね。来年の夏また来られるかどうか、我が家にもあらぬに、こう云う事を、頼まれもせぬのにして見たくて仕方がないのです。性分なんでしょうね。その土いじりの泥だらけの最中でね、八ヶ嶽の夕陽を仰ぎましたよ。もう菊を植える所の騒ぎじゃなくなってしまってね。ちょうど昨日は西の方に赤　橙《だいだい》色の雲が多かったので、山全体が夕映えしなくって、雲の間から射す光線で、赤嶽（八ヶ嶽の一峰）の稜線々々に橙黄色《とうこうしょく》の夕映えがして、雪がその色に光るんです。きれいだなあとおもっていると、西の空の雲が動くものだから、赤嶽の夕映えが、瞬間々々に次々の稜に移って行っちゃうのです。それがまたとっても美しいのです。どろんこの手を膝に置いて、縁に腰かけて見ていてね、ふっと患者さん達のことを考えたの。こんな山の陽をみたら患者さん達も病気を忘れられるだろうなあと、そう思ってね。確かに山を凝視《みつ》めてて、そう思っていたのだのに、はっとおもったら、もう山はただの雪の山になって、夕映えはどこへか消えて行ってしまっていました。綺麗でしたよ。ああ云う美しさは、とても私には書き現わせません。ただほんとに来て見るより仕方がないでしょうよ、だからいらっしゃいって云うんです。

　雨の降る日は、ちょっと淋しいけれど、こんな夕方があると、山を下りたくありません。私はこんな事を云って御機嫌で一日々々居りますが、小母《おば》さんには、もう山の淋しさがこたえて来た様です。無理もありません。天気のよい間をねらって帰ろうと、渋々用意はしています。御返事は甲州の方へ下さい。さようなら。

疑う心

起きた時は薄曇りの空の下に家の周りの黄ばんだ白樺の林はひっそりしていた。八ヶ嶽の方はすっかり曇っていたが、見てる間に霧が吹き払われて、霧の中から次々に峰々がうすく濃く現われて来た。昨日取っておいた敷地内の萱草《かやくさ》を、空模様が変りそうだから、降られない先に燃しておきたいと、早くから小母さんは庭で萱焚《かやた》き、萱や薄《すすき》の節が、パチパチと気持ちのよい音を立ててはぜる。黄の煙、赤い炎、舞いあがる細長い茎の形のままの灰をながめていると、野火の光景がすさまじいものに思い浮んで来る。火を眺めながら濡縁で髪をとかし終え、顔を洗おうとすると、いつもそこに置いてある黒砂糖の入った皿が無い。

濡縁は広さ一尺位の長さは一間半位で、茶の間の外に附けてある。白樺の丸太棒《まるたんぼう》と松板との交織《まぜおり》の縁側のうえに置いてある洗面器の大小三箇、雑巾と小母《おば》さんの野良穿《のらば》きの足袋《たび》一足のことごとくを、いくらひっくりかえしても見附からない。昨日の朝も確かにここで使ったし、外へ移したり、室《へや》に取り入れたりする性質のものでもないので、私にも小母さんにも片附けた覚えはもちろん無い。「昨日草をかりながら、お茶を飲むとてここから茶の間に上がった時には確かに皿がおいてあったよ」と、小母さんが云うものだから、ますます変になって来る、砂糖には欠乏していないけれど、問題は皿なのだ。黒砂糖を入れて縁に放ったらかしにしておくのには、少々上等すぎるお皿であったのかと訊かれるかも知れないが、上等である訳もない。が、山の日の徒然《つれづれ》に、楽焼屋《らくやきや》の小父《おじ》さんの真似をしてならいいが、粘土だけを貰って来て、独学独創の、後で気がつけばいいとじりを附け忘れていたと云う様な、作りながら、一万年も昔の人達も、きっとこんなにして作ったんだろうと思われても来れば、また、こんなことをもう人の気も無くなってしまった信濃の山の上でやっている自分はかなり太古の民だなあとおもわれても来て、作りながらどんなに楽しかった事か。医専に入って勉強をするのだと相談をしたら、私の大切な友達のきくよさんはこう云った。「駄目、駄目、あんたなんかいくら勉強したって偉くなれる様な人間じゃないじゃないの」……その時の私も気を呑まれて「へえ」とおもった限《き》りだったが、山の上でそれから十五年もたって土いじりをやっていて想い出せば、なるほどきくよさんの云ってくれた通りに、学問はついに身につかなかったかと思われても来る。打ちつけに物を言ってくれる人達から離れた日々《にちにち》は、考えて見れば淋しいものだ。種々《いろいろ》な事をそれからそれへと考えながら作った皿は、日がたってからでもその皿を見ると、考えたり思ったりしたことの皆が、一度に思いに浮びかえってくれるだけでも、どんなに私にとって大切なものかわからない。その重いことと云ったら、天下一二を競う位に重たく、粘土を沢山に使って、ボクボクに作った、直径は三寸にも足らない皿の四、五枚。それだけ作るのに、山の楽焼屋の小父さんの分譲してくれた代価一円也の粘土を皆《みん》な使い尽くしてしまったもの。これだけの土があれば、小父さんなら、二拾五銭の湯呑が七つも八つも作れると云うのに。その重っ苦しい許《ばか》りの皿は、いとじりはついていないし、縁はまとまりがつかなくて凸凹《でこぼこ》しているのはもちろん、中には皿にもならないで、縁辺《へり》がヒダを成して余ってしまい、あまった分を無理に皿の中に押し込んだから、ハート型になってしまったのもあると云う位の皿の仲間。それでも自分がつくったのであれば、文句の云い様もなく、嫌だからとて捨てる訳にも行かず、とにかく乾かして素焼《すや》きをして貰った。楽焼屋の小父さんは、粘土を売った許りに、どんな妙ちくりんの出来物でも、お客さんの云う通りに焼くより外に仕方がない。「焼けましたよ」と持って来てくれて、お天気を賞《ほ》めて帰って行ったから、小父さんの画の具《え》をかりて画をかいた。画は小学校から乙組で、何もかけっこないから、手許《てもと》にある植物図譜の画を真似て一枚に蕨《わらび》をかいた。中村屋の包み紙の鈴木信太郎さんの画く案山子《かかし》の画も外のにかいて見た。夕すげの花は庭に咲き残ってるのを写した。書きながら、信濃の自画自作の四季の歌皿にしようと気が変って、春のは四、五年前に、小海線《こうみせん》を通った時のを拝借して、四枚の皿にかいて見た。

みすずかる信濃乙女の野に出でて畑打ちかへす春さりにけり
香《か》に立ちてからまつ草の花さけば信濃の山も夏さりにけり
一条《ひとすぢ》の水光りつつ草に入る信濃の山に秋さりにけり
乗鞍の頂き今朝は雪白く信濃にはやき冬さりにけり

からまつ草の花なんてとても画《えが》き出せぬから、ただ青い草をちょびちょびとかいて、その上に歌を、秋のには草萱みたいなものの穂を一本かいて、ごまかしてしまい、どうやら画と歌とがマッチしているのは、春のと、破《や》れ案山子《かかし》に雪の乗鞍のつもりの山の絵の皿だけだ。とにかく出来て見れば自分の子供みたいなもので、不出来なものほど可愛いと、云うのかどうか知らないけれど、内心仲々の執着のある四季の皿の中の乗鞍のが「なくなりにけり」だから大変だ。それほど大切ならしまっておけばよかったなんて云うのは、訳のわからない人の云う事だが、幾許《いくら》考えても我が思うほどに他人《ひと》が思いっこの無い皿だと判っているのに、どうして皿が見えなくなってしまったのかがわからない。昨日この山の家に来たのは、萱刈りの山の小母さんと、郵便屋さんと、山の小母さんの夫である小父さんの三人だけだ。「広坂の小母さんが、先生の山の記念に何か貰っておきたいと、いつも云ってはいるけれど、まさか黙って持っても行かんでしょうがね」と家《うち》の小母さんが云う。「いや、そう云う事はないだろう、あの山の小母さんは、そういう点は正直だものね」と、私も云う。取られるほどの品物でない事は十分に判っていても、さて二人とも全然移しもいじりもしなかったとすれば、結局それでは誰かが、何かが持って行ったかと考えるより外にない。郵便屋さんは、遠くから一枚の葉書を投げ込んで行っただけだった。そうして問題は日暮れがたに来て、うろうろと家の周りをいくめぐりかしていた広坂の小母さんの小父さんにかかって来る。この小父さんは少し足りないと皆が云うほどに善良な小父さんで、悪い人では決して無いが、時々、桁を外した請求をしてみたり、人に唆《そその》かされたりしやすいと云う。山の別荘の品物が紛失したりすると、まず小父さんの事を皆が考えるらしく、警察へ連れて行かれたりした事もあると云う。善人だから、利口な人達のかげで云ってる事を真に受けて聞いて来ては私達の前ででも「別荘の奴共」だの「ふんだくれるものはふんだくった方が」なんて、小父さんに似合わない傲然とした言葉使いをしたりする。仕事着とモンぺと着物さえあれば他には何も要《い》らない筈のこの山村で、小父さんはこの間六十円の洋服を作った。別荘の人達が着てるのを見て羨しくて仕方がないのだと云う。小父さんは服だけでよいとおもって買ったのだが、さてネクタイがいる、ワイシャツと靴と云う工合で、小《こ》百円のお金が無くなって「俺《おい》ら、先生、おったまげたよ」と云う。小父さんは調子外れだけれども、想えば可愛いところがある。それに、その細君の小母さんが偶然、私に附き添って来ていてくれる小母さんと同じ南信の盆地村の産《うま》れであったものだから、それに小母さんが冗談を云っても判るし、悪口を云っても怒らないしするもので、いつか山は山なりのお交際《つきあい》をして、私達四人は仲善く山に暮らしていたのだが、小父さんがふっと物が欲しくなる事があるという事はよく聞くから、心に残ってはいた。小父さんや小母さんを羨しがらせない様にしなきゃいけないことは、よくうちの小母さんとも話する事ではあった。小父さんが悪いと云うよりも、純粋の山村でない事が、夏場一ヶ月や二ヶ月の都ぶりの華やかな生活が押し寄せて来るこの山の上で、小父さんはなおよく己《おのれ》に耐えるだけの強さのない人とも云えようか。丘の家へは小母さんは折々見えるし、用事も頼んだりすることもあるが、小父さんの来るのは久しぶりなので、お茶も入れたり、種々《いろいろ》の話をしかけたのに、いつに無くにやにやしていて、碌な返事もせず東京から送って来た羊羹を切って出しながらも変だなあとは思った。その小父さんがお茶をのんでから三遍位家《うち》のまわりを、ぐるぐると巡《まわ》ってから「御馳走様」って帰ったので、夕飯の時にも、「きょうの小父さんは変だった」と云った位だ。しかしいくら何でも小父さんが「小島の春」のファンじゃあるまいし、私の作った面白くも無い皿を一つ許《ばか》り欲しがる訳は無いと思うが、どうしても行方が判らないし、考えつかないものだから、そんなところへ疑《うたがい》が掛けられた、「ぬすむって事は、そんなに悪人でなくても、病気みたいな人もある相で」と小母さんが云う。「だけどさあ、あんなもの持って戻っても、小母さんは私の家《うち》のだと云う事を知ってるんだから、見つかれば怒られるだろうし、他人《ひと》にやって喜ばせることの出来るものでも無し、どうして無くなったのかわからないが、妙だなあ。皿が惜しいやい、四季皿《しきざら》が三季になってしまっては、いくら私が結核だからといっても、聞えませぬ」と終りは義太夫張りにうなってしまった。こんな風にも考えた。うっかりと小父さんが皿の上に腰掛けて壊して了《しま》って、私が大切にしてたのを知っているから、謝まれないで、草の中へ捨てたのかも知れない。それであんなに何遍も家の周りを廻ったのかな、と、疑えば親も何とやらで、皿一枚、しかも楽焼の皿一枚の紛失がこんな心の騒ぎになった。もっとも原始民族の土器と云う事にでもなれば、この位は許されるかは知らぬが。昨日の今日で二人とも記憶がはっきりとしていること、誰も来なかった事、小父さんの素振りが妙だったし、それに前から聞かされていた話とがこんがらかってしまった。

庭先きにまだ燃えつづけている萱《かや》の煙の流れるのを眺めながら、

手作りの皿失ひて侘びしもよ人を疑ふこころの湧くは

人を疑う心の醜さ、淋しさ。百万円を失ったからって、百万倍人を疑う心の幅が増大する事も無ければ、皿一枚の疑いを人に懸ける心が一枚の皿だけの軽いものだったとは云えぬ。粘土を沢山使って作ったものだけに、むしろ罪も重いのかも知れぬ。「仕方がない、また来年になったら補充の皿を作ろう。だけど何てってても補充は補充だからな」思い切り悪くまだこんな事をおもいながら、朝飯をたべている室の庭先に、白い犬が来て尾を振っていた。見馴れない犬だし、どこの家《うち》のとも知らないので、別にかまいはしなかったけれども、その時に、ふっと犬じゃないかしらん、と思った。だが犬が砂糖をなめるとも思えないし、まして草履や靴を咬《くわ》えて行くのはあるけれど、お皿なんかを、カチカチとあの歯の中に、くわえて行くとも思えず、この思いつきはすぐに消えてしまった。

食後はいつもの様に、日向ぼっこをしながら寝そべって、蒼空を眺めていつかお皿のことも忘れかけた。うちの小母さんは丘一つ向うの谷をこえて、売店まで用事に家の前の坂を下りて行った。坂はT字型に山の往還草みちにつながる。もう行ってしまったと思ってた小母さんの声が坂下から聞えて来た。「先生、あったよう、こんな所に皿が……」小母さんが拾いあげたものは、確かに乗鞍の皿で、皿の中にはあちこちに、砂糖がまだついていた。道の真ん中に仰のけに転がっていたと云う。この草道は高原や山へ仕事に通う人達のかなりに行き来する道だ。今朝からだって、何人《なんにん》か通って行ったのに、妙なものだ、蹴られもせず、踏みつけられもせずに、九時過ぎの山道の真ん中に転んでいた。もちろん皿のいとじりのない底の方には、黒土もつき、今朝の露霜を結んだものらしく、雫《しずく》が水玉の様についている。「やっぱり犬だったんだな」とおもいながら、洗い桶の中に入れた。皿一枚にかけた小父さんへの疑いは霽《は》れたけれど、寂しい気持ちだった。疑っている間の方がよかった位に。洗い終えて無事に手に戻った皿を置いて沁々《しみじみ》と思うのは、自分の生涯に、気の強いの生意気だのと云われた事は沢山にあろうけれども、盗みの疑いだけは懸けられなかったろうと思える私だのに、かりそめに人を疑ると云うこと、疑ったと云う事、それも優しく寄って来てくれる人達の上にかけたということ。白樺の黄葉《もみじ》する山の静寂な中にいてて。

谷を越えて行った小母さんが帰って来て云う事には、小父さんの小母さんは、きょうは家《うち》で仕事もせずに泣いていたと云う。

小母さんのはなしはこうである。

この間、山の乗合自動車の中に財布が落ちていて、車掌が尋ねたら「オンのだ」と云って、三十円某《なにがし》かの這入っていたそれを、納めてしまったのが山の小母さんの浅川と云う所にいる姑《しゅうと》さんになる人だ相な。ところが真個《ほんと》の落し主から紛失届けが出て、どうも車の中であったらしい、と云うので、調べれば山村通いの車などは他愛《たわい》もなく事情が判ってしまい、その小母さんが署に喚ばれて、幸いにお銭《かね》は使っていなかったので皆戻して、説諭で放免にはなったものの、親子ぐるになってものをかすめるかと、署では罵《ののし》られたし、浅川の村では、皆の爪弾《つまはじ》きにされる。そうした家《うち》の嫁だと云われるのは、なんぼかごうが湧いて（口惜しくて）辛《つら》いのだ。子供も無い事だしするから、いっそ思い切って実家に戻って了《しま》おうかしらんと泣いて、うちの小母さんに掻き口説いたと云う。昨日の朝は、小母さんは小父さんと大喧嘩をして、それから私の所のかや刈りに、辛いのを堪えて約束だから来て手伝ってくれたのだと、そう云われれば、うろうろとしてた小父さんの様子もやっと判る様だ。「一度運の悪いものは、どこへ嫁《い》ったって、苦労をしなけりゃならんのだから、実家《さと》へ戻っても、うちに居っ切りにいられるもんでもなし、またおやじさま（主人の事）を持つのなら、どんなおやじさまでも同じこと、おめえが盗人《ぬすっと》さえしなけりゃ、誰もお前をぬすっとと思うものも、云うものもありはしない。広坂の女房は固いと他人《ひと》が信用してくれれば、お前に免じて他人様《ひとさま》もおやじさまを使ってもくれよう。まーず（先《まず》）よっく考えて、辛抱の出来る限りはしたがよい」と、云って慰めて来たと云う。そんならかえりなさいとは云えなかったもんで……と附け足して云う。

「おまえだったらどうする？　帰っちゃうだろう？」と訊くと、「私ならさっさと帰って了《しま》う」と云った。あんまり元気に答えすぎて間がわるかったか、「どんなばかなおやじさまでも、おやじさまとなれば、威張らせにゃならず、かかさま（妻）なりゃ従わねばならず」と独りで呟いていた。

それから私は、いつか晴れ切った秋の陽《ひ》の中に出た。野茨《のばら》の実もすっかり霜に熟れて、口にふくむと、ちょっと味のあるもの、投げ入れにするには満点。松虫草のもう残り尠《すくな》くなったのを探したり、山葡萄や、つたうるしの紅葉を折ったりして、いつもならば、野茨の棘にさされても「痛いじゃないか」なんて云ったり、木でも石でもお友達にして野歩きが出来るのだのに、きょうの心の国の落第生は、ついに慰まぬおもいであった。

盗むということ、盗人《ぬすっと》と云うことで、私に忘れられないのは、幼い時の事、みどりさんと云うのが同じ年で、五つか六つ年長の源ちゃんと云う兄さんがあった。貧しいと云う家では無いのに、何故か他所《よそ》の物品に手を掛ける癖があって、小さい子供同志でさえ「ぬすっとう‼」と喧嘩になれば叫んで逃げた。乱暴も乱暴で、よく他所《よそ》の家《うち》の土蔵の屋根に登って雀の子をつかまえて、一度は屋根からおちて左の手の肘《ひじ》をくじいてしまった。骨がとび出しているほどの怪我であったが、ちょうど私の家に医者が来ていて、連れられて来た源ちゃんを、先生はその父に抱かせ、もう一人に上膊《じょうはく》を固くつかまえさせておいて、痛がって泣いている手を、ぐんぐん引っ張った。骨は折れていなかったと見えて、手も曲らずに助かったけれども、源ちゃんの癖は増長するだけであった。しかしその源ちゃんの家に、私はよく遊びに行った。源ちゃんの家に「未《ま》だ見ぬ親」と云う大きな、厚い本があって、越後新田に捨てられて拾われた子の物語りが、見せて貰いたさ、読ませて貰いたさに、毎日みどりさんの所へ行っていた。

秋だったと思う。もう学校へ行ってから、雨が暴風雨になり、古い大きな校舎は、今にもつぶれる様に揺れた。田舎《いなか》の事でそんな嵐の中にも、家から迎いが来るなんて事は誰にも無く、迎えに行くどころか、村の家々は皆、自分の家がつぶれそうなので懸命であった。後の惨害でも判るけれどもこの確かに大変な嵐の中で、先生が「学校がつぶれそうだから、皆な用意して家に帰れ」と呶鳴《どな》って廻られた。皆な急にわんわんと泣き出してしまったが、泣きながら、風呂敷に本を包み、学校がつぶれてしまっては困るぞとおもって、いつもは机の中においてかえる、手習い草紙から、硯《すずり》、草履《ぞうり》まで包みこんだ。泣きながらも、生みの親の家は常に安全だとおもってのこのしぐさは、思い出してもなつかしい。本包みを肩から斜《はす》に背負った。私は十歳《とお》で妹が八つで一年生になった許《ばか》りだった。教室の中は兄、妹が来てる人は互いに探しあい、近所の人達は固まって帰ろうと呼びあい、入口から外に出られない様の騒ぎだった。私とみどりさんは同じ方向だから固まって泣いていると、その頃高等科に来ていた源ちゃんが窓から飛び込んで来て、小さい妹を一年生の教室から探し出して来てくれて、源ちゃんの本はみどりさんが負い、妹はメリンスの三尺帯を解いて、それで源ちゃんに背負われて、私とみどりさんが源ちゃんの左右の手に摑まって、吹き狂う嵐の中を、跣足《はだし》で青梅街道を風に舞わされながら、泣きながらびっしょりになって一時間もかかって、源ちゃんに送りつけて貰って家に着いて見ると、近所の家が何軒かつぶれて、その家の人達が皆、避難して来ていると云う様な大嵐であった。

いつかみどりさんも中途退学をして了《しま》い、それから三十年にも近い月日が経っている今日になっても、折々嵐の日の源ちゃんを想い出す。源ちゃんは村に帰って聞けば、今もたっしゃで、どこかで料理人をしていると云うが、「いまも癖は止んでいやせんよ」と村の人は云うのだけれど、私はぬすっとの源ちゃんを知らぬ。あの嵐の日の教室の窓から私達を連れ出して、遮ぎるもののない往還の嵐にむかって、打って来る雨に打たせ放題にうたせる顔を、嵐にまっすぐにむけて、歯をくいしぼって行く源ちゃんの手に縋りついて歩む私は、源ちゃんの顔つきだけが唯一つの安《あん》神《しん》の倚り所であった。あの顔は忘れられない。肘をくじいた時の叫び声は耳に残っているけれど、場所も下の座敷の梧桐《あおぎり》の木の所の縁端《えんばた》だったのだけれども、泣き歪めていた顔は想い出せない。

手癖のある源ちゃん！　それはほんとの事であろう。おまわりさんに連れられて行っておとまりを食ったのもほんとの事なのであろう。

だけれども、私の心の中には何と云われても、源ちゃんは嵐の日の源ちゃんで、ぬすっとの源ちゃんではない。私の心の中《うち》からぬすっとの源ちゃんはいつの間にやら消えている。

それだのに、きょうはしなき私の疑いを懸けられた山の小父さん。冬は雪が深くってただ籠り暮らすだけで、夏場三ヶ月が稼ぎの掻き入れ時、それとても定職といって有る訳で無し、強いにしろ、弱いにしろ、自分の心の歩きみちを持っている訳でもなければ、またたびの木の実がどんなに熟れていても、十銭、二十銭なりとも金になるので無ければ取ってもつまらないと云うのも、雪の深い山村に乏しく住めばこそのことであろう。この小父さんにも、嵐の日の源ちゃんの心があるのかも知れない。私ははしたない事を思ってしまったけれども、広坂の山の小母さんが、嵐の日の源ちゃんの姿を、小父さんの中に見出す事が出来たら、どんなによいかと思う。そうしたら、小父さんもしあわせになれるんじゃないか、それよりかも更に、更に、婚家先の人達の業《ごう》の故に、この高原の上から遥かに見下せると云う遠い遠い山裾村の生家を眺めては、折にふれ事にふれて歎いているという山の小母さんに救いが来るのではないだろうか。

私はこんな事を、野茨《のばら》の実の小枝を手に持って、遠い遠い乗鞍の山の、何《ど》の山よりかもまっ白な雪の姿がくっきりと蒼空に聳え立つのを仰ぎながらおもうのだ。だけれども、自分がこんな事をおもっているってことを、そして源ちゃんの事など、私には、小母さんに云い出せないのだ。

日暮れに近い山の家の道を、犯人だとおもえる白いけさの犬が、途中までのぼって来て、隣りの別荘のすすきの原の中に曲って行った。

瀬戸の小島に

午後一時頃になって、きょうは来てくれぬかと思っていた郵便屋さんが来た。東京からの手紙には、この間何かのお集まりがあって、厚生省の癩のお仕事に関係のある方々がお寄りになられた時に、私の昨今の健康状態に就いての話が出て「山に行ってから、気持も病も落ち着いて来ている様だ」との話から、私の体が今迄の様な活動をする事が困難であるならば、山も随分好きな様だし、また実際山の空気は、虚弱な体にはよいのだから、療養ながら、草津の栗生楽泉園（国立癩療養所）の方へ転じて、体をこしらえながら、気なりにしばらくやって見てはどんなものだろうか、と皆様が心から案じていて下さってのお話であった、と書かれてある。いつに変らぬ本省の方々の御厚意は、山にいて一しおの有難さを感じる。

「山を心の故郷」と思う私。草津！　草津！　あの上州の山々、吾妻川の渓谷！　落葉松の林、白樺の芽ぶく五月の草津の山を私は知っている。白根の山の上に糸の様な夕月がかかっていた。浅間山の上に一条《ひとすじ》かかっていた紅い暁《あかつき》のはやい空の雲の、何と美しかったこと！「いいなあ、草津！」と私は想う。山をおもえば、山を恋うれば、何千年の昔から、あの渓谷に沿って草津の山の中に、山の湯に、不治の病のいこいどころを求めて、遥々と登って行った人達のこころが沁《しみ》沁《じみ》と想われて来るのだ。病気はついに癒えなかったであろう。しかし草津のあの山々は、その人達の心を十分に癒やしつくしてくれたのではなかったろうか。否、心附くと、つかぬとを問わず、草津の山の人達は、どんなにかあの山々から、慰めを与えられている事とおもう。海抜は四千五百尺と云っていた草津の山は、冬は雪が五尺も積んで四月頃までは消えつくさない。土の色が雪の間々《あいだあいだ》から現れて来る日への限りない希望と、喜びとをもって冬を籠ると云う草津の山の人達！雪が消えて、花が咲き樹々が芽ぶき、紅葉《もみじ》してはやがて落葉《おちば》しながら、また冬の静寂の中に帰って行く山には、常に悠久の静けさと無言の忍耐とがある。物言わぬ大自然の中に、耐え難いうつそみの悲しみを持って、這入って行った人々も、やがて樹々が芽ぶき、雪の消えて行く日に、花さく山路の草にも、喜びをおき、ほのかに和む心を感じ、また秋早い夜毎の霜に、またたく間に凋《しぼ》みつくす山の草々の花を、いたましいものにおもいやる心をも知って、いつかまた、己《おの》が身の病をも、栄えて消ゆる命の、花咲きて散る山辺の一草を同じきさだめぞとおもう時が来れば、己が身の極まりなき悲しき病さえも、大自然への随順の中に、想い忘れられる日も来るのではなかろうか。

自分が胸を病んで、療養の日々《にちにち》、こんな病気になってしまっては、癒ゆる日が無くては、再び島の仕事をする事は出来ないと、歎きもし悲しみもして、長島にさよならをした私であったのに、山住いの日々に、いつか人にも世にも離れて自然に還る心の中《うち》に、朝は射す山の陽光《ひかげ》に、風になる丘の樹々に、日毎に咲いてはしぼむ夕すげの花に、乗鞍の辺に沈む秋の没《い》り陽に、夕べの雲に、私はいつか、癒えてはいないのに病を忘れている自分を自分で見出す事が出来る様になった。この間ぬるでの紅葉を採りながら、七重《ななえ》八重《やえ》なす山のかなたに、沈む夕陽を仰いでおもわず頭を垂れた時に、

いたつきの癒ゆる日は遂にあらぬべし今日の没《い》り陽《ひ》のこの美しさ

病気は治り切らないかも知れない、治らなくても仕方がないのだ。しかし、なんとまあ、美しいお空だろう、美しい夕陽だろう、天地のこのしずけさはどうだろうと思ったのだった。

一霜毎《ひとしもごと》に落ちつくす山の木々の葉が土に埋もれて、ことごとく朽ち果てて、いつかまたその木を育て、はぐくむ肥料とまでに成る月日の如くに、病む人々の、その心からなる歎きも、この世への恨みのすべてが、その人々の心のいのちをいたわりつつんでは、諦念から更に静かな、豊かな法悦にまで導かるることがあるとは云えないだろうか、何だか黙っている草津の山々が、こんな事を病む人々の上に誨《おし》えるのではないかと思う。

小島よ、内海の松の緑のとこしえに変らぬ栄えの中に、霜の結ぶ日は一冬《ひとふゆ》にいく日か、北の風が寒いと云っても、春二月の丘の陽だまりには、浜大根の花がうす紫に咲くものを。五寸の雪が積もる事があれば、近年に稀な大雪だと、土だらけの雪だるまをこしらえて喜ぶ島人達！　その雪さえも陽が照りさえすれば半日たたぬ間に、跡形もなくなって、只どろんこの道が残る許りの

冬の日。島をめぐる海はつねあい色に、朝は寄せる潮に、夕べは引く汐の、やすみなき波のよるよる。希望も悩みもまた常に新らしく若く、山の朽葉《くちは》が自らの根を包みいたわり、やがてこやしとなるまでに要《い》る月日は、雪深き草津の山々よりかも遥かに長い年月が、長島人の心の中《うち》には要るのではないだろうか。ああその日までを、若々しく望み、悩み闘かう島人は、諦念を強いらるるよりかも、むしろ人の世の心を、涙を、親しい人々の手を、山の人々よりかも、ずっと切に求めているのでは無いだろうか。

草津の山に行ったとしたら、私はまたそこに、病む人々の歎きの深い心を見出す事であろう。そして、かりそめに山に登りながらいつか草津に離れ難くなる自分と、長島に引かれる心とに苦しむ自分を見出すのではなかろうか。弱いこころにからむ事からは、たやすく抜け切れない自分の弱さを知っている私は、そんなに優しく案じていて下さると知っても、草津へ行きたいとは云い出せない。私はもしお役に立つ仕事が、こんな虚弱な体になっても、まだ残っているのであるならば、やっぱり一途に島にかえらねばならない。「また長島へ行ったら、病気が重《おも》りはしないかえ」と、子供を一人失くしてしまった様に、諦めていた娘が、はからずも病気になって帰って来た事に、ひそかな安心を持っているらしい母は私に云う。そう云う場合もあるかも知れない。しかしそれは仕方がない。草津の山にも大自然への随順の中に、静かな生命の推移はまぬがれないだろうから。「今が一番の退き時なのではないか」と田舎の兄は云う。そう云う事も云えるかも知れない。しかし私はかなりに仕事に堪えられる自信がつく日が来れば、よし再びかえる長島の日々が失敗であるとしても帰らねばならない。

「都のことも忘られにけり」と古歌に名だたる瀬戸《せと》の曙《あけぼの》を鳴り渡る「恵《めぐみ》の鐘」に眼醒むる若き長島人よ！　悩み多き子等の千五百人の父となりて、つねなる戦いに老を忘れい給う、我師光田先生よ！

山に寄る心もちつつかへらむと思ふこころは瀬戸の小島に

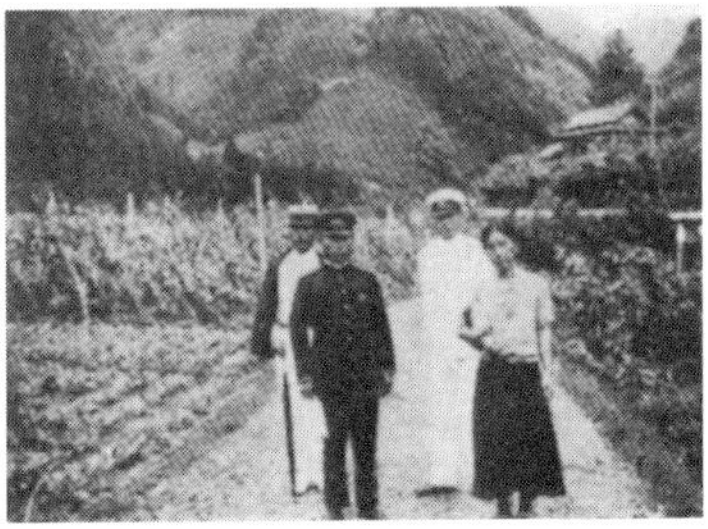

検診の一行。右端・小川正子

ご快癒を待ちつつ（長歌）

明石海人

「小島の春」の著者小川正子先生に捧ぐ

いとけなき少女《をとめ》の子らの　あの日わが家に来て云ふ　ににこと笑みて物云はすは園長先生　おいしき薬下さるは小川先生と　幼子は心の直く　いみじくも云へるものかな　良薬は口に苦しと　古の人は云へども　たはや女の心やさしく　良き薬味ひ甘くととのへてたまはる君を　幼子も少女の子らも　むくつけき不自由者我らも　母のごとまた姉のごと　敬ひつつなきつつ経にけるものを　明暮のみとりのわざの　劇しきあまりにか　医局にもおん姿の無きは　此の頃をこもりたまふとか　秋たてど未だは暑き　朝夕をいかにますらむ　いたつきの疾《と》く癒えまして　ほがらなる御声を聞かむと　人も云ひ我も願《ね》ぐなり　島里の秋をさやかに　風渡る頃ともならば　すこやけき君をこそ見む　島の子ら心をこめて　かくもこそ祈れ　やがてまたゆたけき笑顔に

園を守《も》りませ　良き薬も甘く盛りませ　うつくしき御歌も詠みませ　待たるるは　其の日ぞ　待たるるは実《げ》にもその日ぞ

反　歌

こもりますわが師の君のおもかげも現に見えておもひの傷む
ひたごころひたぶるに願《ね》ぐわが恃む医師《くすし》の君のまさきくとこそ

（『明石海人全歌集』内田守人編、短歌新聞社、一九七八年八月）

＊掲載作は、『明石海人全歌集』の「白描以後」（海人遺稿より収録）の章に収録されたもの。同全集の「白描」（生前唯一の歌集タイトル）には、「杖」の章に、次の二首も見える。

菊

医官小川正子先生病む

この島の医官が君の少女なす語りごとこそ親しかりしを
かりそめに病み給ふにも秋のはやさ庭の菊は香には寂びつつ

（編集部付記）

◉解説──

小川正子とその時代

松岡弘之

『小島の春』は、国立療養所長島愛生園の医師であった小川正子（一九〇二──一九四三）が、各地のハンセン病患者のもとを訪ね、療養所への入所を勧めるさまを歌とともに綴った手記である。中国との戦争が泥沼化し、統制が進む世相にあって、社会から排斥された患者に手を差し伸べた女医の姿は一九三八年の発行直後から大きな反響を呼び、版を重ねつづけた。

だが、特に一九九〇年代以降、ハンセン病療養所における断種・堕胎をはじめとした深刻な人権侵害の事実が知られるようになり、一九九六年のらい予防法廃止や二〇〇一年のハンセン病隔離政策違憲国家賠償請求訴訟熊本地裁判決、さらには二〇一九年のハンセン病家族訴訟判決などにより、ハンセン病問題は国の誤った政策やそれにさまざまなかたちで加担した者の責任が厳しく問われることとなった。二〇〇八年のハンセン病基本法にもとづくさまざまな取り組みが進められている今日、患者を療養所へと導いた小川の評価も様変わりし、医師である小川を批判することはまことにたやすい。では、一九五六年の角川文庫版につづき、本書がふたたび世に問われようとするのはなにゆえか。その一助となることを願い、わが国のハンセン病政策の歩みのなかにこの作品を置き、それに翻弄された著者の姿について、少しだけ述べる。

一八七三年にノルウェーの医師・ハンセンによって病原菌が発見され、ハンセン病は「業病」でも遺伝病でもなく、感染症であることが確認された。しかし、有効な化学製剤が国内で使用されるようになるのは一九四七年を待たねばならなかった。一九八〇年代には多剤併用療法が確立した結果、現在の療養所入所者はみな治療を終え、後遺症とともに暮らしている。だが、有効な治療薬がない段階において、患者は結節や神経痛、あるいは失明などといった症状のみならず、社会からの迫害に家族とともに苦しめられていたのであった。日本では一九〇七年に法律第十一号「癩予防に関する件」が制定され、「療養の途を有せず且救護者なき」患者を収容するため、一九〇九年に全国五か所に公立療養所が設置された。その総定員は千百名であった。国内の患者数はおおむね一万五千名で推移したから、当初療養所に入所した患者はその一部にすぎず、実際には身寄りもない路傍の患者であったといえる。国は一九二〇年・一九三五年にそれぞれ十か年かけて療養所を拡張する計画を立案し、増床を進めていった。この間、一九三一年に癩予防法が制定され、療養所への入所対象は「病毒伝播の虞《おそれ》あるもの」と改められたことで、入所に際して救護者の有無は問われなくなる。同じく一九三一年には癩予防協会が設立されて「啓発」に取り組み、人々は善意から患者のための住宅資金建設の寄附を申し出ていた。また「無らい県」の実現を目指し、病気の恐怖を煽りながら療養所に患者を送致する府県も現れていた。

小川の勤めた長島愛生園は一九三〇年に岡山県邑久《おく》郡（現瀬戸内市）の長島に初めての国立ハンセン病療養所として設置された。長島はその名のごとく、東西約四キロメートル、南北八〇〇メートルの東西にのびた小さな島である。園長は日本のハンセン病政策に大きな影響を与え、小川が「癩者の慈父」と仰ぎ本書を献じた医師・光田健輔であった。

小川は、一九〇二年に山梨県東山梨郡春日居村（現笛吹市）に生まれ、離婚後に医師を目指すなかで、第一区全生病院（現多磨全生園）を見学したことがきっかけとなってハンセン病に関わることを希望するようになった。その後、東京市内で小児科を開業したものの、家族の反対を押し切ってついに光田のもと愛生園で働き始めたのが一九三二年のことである。国立療養所では医師が各地を巡回し、府県からの送致を待つことなく患者を直接受け入れることを特徴としており、やがて小川も園内での診療や入所者との交流のかたわら、各地を巡回し検診するようになっていった。こうして一九三六年から「再び土佐へ」（一月）、「小島の春」（四月）、「小島の春（その二）」（七月）、「国境の雲」（七月）、「阿波講演旅行の歌」（十一月）、「淋しき父母」（三七年六月）などが次々と書き上げられることとなる。療養所こそが社会の片隅にひっそりと暮らす患者のための楽天地であるという小川の熱烈な訴えは、突然の医師の訪問にうろたえ、療養所への入所をためらう患者や家族をついに説得し、患者を島へと送りだしたのであった。患者と家族のそれまでの生活が瓦解しようとする瞬間を、著者の目は克明に捉えている。だが、彼らが送られた愛生園では、定員超過にともなう処遇の悪化に苦しむ入所者が光田園長ら幹部職員の更迭と自治を求めて一九三六年八月に蜂起し、その後に大きな影を落としていた。

一方、小川の検診は自らが結核に罹患したことで途絶えることとなった。島での静養にもかかわらず症状は改善することなく、翌三八年十月には休職し郷里である山梨に戻る。『小島の春』が刊行されたのはその翌月のことであった。出版にいたるこれらの経緯は『小島の春』の著者を志半ばで現場を離れた悲劇のヒロインに持ち上げるうえで十分すぎるものであった。作品は一九四〇年に映画化され大きな反響を得て、同年のキネマ旬報第一位を獲得した。そして、映画が公開された年、療養所入所者数は初めて自宅療養者のそれを上回った。

さて、小川はこの休職期間に光田にあてて多くの手紙を記している。岡山市立図書館に所蔵されたそれらの手紙が、作品に対する賛辞とはうらはらに自らの孤独や苦悩を師である光田に告白するものとなっていることはあまり知られていない。

たとえば帰郷後初めての書簡では、押し寄せる執筆依頼に断りの手紙を書き連ねて「私にはもう逃げるところが御座いません」と述べたうえで、「然し患者のことを思ふのは、つまりは私の己惚れとぐちなのです、患者さんには患者さんの世界があります」(一九三八年末頃)とも書き付ける。ここには、ハンセン病患者の世界を共有しえなかった小川の自責や諦観、さらには不治である結核を患ったことで患者の世界を知ったおののきなどが含まれていよう。こうした小川の心境は、ときとして生いたちを虚飾する故郷の人々や、ハンセン病問題への熱意を欠き責任回避を行動原則とする中央官僚、さらには北條民雄や明石海人など入所者による優れた文学作品が現れたにもかかわらず、時流にのって患者の文芸を売り込もうとする同僚や出版社への手厳しい批判となって光田に突き出されていた。だが、そうした憤りや葛藤も光田にだけ告白されたのであって、自らは『小島の春』の作者として期待される文章を発表しつづけていたのだった。したがって愛生園の入所者が「原作者は決して自らのヒューマニズム強調のためにあの書を出されたのではない。あくまで癩者救済の熱意に燃えて書かれたものである。然るに本映画では癩者は救はれてゐない。原作者の真意を尊重するならば、愛生園のロケーションによつて得られた多くの場面により、私達の更生した生活感情が表現される筈である。それを私達は切に期待していた。」（柴たもつ『愛生』一九四一年三月号）と映画を批評したことは、社会が作り上げた虚像に苦しむ小川を喜ばせるものであったろうが、かたやその虚像を自ら壊すこともできないままの小川にとって、ともにありたい患者との溝を浮き彫りするものでもあった。

その後も休職期間の満了が迫るなかで、小川はしばしば島への復帰を目指したものの、病状は悪化していくばかりであった。そして、ハンセン病の医療を目指していたはずの自らの作品が、隔離を強め患者の処遇低下に拍車をかけていることに気づいたとき、ついに小川は愛生園への復帰を断念した。そのことを光田に告げた最後の書簡には「癩のために私は有名になりましたが、実際癩の為に小島の春及び私が御用に立ったかどうかもほんとのことはわかるものではありません。癩が有名になったことゝ、癩の解決の役に立ったかどうかは、別の問題です。」（一九四一年四月九日付）と記されたように、小川は自らがハンセン病問題の解決に役立たなかったことをはっきりと自覚する。ただし、それは光田との決別を意味するものではなく、解決策を見出せぬまま命数が尽きたというほうが相応しい。「つひつひにかへる日のなき長島になほも曳かれてあるこころかなし」（一九四二年一二月三〇日付）という小川の最後の歌からも、臨床医として全てを献げた長島への未練は断ちがたかったのであった。はたして小川のいうハンセン病の「解決」とは、なにか。それを阻んだものはなにか、そしてそれらは今日の取り組みにてらしてどのような関係にあるか。入所者の思い、それに向き合った周囲の思いをどこまで深くわたしたちは理解しえたといえるのであろうか。

一九四三年に最大二〇〇九名に達した愛生園の入所者は、二〇二四年九月時点では開設時を割り込むまでになり、その平均年齢は九〇歳に達しようとする。一九三八年には関西地方の患者を収容した光明園（現邑久光明園）が大阪市から移転したことで、長島はひとつの島にふたつの療養所が存在するという日本のハンセン病政策を象徴する島となった。一九八八年には入所者による長い運動のすえ、邑久長島大橋が架けられ、いまこの瞬間も多くの人々によって療養所で起きたことを伝えていくためのぎりぎりの努力が重ねられている。そして、小川の故郷である笛吹市には春日居郷土館・小川正子記念館が設けられており、そのいずれもがこの本を手にしたみなさんの訪問を待っている。

（歴史研究者）

小川正子（1902–1943）略年譜

●一九〇二（明治35）年　0歳
三月二十六日、山梨県東山梨郡春日居村（現・笛吹市）大字桑戸に、父・清貴、母・くにの三女として生まれる。

●一九〇八（明治41）年　6歳
春日居尋常小学校（現・春日居小学校）入学。

●一九一八（大正7）年　16歳
山梨県立高等女学校（現・県立甲府西高）卒業。

●一九二〇（大正9）年　18歳
遠縁にあたる樋貝詮三（後に衆議院議長を務めた政治家）と結婚。

●一九二三（大正12）年　21歳
母の意思で、樋貝と協議離婚。

●一九二四（大正13）年　22歳

東京女子医学専門学校（現・東京女子医科大学）入学。

●一九二八（昭和３）年　23歳

十月、女子医専本科卒業間際に、東京市東村山のハンセン病診療の公立療養所第一区全生病院（一九四一年に国立療養所多磨全生園となる）を見学、初めて光田健輔院長に会い、ハンセン病治療の意志を固める。

●一九二九（昭和４）年　27歳

同院長光田健輔を訪ね就職を希望するが、欠員がないこと、実地研修の経験がないことを理由に採用されなかった。光田の指摘を受けて実地研修を積むべく、東京市立大久保病院に勤務し、内科、細菌学を研究する。

●一九三〇（昭和５）年　28歳

この夏、再び全生病院に光田健輔を訪ね、就職を懇望するが、やはり欠員がないという理由で果たせず。七月、賛育会病院砂町診療所に勤務する。

●一九三一（昭和６）年　29歳

賛育会病院砂町診療所が経営難のため閉鎖され、泉橋慈恵病院に移り小児科を担当。その後、東京都王子区十条に小児科医院を開業。この年、癩予防法が成立。

●一九三二（昭和７）年　30歳

岡山県の瀬戸内海の小島、長島にあるハンセン病診療の国立らい療養所長島愛生園に院長として転任していた光田健輔に求職の手紙を出すが、欠員がないことを理由に許可を得られず。家族の反対を押しきり、全生病院の女医たち（西原蕾《つぼみ》、五十嵐正《まさ》）の意見で、六月十二日、長島愛生園を直接訪れ、医務嘱託としての勤務を許される。

●一九三三（昭和8）年　31歳
九州へ初めて患者健診の旅に出る。

●一九三四（昭和9）年　32歳
この年、医官として採用され、しばしば講演・健診行に出かけるように。初回は九月の土佐健診であった（『小島の春』「土佐の秋」）。院長の光田に健診記録の執筆を勧められる。

●一九三五（昭和10）年　33歳
一月、来島した詩人・土井晩翠の夫人八枝と会う。

●一九三六（昭和11）年　34歳
一月、再び土佐へ健診に（『小島の春』「再び土佐へ」）。毎月のように在宅患者の健診に赴く。四月、瀬戸内の笠岡諸島へ（「小島の春（その一）」の旅）、七月、「小島の春（その二）」の旅。同月、鳥取県境・岡山北部へ健診行（『小島の春』「国境の雲」）。八月、定員超過収容に伴う待遇悪化に対する患者たちの叛乱「長島事件」が起こる。十一月、徳島へ健診行（『小島の春』「阿波講演旅行の歌」）。元同僚で思い人でもあった、鹿児島のハンセン病の療養所・星塚敬愛園の園長林文雄が、同僚で女子医専からの友人、大西富美子と結婚する。

●一九三七（昭和12）年　35歳
六月、岡山県西大寺町付近へ健診行（『小島の春』「淋しき父母」）。初夏、自ら結核を病むと診断、島で療養生活に入る。

●一九三八（昭和13）年　36歳
十月、肺疾患のため休職し郷里（山梨県春日居村）に戻り静養する。十一月、光田健輔の序文などを付した『小島の春―ある女医の手記』(長崎書店)を刊行、ベストセラーに。

●一九四〇(昭和15)年 38歳

転地療養でひと夏を信州蓼科高原で過ごす。所用でしばしば東京を訪れる。十二月、蓼科の療養生活を打ち切り故郷へ帰る。

七月、『小島の春』が、東京発声映画製作所で映画化、監督・豊田四郎、出演・夏川静江、杉村春子、菅井一郎他(同年度『キネマ旬報』第17回日本映画ベスト・テンの第一位に選出される)。

●一九四一(昭和16)年 39歳

十月、休職満期のため長島愛生園を自然退職となり、復帰の夢はかなわなくなった。時代は太平洋戦争へ。

●一九四二(昭和17)年 40歳

十一月、春日居小学校の同窓会を催す。

●一九四三(昭和18)年 41歳

病状悪化し衰弱、四月二十九日、療養の甲斐なく肺結核にて、郷里で長姉の夫・石原重成医師に看取られ死去。遺言通り、同地の佛念寺に眠る。

(文責編集部)

＊参照文献――本書の他、坂入美智子『潮鳴りが聞える：私の小川正子』(不識書院)、神田甲陽『小川正子の生涯』(小川正子記念館)、阿部光子「小川正子」(瀬戸内晴美編『人類愛に捧げた生涯』講談社文庫)、小川正子年表(山梨近代人物館)など。

＊本書は、小川正子『小島の春』（角川文庫、一九五六年三月刊）を底本に、新字新仮名遣いに改めた。また、長崎出版版（一九八一年八月刊）も適宜参照した（原著初版は、長崎書店、一九三八年十一月刊）。「石打たれる人々」「続『小島の春』」は今回初めての単行本収録となる。著者物故であることと、初版刊行時の時代状況などを鑑み、表記などはそのままとした。小林秀雄氏書評、明石海人氏長短歌、松岡弘之氏解説（新稿）、略年譜は新たな収録となる。なお、らい病、癩病、という表記も現在はハンセン病と改められていること、及びその感染力もきわめて弱いことがわかり、診療法も改変され、完治も可能となったことも付記しておきます。

小川正子

（おがわ・まさこ）

1902年、山梨県春日居村に生まれる。山梨県立高等女学校卒業後、東京女子医学専門学校（現・東京女子医科大学）本科卒業。東京の病院での内科、小児科勤務、開業医を経て、1932年、岡山県の国立らい療養所長島愛生園でハンセン病治療に従事する。結核に倒れ、1939年長島を離れ帰郷。診療と救済の紀行記録『小島の春』を遺し、志半ばで、1943年享年四十一で逝去。

小島の春

最初期のハンセン病医、魂の手記

二〇二四年一二月二〇日　初版印刷
二〇二四年一二月三〇日　初版発行
著　者――小川正子
発行者――小野寺優
発行所――株式会社河出書房新社
〒一六二-八五四四
東京都新宿区東五軒町二-一三
電話
〇三-三四〇四-一二〇一〔営業〕
〇三-三四〇四-八六一一〔編集〕
https://www.kawade.co.jp/
組　版――株式会社ステラ
印　刷――モリモト印刷株式会社
製　本――小泉製本株式会社

ISBN978-4-309-03929-9
Printed in Japan